公立医院薪酬制度的国际比较

侯建林 著

北京大学医学出版社

GONGLI YIYUAN XINCHOU ZHIDU DE GUOJI BIJIAO

图书在版编目（CIP）数据

公立医院薪酬制度的国际比较 / 侯建林著 .
—北京：北京大学医学出版社，2016. 3
ISBN 978-7-5659-1345-7

Ⅰ. ①公…　Ⅱ. ①侯…　Ⅲ. ①医院－工资制度－对比研究－世界
Ⅳ. ① R197.322

中国版本图书馆 CIP 数据核字（2016）第 033068 号

公立医院薪酬制度的国际比较

著： 侯建林
出版发行： 北京大学医学出版社
地　　址：（100191）北京市海淀区学院路 38 号　北京大学医学部院内
电　　话： 发行部 010-82802230；图书邮购 010-82802495
网　　址： http://www.pumpress.com.cn
E-mail： booksale@bjmu.edu.cn
印　　刷： 北京画中画印刷有限公司
经　　销： 新华书店
责任编辑： 董采萱　　**责任校对：** 金彤文　　**责任印制：** 李　啸
开　　本： 710mm × 1000mm　1/16　　**印张：** 16.5　　**字数：** 303 千字
版　　次： 2016 年 3 月第 1 版　2016 年 3 月第 1 次印刷
书　　号： ISBN 978-7-5659-1345-7
定　　价： 69.00 元

本书由

北京大学医学科学出版基金

资助出版

序言

公立医院薪酬制度不但与医务人员的切身利益密切相关，而且通过对医务人员个体行为及医院组织行为的作用，对医疗服务的公平性、可得性、可及性、质量、费用及效率等产生重要影响。长期以来，我国公立医院薪酬制度在薪酬水平、薪酬来源、内外部公平性、薪酬构成、薪酬支付与考核方式等方面还存在诸多问题，对医疗服务提供及利用产生了一系列负面影响，成为医患矛盾突出、医务人员职业倦怠高发的重要诱因，不但不利于公立医院可持续发展，而且有可能波及患者的就医体验与结果，甚至对社会和谐与稳定产生不利影响。

因此，公立医院薪酬制度改革是我国医药卫生体制改革和收入分配制度改革中需要解决的核心问题之一，也是当前的最大难点之一。其改革涉及公立医院财政补助政策与人事制度、公立医院管理模式与治理结构、医疗保险补偿政策、医疗服务价格政策等，可谓牵一发而动全身，加强该领域的研究十分必要。虽然公立医院薪酬制度改革十分迫切和重要，但我国目前还处于探索阶段，对于薪酬来源、水平、构成及员工考核方法等重要议题尚处在争论与探索过程之中。在此背景下，开展该方面的国际比较研究对于我国具有很强的借鉴意义。因此，该著作的选题切合我国医药卫生体制改革和收入分配制度改革的现实需要，具有比较重要的理论与现实意义。

在广泛评阅相关文献的基础上，本书分别围绕医生与护士薪酬水平的国际比较研究、医院薪酬制度的重要影响、医生薪酬支付方式等进行了主题研究，对英国、德国、美国、日本四个国家的公立医院薪酬制度进行了系统总结与分析。据我所知，本书的绝大部分内容未见于国内相关文献，部分内容对国内已有研究的结论进行了修正，在研究结论方面对我国公立医院薪酬改革也提出了若干新观点，具有较强的创新性。与此同时，作者对外文文献的研究内容也有丰富、补充或修正。例如，现有外文文献中没有明确阐明上述四个国家公立医院薪酬的来源。作者在综合分析四国卫生管理体制、医疗保险政策、公立医院补偿政策等基础上，对四国公立医院薪酬来源做出了科学推断。同时，对四国公立医院薪酬支付方式、薪酬水平等国外相关研究的内容也进行了修正。例如，虽然多篇外文文献把日本公立医院薪酬支付方式简单地归结为固定工资制，但作者基于实际薪酬安排及统计数据提出了不同意见。总体而言，本书的选题重要，资料丰富细致，研究内容翔实，创新性和逻辑性较强，研究结论较科学并具有启示作用。

公立医院薪酬制度涉及面广，内容复杂，存在大量的信息和国内外参考文献。在广泛收集和系统评阅相关文献的基础上，本书的作者能够理清思路、科学组织撰写，并在文献评阅过程中做到去伪存真，进行科学归纳与分析，显示了较强的学术素养和研究能力。当然，对德国和日本等国家的研究内容还可进一步加强，对英国苏格兰、北爱尔兰和威尔士等地区公立医院和美国州及地方政府医院薪酬制度的研究也显不足。另外，还可进一步深入分析我国公立医院薪酬制度现状与存在的问题，在讨论部分提出更具有指导意义的建议，使本书在学术和实践价值方面更上一层楼。

从本书中，我们可能会得到以下几点较为重要的启示：首先，在强调公立医院公益性的同时，也需要明确医生应该是高收入职业。其原因包括医生受教育年限长并需要终身学习，医生工作具有风险高、压力大、知识与技术要求高和责任重大等特点。因此，在英、美等发达国家，医生的收入水平明显高于公务员和教师，可与律师、金融从业人员等高收入群体相媲美。目前，我国公立医院医生的制度内收入水平还有待提高，导致医生职业倦怠高发、医学毕业生转行就业、医务人员流失等问题，同时又因医生过度医疗、非正当收入行为和新闻媒体的片面报道等因素而影响了这一职业的社会形象，医患纠纷频发甚至发生伤医极端事件，归根结底的解决办法还是需要通过制度设计使医生能够从正常工作途径中获得体面收入，并合理引导社会舆论。其次，提高公立医院医生收入水平需要依靠多渠道、多机制，依据医院类型区别对待，不宜一概而论并单纯依靠提高财政补助。从国际经验看，把公立医院医生纳入公务员管理、由财政包干发放工资的做法确实存在，例如日本基层公立医院，但主流的做法还是通过公立医院多渠道筹资解决，特别是发挥医疗保险补偿的核心作用。在我国，对于大型公立医院医生，应重点通过增加工资性支出在医院总支出中所占比例、提高医疗服务劳务价格等手段提高其收入水平；对于基层公立医院，特别是农村和偏远落后地区医院，则应主要通过财政补助方式保障医务人员收入。总体而言，使医生获得体面而又有尊严的收入并不仅仅是医生个人受益，也反映了一个社会的价值取向，最终将对吸引优秀人才从事医疗工作、提高医疗服务和人民健康水平产生积极影响。

著者侯建林是我在中国社会科学院研究生院社会学系带的博士生。他接受了医学及社会科学两大领域的训练，有长期在美国、日本求学的经历，了解国内外的政策动向和实际情况，围绕公立医院医务人员薪酬问题长期耕耘，完成了具有较强系统性和一定创新性的学术成果。我很高兴他在博士学位论文基础上不断修改完善，整理成为学术专著出版。在本书出版之际，写出上面的话表示祝贺。希望他再接再厉，不断深化研究，并继续发表新的研究成果。

王延中

2016 年 3 月于北京

目 录

引　言

收入分配制度与千家万户的切身利益和生活密切相关，是社会和谐、稳定的基础，也一直是社会各界关注的焦点问题之一。伴随国民经济的持续、快速发展，虽然我国居民收入水平有所提高，但收入分配制度仍然面临比较混乱的局面，存在体制内“平均主义分配”和体制外“收入差距过大”两种极端现象，以及收入分配行为不规范、收入分配依据与结构不合理、群体间收入差距过大等诸多问题，不但造成内需和消费不振，而且降低了我国的经济安全性和长远发展潜力，甚至影响到社会稳定。因此，我国进行收入分配制度改革已经势在必行。另外一方面，在农村、国企和政府机构改革之后，近年来我国又做出了事业单位改革的重大决策。2011 年 3 月，中共中央、国务院印发了《关于分类推进事业单位改革的指导意见》，全面部署了分类推进事业单位改革工作，以解决事业单位管理中存在的运行机制不灵活、激励约束机制不完善等深层次矛盾和问题，改革内容涉及事业单位管理体制、收入分配、财政投入和养老保险等行业体制改革自身难以解决的共性问题、基础问题和衔接问题。作为事业单位的重要组成部分，公立医院是我国医疗服务提供的主力军，也是我国医药卫生体制改革的重点和难点之一。我国收入分配制度中存在的问题，也不同程度上在公立医院薪酬分配中有所体现，在医疗服务供给、利用和费用等领域导致了一系列严重后果。因此，公立医院薪酬制度是我国收入分配制度和事业单位改革的重要组成内容，也是医药卫生体制改革中需要解决的关键问题之一，迫切需要加强相关研究。

从理论上讲，公立医院应与以追求利润最大化为目的的企业有本质不同，必须具备公益性，承担一定的社会责任。然而，我国公立医院虽然在产权上属于“公立”，其行为却带有“私立营利性”医院的明显特征[1]。公立医院存在的公益性弱化、过度医疗等问题已成为社会各界关注的焦点问题之一。研究者认为，由于我国公立医院运营的出发点为追求经济回报，而它们可以从大型医疗设备检查治疗、药品等获得更高利润，因此过度检查、过度治疗、过度用药等过度医疗问题日益严重。数据显示，我国大约 79% 的住院患者接受了抗生素治疗，是国际平均标准（30%）的 2 倍以上[2]。2009 年全国医疗输液共 104 亿瓶，相当于每人一年中输液 8 瓶，远远高于国际上 2.5 ～ 3.3 瓶的平均水平[3]。公立医院过度强烈的逐利行为导致卫生费用在过去 20 多年里以年均 16% 的速度飞速增长，比 GDP 平均增长速度高出 7 个百分点。2003—2008 年间，住院费用与门诊费用增长速度分别为 11% 和 13%，均超过居民平均收入的增长幅度[4]。医疗费用的快速上涨给国家、社会和个人带来巨大压力。同时，公立医院的过度医疗还导致医疗卫生资源浪费与低效使用、医疗服务可及性差、患者因病致贫等一系列问题，成为引起社会广泛关注的“看病难、看病贵”现象的重要原因。

与此同时，医患关系紧张也成为我国突出的社会问题。近几年，公立医院医患纠纷频繁发生，恶性程度不断升级。中国社会科学院 2006 年全国抽样调查显示，在影响我国社会和谐稳定的 12 大问题中，医患关系紧张名列榜首[5]。在中华医学会所调查的医疗机构中，医疗纠纷发生率高达 98.4%。三甲医院年平均发生医疗纠纷 30 起左右，全国 73.3% 的医院出现过患者及家属殴打、威胁、辱骂医务人员的现象，59.6% 的医院发生过患者围攻、威胁院长的情况。中国医师协会对全国 114 家各类医院的调查显示，平均每家医院发生医疗纠纷 66 起[6]。2005 年中华医院管理学会对全国 270 家各级医院的调查显示，三甲医院每年发生的医疗纠纷中要求赔偿的有 100 例左右，二级医院每年发生的医疗纠纷中要求赔偿的有 20 例左右，三级甲等医院每年平均赔偿 100 万元左右。频繁发生的医患纠纷不但反映了我国医疗服务质量状况堪忧，而且对医务人员工作状态及职业认同感产生极其不利的影响。

大量研究表明，公立医院薪酬制度不合理是造成我国公立医院公益性弱化和医患关系不佳的重要原因之一。我国公立医院薪酬制度在薪酬来源、构成、水平、管理、支付方式、员工绩效评估等方面存在诸多问题，导致医药费用上涨和浪费、员工工作积极性与职业道德欠佳、医疗服务质量不高、违法违纪现象日趋严重等一系列严重后果，成为社会上所广泛关注的“看病难、看病贵”、医患关系紧张现象的重要根源[7-11]。因此，加强公立医院薪酬制度研究，为深化公立医院改革和医药卫生体制改革提供决策依据，具有十分重要的现实意义。

薪酬激励是各种激励机制中最重要的激励手段，也是目前各行业普遍采用的最有效激励手段之一。员工对薪酬满意度的高低则直接影响着员工对组织的贡献和组织的最终产出。与其他社会组织一样，公立医院管理的核心内容之一是薪酬制度的设计与安排。然而，长期以来我国公立医院薪酬制度改革并没有得到足够的重视，虽然现有医药卫生体制改革的重大政策中部分政策提及深化公立医院薪酬制度改革，但尚缺乏具有可操作性的方案。另一方面，与一般的社会组织相比，公立医院具有特殊性，主要表现为公立医院往往享受财政补助，但又有业务收入；既需要保持公益性，又需要保证公立医院的生存发展。因此，公立医院薪酬制度的设计应当考虑到其特殊性。据 Blake 等介绍，公立医院薪酬制度设计是国际卫生管理领域公认的难题之一，主要原因在于公立医院、工作人员与患者三者之间的关系十分复杂且模糊不清。例如，公立医院及其工作人员之间的关系并不是传统意义上的雇主与雇员关系[12]。然而，目前我国公立医院薪酬制度相关理论主要来源于企业薪酬理论，尚不足以为公立医院薪酬制度改革提供科学的理论支撑[13-14]。

在医疗卫生服务领域竞争日益加剧的背景下，公立医院在建立现代化医院管理模式的过程中首先需要面对的问题是如何建立科学合理的薪酬制度以有效提高医务人员积极性。良好的薪酬制度是公立医院人力资源保持活力和竞争力的重要举措，有利于医疗队伍的稳定健康发展，可促使医务人员工作积极性的发挥和单位内部专业技术人才良性竞争，进而对医院的运行效率、经济效益与成本控制等产生积极影响。简而言之，公立医院薪酬制度不但直接影响到数百万医务人员的切身利益和近万家公立医院的生存发展与公益性，而且通过对医疗服务可得性、可及性、公平性、质量、费用、成本等的作用影响到每一名患者和国家卫生服务目标的实现程度。因此，公立医院薪酬制度在微观、中观与宏观层次均具有广泛而重要的影响，应是我国医药卫生体制改革中重要的研究主题之一。然而，长期以来我国在公立医院薪酬制度改革上存在较大争议，尚未找到科学、有效的途径，也在制度创新方面有所欠缺，导致公立医院薪酬制度改革停滞不前。

当前，我国医药卫生体制改革进一步深化，诸多改革举措与进展将对公立医院薪酬制度带来新的挑战和问题。例如，随着我国全民医疗保险制度的基本建立与逐步完善，医疗保险机构作为第三方付费者的角色日益彰显，医生在控制患者医药费用方面的动机进一步弱化，我国应如何调整公立医院补偿机制及薪酬支付方式以约束公立医院和医生的逐利行为？同时，医疗保险支付方式的改革正在多地进行，在不同支付方式下，公立医院薪酬制度是否需要做出相应调整？随着基本药物零差率政策和“医药分开”政策的实施，公立医院业务收入势必受到很大影响，员工薪酬来源受到威胁，如何建立具有可持续性的新补偿机制以使医务人员正当经济利益不受损失？此外，我国公立医院管理体制和治理结构在一些地区正在发生重大变化，管办分离与社区参与成为公立医院管理体制和运行机制改革的重要内容，这些举措将对公立医院薪酬制度改革有何启示？以上问题均与公立医院薪酬制度密切相关，也是我国医药卫生体制改革中需要关注、解决的重要议题。

从国际视角看，Charlesworth 等指出，在卫生服务领域内改善资金使用效率、获得更大产出是政策制定者优先考虑的问题之一。长期以来，人们已明确认识到薪酬支付方式和水平对医疗卫生服务提供者的服务实践与行为具有重要影响。政策制定者越来越主动地通过薪酬制度的调整来促进卫生服务效率和质量的改善。在此过程中，医疗卫生人员薪酬制度改革是长期以来的研究热点问题[15]。由于国际学术界在医疗卫生人员薪酬制度研究方面积累了大量研究实证和理论探讨，对于我国公立医院薪酬制度改革具有积极的借鉴意义，需要我们深入挖掘与总结。此外，我国医药卫生体制改革中建立全民医保、支付方式改革、公立医院管办分离等诸多举措在相关国家已实施多年并积累了较为丰富的经验。因此，研究这些国家的相关做法与经验，也有利于促进我国公立医院薪酬制度改革的顺利进行。

总体而言，我国公立医院薪酬制度存在诸多问题并带来一系列严重后果，但该领域的研究相对滞后，也面临诸多新的挑战。虽然国外公立医院薪酬制度对于我国有积极的借鉴意义，但现有研究中还存在很多模糊和空白之处，部分内容甚至存在相反观点。例如，在相关国家公立医院薪酬来源及与业务收入的关系、薪酬支付方式等研究方面，均存在较大欠缺之处。因此，开展我国公立医院薪酬制度及国际比较的研究具有很强的理论与现实意义。

第一章　总　论

第一节　医生与护士薪酬水平的国际比较

一、薪酬定义

薪酬指个人参与社会劳动，从组织得到的各种酬劳的总和，包括传统的经济性薪酬，也包括非经济性薪酬。经济性薪酬包括基本工资、奖金、福利、津贴补贴、保险、股权等，非经济性薪酬则包括工作氛围、生活环境、能力培训、发展机会、休假和荣誉等。由于非经济性薪酬难以量化与比较，因此在相关国际比较研究中主要对经济性薪酬水平进行了比较。与经济性薪酬大体相当的专业词汇为“收入”。根据统计口径不同，收入可划分为总收入与净收入、税前收入与税后收入、工资收入与补充性收入等，所代表的实际收入水平有很大不同。

在经济合作与发展组织（Organization for Economic Cooperation and Development, OECD）关于医护人员薪酬的系列研究中，薪酬（remuneration）指年平均总收入（gross annual income），包括社会保险缴费和应缴纳的个人收入所得税（income taxes payable），但不包括雇主为员工应缴纳的社会保险费。同时，该组织还规定医生薪酬数据应包括所有额外的正当收入，包括奖金、夜班加班费、正常工作时间之外的加班费、补充性收入（如工资制医生的私人诊疗业务收入）等。护士的薪酬定义与医生类似[16-17]。

Reginato 等认为，由于不同工资变动机制、个人所得税和社会保险缴费的影响，各国医生净收入可能存在很大差异。因此，不宜使用净收入比较各国医生之间薪酬水平的差异[18]。荷兰 SEO 经济研究所 Kok 等也认为，国与国之间税赋和保险缴费存在巨大差异，从而导致净收入不同。例如，英国个人所缴税额和社会保险费用占个人总收入的 37%。然而，高税率同时反映了更多的公共服务设施。如果税率高，可能会减少养老、医疗等方面的个人花费，同时也可能意味着未来更高的收入（例如失业期间）和更高的生活质量。因此，比较国与国之间医生的财富时最好比较总收入。他们在对比利时、荷兰、丹麦、法国、德国、英国六国专科医生薪酬的研究中，采用了 OECD 对薪酬的定义，即为年总收入，包括：①个人所得税和雇员应付社会保险费用；②所有小费、奖金、加班费（overtime compensation）和“第 13 个月报酬”；③其他任何补充性收入。年均收入数据中不包括：①雇主应付社会保险费用；②处在培养过程中的住院医生（不算在专科医生行列内）。对于工资制专科医生，使用每全职人员（full time equivalent, FTE）平均收入计算医生平均收入水平 [19]。

二、薪酬水平影响因素及数据可比性

在对不同国家的医护人员薪酬水平进行比较时，数据的可比性对研究结论具有重要影响。多项研究发现诸多因素对薪酬水平具有重要影响，如医护人员专业、学历、性别、年龄构成及工作类型（全职/兼职），薪酬统计口径，医疗卫生单位类型等。

据 Fujisawa 与 Lafortune 等的研究，医生工作小时数、人均医生数、是否有全科医生守门人制度、薪酬支付方式（自我雇佣/混合支付方式/按服务项目支付方式）等对不同国家之间医生薪酬水平的差异均有影响。医生工作小时数越多，收入越高。人均医生数越少，医生收入越高。如果存在全科医生守门人制度，专科医生和自我雇佣医生的收入较低。在按项目支付方式或混合支付方式下，医生收入比工资制医生高 [20]。

另外，还有其他因素影响医生薪酬水平。第一，医疗服务利用和患者候诊情况。2009 年，英国居民每年看医生的次数为 5.0 次，而德国为 8.2 次。德国对医疗服务供方没有限制，患者候诊名单较短。德国每千人口专科医生数为 2.29 人，英国为 0.91 人，前者是后者的 2 倍多。此外，德国专科医生中女性占 44%，英国为 29%。就 55 岁以上专科医生所占比例而言，德国为 34%，英国为 21%。一般而言，女医生工作小时数少于男医生，因此收入也较低。在工资制下，年龄越大的医生收入越高。医生数量与其薪酬水平之间存在明确的关系。英国等医生较少的国家，医生收入较高。在英国，政府费用控制措施导致国家卫生服务制度（National Health Services,NHS）体系的患者候诊名单过长，部分患者转向私立医疗机构购买服务。由于私立医疗机构吸引的均是高收入患者，并且诊疗服务量不受政府预算的限制，因此，在私立医疗机构兼职的医生可以获得相当高的额外收入。德国人均拥有的专科医生数较高。由于医生工作时间长，并且相当一部分专科医生属于自我雇佣，刺激了工作效率的改善。因此，较高的医生数量使卫生系统的压力并不大，医生收入相对较低。

不同国家之间医生收入水平的差异还与所在国家医生数量间的差异存在相关性。在医生数量较少的国家，医生收入较高。与此相对，在医生数量较多的国家，医生收入相对较低。此间的差异在一定程度上可由医生工作小时数的差异解释。医生数量较少也可能使他们在谈判中处于相对强势地位，有可能谈判获得较高的医疗服务价格，从而使医生收入水平上升。其他因素，如医生队伍构成、全科医生守门人制度、薪酬支付制度的差异、医生教育与培训差异等，似乎对专科医生收入水平没有显著影响[19]。

在研究实践中，受限于各种因素，通常很难保证数据的完全可比性。例如，在OECD关于医生薪酬水平的国际比较研究中，就特别指出由于以下因素薪酬数据有可能低估：①法国、意大利、斯洛伐克等国医生薪酬数据未包括正常工作时间以外加班费、奖金、其他补充性收入或社会保险缴费；②匈牙利、斯洛文尼亚、西班牙、冰岛等国工资制医生数据未包括医生私人诊疗业务收入；③希腊、匈牙利等国未包括普遍存在的医生非正当收入；④智利、丹麦、挪威等国数据仅限于公立医院医生薪酬，未包括收入较高的私立医院医生薪酬；⑤法国等国数据为医生净收入，而不是总收入；⑥澳大利亚、德国、捷克、英国等国的数据包括住院医生数据。此外，澳大利亚、奥地利、比利时等国的数据包括兼职医生，而其他国家仅指全职医生。除低估外，医生薪酬还存在高估问题。例如，比利时医生薪酬数据包含了执业支出[16-17]。Reginato等对欧盟国家医院医生薪酬水平的研究中，也指出数据并不容易获得，他们所使用的不同国家的数据来自不同来源[18]。总体而言，国际间医务人员薪酬水平的直接比较研究并不多见，在为数不多的研究中也因医务人员的工作身份和条件等不同导致存在比较困难。

在OECD关于护士薪酬的比较研究中，为了保证各国之间数据的可比性，护士被定义为受雇于公立和私立医疗卫生机构并直接向患者提供服务的护理人员，在某些情况下也包括从事管理、教学和研究工作的护理人员。按以上定义，助产士和护理辅助人员不被视为护士，应排除在研究范围之外。然而，大约一半的OECD国家把助产士列入护士统计口径之内，原因在于助产士在这些国家被视为专科护士。奥地利数据仅指在医院工作的护士，导致该国护士薪酬水平被低估。德国数据则不包括三年制教育护士和为老年人提供服务的护士。不过，在一些联邦制国家，如美国、澳大利亚和加拿大，护士薪酬水平及结构由地方而不是中央层面确定，因此，不同地区之间存在明显差异。此外，澳大利亚、加拿大和美国数据仅指注册护士，没包括较低层次的护士，因此，导致对护士薪酬水平的高估。比利时则包括兼职护士数据，导致对护士薪酬水平的低估。意大利和斯洛文尼亚等国未把加班费和奖金计算在内，在一些国家未把非正常收入计算在内，都导致对护士薪酬水平的低估[16]。

在对各国医务人员薪酬水平进行比较时，使用购买力平价（purchasing power parities, PPPs）进行校正是较为通行的做法。购买力平价是反映各国之间物价水平差异的指标，表示在不同国家购买特定数量和服务时所需支付的货币单位数量[18-19]。

三、薪酬水平比较

（一）医护人员薪酬水平比较

OECD 研究认为，医生薪酬水平虽然在一定程度上与所在国家经济发展水平存在相关性，但在一国内部医生薪酬与社会平均工资之间的比率存在显著差异。不同类型医生的薪酬结构对不同医学专业的吸引度也有影响。在许多国家，政府直接作为医生队伍雇主或作为医疗服务购买者或通过收费水平管理对医生薪酬水平和结构有重要影响。在 OECD 对医生薪酬的研究中，按照工资制（salaried）/ 自我雇佣（self-employed）、专科医生 / 全科医生两组变量把医生分为四个群组。其中，工资制医生包括公立和私立医疗机构中以工资形式发放薪酬的医生。然而，该组织在研究报告中也指出，在许多国家，工资制医生和自我雇佣医生之间的界限日益模糊。原因在于一些国家允许工资制医生拥有个体的私人诊疗业务并收取费用，而部分自我雇佣医生的薪酬来自工资。

从表 1-1 可见，作为高级专业技术人员的医生（包括全科和专科医生），平均薪酬在所有 OECD 国家中均明显高于一般工作者。例如，2011 年比利时私人开业专科医生薪酬是社会平均工资的 6.2 倍，加拿大为 4.7 倍，澳大利亚为 4.3 倍，奥地利为 4.2 倍；爱尔兰工资制专科医生薪酬是社会平均工资的 3.7 倍，意大利为 2.6 倍，英国和西班牙均为 2.3 倍。从总体上看，私人开业专科医生薪酬高于工资制医生。

表1-1　2011年（或最近数据可得年份）OECD国家医护人员平均薪酬与社会平均工资比值

国家名称	年收入（PPP美元）			与社会平均工资比值		
	工资制专科医生	自我雇佣专科医生	护士	工资制专科医生	自我雇佣专科医生	医院护士
卢森堡	—	—	82 064.48	—	—	1.4
以色列	103 274.68	—	45 143.59	3.4	—	1.4
美国	—	—	69 880.00	—	—	1.3
希腊	74 277.34	—	35 602.74	2.6	—	1.2
西班牙	87 366.36	—	46 114.65	2.3	—	1.2
澳大利亚	—	206 854.11	55 871.02[a]	—	4.3	1.2[a]
奥地利	—	180 272.26[b]	—	—	4.2[b]	—
德国	112 616.18[a]	—	47 337.55[a]	2.8[a]	—	1.2[a]
波兰	33 807.18	—	23 375.38[a]	1.6	—	1.1[a]

续表

国家名称	年收入（PPP美元）			与社会平均工资比值		
	工资制专科医生	自我雇佣专科医生	护士	工资制专科医生	自我雇佣专科医生	医院护士
加拿大	—	212 940.76[a]	50 596.91[a]	—	4.7[a]	1.1[a]
比利时	—	277 812.42[b]	50 477.74[a]	—	6.2[b]	1.1[a]
爱尔兰	211 270.84	—	63 555.32	3.7	—	1.1
日本	—	—	41 530.6	—	—	1.1
丹麦	127 356.86	179 691.84[c]	54 374.85	2.6	—	1.1
捷克	48 498.92	68 320.69[c]	22 765.39	2.3	—	1.1
意大利	92 618.34	—	36 595.48	2.6	—	1.0
挪威	88 138.46	—	51 634.01	1.8	—	1.0
斯洛文尼亚	82 898.16	—	34 017.5	2.4	—	1.0
爱沙尼亚	42 565.66	—	19 568.57	2.1	—	1.0
荷兰	142 521.98[a]	253 919.68	46 125.41[a]	3.0[a]	5.3	1.0[a]
芬兰	106 983.76	—	39 269.90	2.6	—	1.0
法国	84 652.42[b]	138 454.78[a]	36 413.2[b]	2.2[b]	3.5[a]	1.0[b]
英国	107 524.01	—	43 925.97	2.3	—	0.9
斯洛伐克	—	—	17 635.86	—	—	0.8
匈牙利	33 862.64	—	16 602.33	1.6	—	0.8
瑞典	71 308.88	—	—	—	—	—
智利	88 076.68	—	46 934.63	—	—	—
新西兰	119 289.29	—	49 190.06	—	—	—
葡萄牙	—	—	—	—	—	—
土耳其	71 308.88	—	24 053.06	—	—	—
冰岛	88 246.55	—	39 764.56	—	—	—
墨西哥	53 869.30	—	28 481.46	—	—	—

注：（1）数据来源：Health at a Glance 2013：OECD Indicators, OECD；（2）上标a、b、c分别表示2010年、2009年和2008年数据。

就医院护士薪酬水平而言，在绝大多数 OECD 国家略高于社会平均工资。在卢森堡和以色列，护士收入比社会平均工资高 40%，美国为 30%，希腊、西班牙、澳大利亚和德国为 20%。不过，在少数国家，医院护士工资略低于社会平均工资，如英国低 10%，斯洛伐克和匈牙利低 20%。把各国护士薪酬转化为共同货币进行比较发现，卢森堡护士收入几乎是匈牙利、斯洛伐克、爱沙尼亚等国的 4 倍。美国护士收入也高于其他国家同行，这是美国从其他国家吸引很多护士的重要原因之一。

在经济危机之前，许多国家出于提高护士收入竞争性、公平性和解决护士短缺或地理分布不均衡的考虑，采取了若干干预措施。2005—2008 年间，部分国家提高了某些专业护士的收入水平，如斯洛伐克、捷克、匈牙利、意大利和冰岛，使申请学习护理专业的人数有所增加。在经济危机之后，一些欧洲国家降低了护士工资水平，以应对紧急的财政危机。在希腊，2009—2011 年间护士年收入平均每年下降 6%[16]。

表 1-2 呈现了 2004 年 OECD 国家医护人员平均薪酬及与人均国内生产总值的比值，其中薪酬数据经美元购买力平价调整。专科医生年平均薪酬最高的国家为荷兰（25.3 万美元），最低为波兰（2.0 万美元）。全科医生年平均薪酬最高的国家为美国（16.1 万美元），最低为墨西哥（2.1 万美元）。除丹麦外，其他国家专科医生年平均薪酬均高于全科医生。在 OECD 国家中，护士平均年薪酬为 3.3 万美元，与专科医生（11.3 万美元）和全科医生（8.3 万美元）存在明显差距。此外，OECD 国家专科医生年平均薪酬为人均国内生产总值的 3.7 倍，全科医生为 2.9 倍，护士为 1.3 倍。从医护人员薪酬与人均国内生产总值的比值看，随着一个国家财富的增长，医护人员薪酬也在增长 [21]。

根据 Reginato 等对欧洲医院工资制医生工资水平的研究，芬兰、法国、德国、意大利、波兰、斯洛文尼亚等国医生最低工资大约与社会平均工资相等；比利时、丹麦、意大利、荷兰、斯洛伐克等国医生最低工资高于社会平均工资；奥地利、爱尔兰、葡萄牙、罗马尼亚、西班牙、瑞典、英国等国社会平均工资界于医生最高工资和最低工资之间；在个别国家，如希腊、马耳他、捷克和匈牙利，医生最高工资等于或低于社会平均工资。然而，以上医生工资数据未包括医生从私人诊疗业务中所获得的收入 [18]。

表1-2　2004年OECD国家医护人员平均薪酬及与人均国内生产总值（GDP）的比值

国家	专科医生		全科医生		护士	
	美元（万）	与人均GDP比值	美元（万）	与人均GDP比值	美元（万）	与人均GDP比值
荷兰	25.3	6.0	11.7	3.6	—	—
澳大利亚	24.7	7.6	9.1	2.8	4.8	1.5
美国	23.0	5.7	16.1	4.1	5.6	1.4
比利时	18.8	6.0	6.1	2.0	—	—
加拿大	16.1	5.1	10.7	3.4	—	
英国	15.0	4.9	11.8	3.9	4.2	1.4
法国	14.9	5.0	9.2	3.1	—	—
爱尔兰	14.3	4.0	—	—	4.1	1.1
丹麦	9.1	2.9	10.0	3.4	4.2	1.3
新西兰	8.9	3.6	—	—	3.4	1.4
德国	7.7	2.7	—	—	—	—
挪威	7.7	1.9	—	—	3.5	0.9
瑞典	7.6	2.5	6.6	2.2	—	—
芬兰	7.4	2.5	6.8	2.3	2.9	1.0
希腊	6.7	3.1	—	—	3.3	1.5
葡萄牙	6.4	3.5	6.4	3.5	3.4	1.9
捷克	3.5	1.7	3.2	1.7	1.4	0.8
匈牙利	2.7	1.7	2.6	1.6	1.4	0.9
墨西哥	2.5	2.4	2.1	2.1	1.3	1.3
波兰	2.0	1.6	—	—	—	—
平均	11.3	3.7	8.3	2.9	3.3	1.3

（二）公立部门医护人员薪酬水平及比较

图 1-1 呈现了 OECD 国家公立部门专科医生、护士和全科医生在 2008 年的薪酬水平，各国数据经美国美元购买力平价调整。在不同国家之间，三组医护人员薪酬绝对水平存在很大差异。就护士和全科医生平均工资而言，东欧国

家、墨西哥和土耳其最低，卢森堡最高。爱尔兰公立医院医生工资水平最高。在三组医护人员中，公立医院医生工资在不同国家之间差异最大，最高值大约是最低值的6倍。匈牙利公立医院医生和护士薪酬水平最低，但其中没有包括广泛存在的非正当收入。从现有数据看，在所有国家中，公立医院医生收入最高，其次为全科医生，公立医院护士收入最低。特别是在卢森堡、土耳其、新西兰、芬兰、以色列和英国等国家，公立医院医生、护士和全科医生之间收入水平的差距最为显著。研究者认为，以上收入数据部分反映了三种职业的技能水平以及完成教育所需要时间。

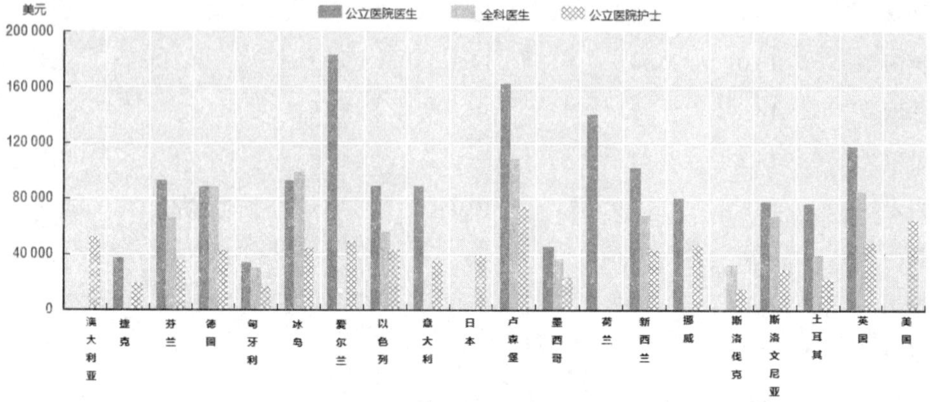

图 1-1　2008 年 OECD 国家公立部门医护人员薪酬水平比较

图 1-2 呈现了 OECD 国家公立部门专科医生、护士和全科医生 2008 年薪酬水平与接受过三级教育工作者的比较。所谓接受过三级教育工作者，指依据国际教育标准分类（International Standard Classification of Education，ISCED）5A/5B/6 标准①接受过教育的全日制 25 ～ 64 岁年龄段的工作者。匈牙利公立医院医生收入几乎与接受过三级教育工作者相等，新西兰为 2.5 倍以上；匈牙利公立医院护士收入大约是接受过三级教育工作者的一半，新西兰则略高于后者的平均工资[22]。

① 相当于高等教育专科、本科层次。

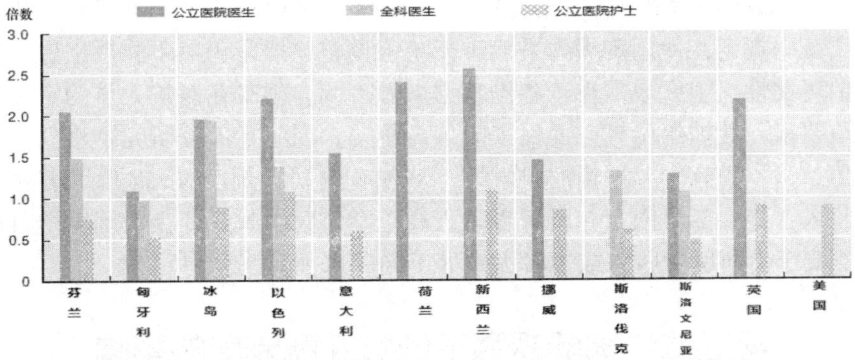

图 1-2　2008 年 OECD 国家公立部门医护人员薪酬水平与接受过三级教育工作者比较

四、小结与评价

1．不同国家之间医护人员薪酬水平的比较是国际卫生政策研究领域的热点之一，也是社会各界所普遍关注的问题之一。在进行医护薪酬水平的国际比较研究时，首先需要对薪酬的定义及统计口径做出统一规定，以保证数据的可比性。这一点在薪酬水平国际比较研究中是极其重要的。最根本的原因在于薪酬的构成要素等直接影响薪酬的绝对水平，如果薪酬定义和统计口径不统一，将极有可能得出错误的研究结论。

2．在医护人员薪酬水平的国际比较研究中，保证数据可比性的另一个关键在于使用购买力平价对薪酬水平做出统一调整。由于商品供给、需求及其他诸多因素的影响，使用一个货币单位在不同国家可购买的商品数量可能相差很大。因此，需要使用购买力平价进行调整，反映不同薪酬水平具有可比性的购买能力。除了国与国之间的医护人员薪酬绝对水平比较外，现有研究还大多使用各国社会平均工资与本国医务人员薪酬水平进行比较，以确定医务人员薪酬水平在本国的相对地位。

3．近年来，OECD 开展了大量成员国医护人员薪酬水平的比较研究，并将薪酬（remuneration）定义为年平均总收入，但未包括红包、回扣等非正当收入。该定义基本相当于我国医护人员扣除“五险一金”及个人所得税之前的工资性收入以及奖金之和。在研究医护人员的实际薪酬水平时，最大的挑战之一是药品和医用材料回扣、红包等非正当收入可能远超过正当收入但又难以统计。这一问题在我国大型医院可能更为突出。因此，我国公立医院薪酬制度改革政策如果仅参照医护人员的正当收入水平制定，所制定的政策在多大程度上能够对于医护人员行为产生影响可能面临不确定性。

4．在OECD等所进行的医护人员薪酬水平比较研究中，虽然对薪酬定义作出了统一规定并使用购买力平价进行统一调整，但是仍然不能严格保证薪酬数据的可比性。主要原因在于各国数据来源不同，很难在医护人员的定义、薪酬构成要素、数据年份等方面保证规范与统一。因此，部分研究结果仅具有参考价值，并不具有十分严格的科学性。从现有数据看，各国医生收入普遍高于护士收入；绝大部分国家专科医生收入高于全科医生收入，少数国家全科医生收入则高于专科医生收入或二者大致处于同一水平。

第二节　国际视野下医院薪酬制度的影响

薪酬支出在医院成本支出和国家卫生总费用中占据相当大的比例。薪酬制度则对医疗服务具有广泛而重要的影响[23]。薪酬最基本的作用是满足劳动者获取报酬的动机。个体对薪酬的态度和反应会严重影响他们的行为和对组织的感情。如果员工对薪酬不满意，会改变自己的思想、行为、情感、精力投入甚至选择离开。对于医院每个员工而言，薪酬是他们在社会上赖以生存的基本条件，也是自身价值的体现。薪酬制度是否具有合理性、竞争性和激励作用，不仅直接影响员工的生活，也会影响其行为与工作积极性、职业操守、工作稳定性以及职业选择等。

一、医院成本及卫生总费用

在很多国家，员工薪酬支出是医院的最大支出项目。在美国的医院，薪酬支出占医院总支出的60%左右。药品、材料费用则排在薪酬支出之后，居于第二位，仅占医院总支出的30%[24]。在英国，人事成本也是NHS医院托拉斯最大的支出项目[25]。1998—2003年间，英格兰NHS医院托拉斯及初级卫生保健托拉斯的总支出中，58.6%～62.5%为薪酬支出[26]。2010—2011年度，英国NHS雇员达到140万人，薪酬支出占NHS年度总预算1060亿英镑的3/5[27]。根据欧洲工资制医生联合会的相关研究，薪酬支出大约占医院总成本的62%。在澳大利亚，公立医院2008—2009年度的总支出中，薪酬支出占63%。日本公立医院人员费用占医院总支出的55%～60%[28]。欧洲工资制医生联合会的Reginato等指出，对于医院而言，虽然减少薪酬支出可以快速控制医院总成本，但这并不是一个好的解决办法。原因在于降低工资将同样快速地产生负面影响，使服务质量降低[18]。

与此同时，医务人员薪酬还是卫生总费用的重要组成部分。根据经典的经济学理论，任何商品和服务的生产均需要劳动力和/或资本投入。医疗服务业是典型的劳动密集型行业，需要大量医生、护士等经过高等教育的专业人员的劳动付出。因此，一个国家的卫生总费用在一定程度上是劳动力价格（如医生和护士工资）的函数。在所有OECD国家中，医务人员薪酬占卫生总费用的比例均相当高[17]。美国医生薪酬支出占全国卫生总费用的比例仅次于住院患者医疗费用所占比例，居于第二位[29]。多项研究则表明，医务人员薪酬水平过高是美国人均卫生总费用和卫生总费用占国内生产总值比例高于世界上任何国家的重要原因之一。如果根据人均GDP测算，2004年美国专科医生和护士的实际薪酬比测算值分别约高5万美元和0.8万美元[21]。

二、医护人员工作满意度与积极性

医护人员良好的工作满意度与工作积极性直接影响患者就医体验和结果，对于保证卫生服务提供的质量和可持续性至关重要[30-32]。薪酬不仅能满足基本生活需求，而且还象征着个人成就和社会地位，关系着每位职工的切身利益，是影响医护人员工作态度与积极性的重要因素。根据美国行为科学家亚当斯于20世纪60年代提出的公平理论：绝对报酬与相对报酬均会影响员工的工作积极性。合理的薪酬制度能起到积极的激励作用，反之则会引发医院员工的不满情绪。一般而言，医生需要接受教育和培训的年限多于其他专业人员，不合理的薪酬水平与制度更容易导致医生产生不满情绪[33]。大量研究表明，处于不满状态的医生发生职业倦怠、精神疾病、危险处方行为的风险增高。同时，不满也增加了医生变动、缺勤和工作失误的概率，不快乐医生的患者往往也不会很好地遵守医嘱。因此，医生的不满不但可能会对医疗服务质量产生损害，而且为医疗机构和社会增加了不必要的额外成本[34]。

在我国，调查显示医务人员对现有薪酬安排的满意度不高。王守桂等对9家公立医院580名员工的调查发现，个人薪酬及福利待遇、医院奖金分配制度排在满意度的最后两位[35]。薪酬制度不合理极大地打击了医务人员工作的积极性，不但导致医护人员过于重视经济效益，而且对患者缺乏同情心、工作态度与医德医风欠佳、责任心不强，是导致医患关系紧张的重要原因。王延中及高文书对7城市14家公立医院近700名医务人员的问卷调查显示，医务人员每周平均工作时间为46.69小时，七成以上医务人员需要加班，医务人员成为职业倦怠高发人群[8]。北京市医疗事故鉴定委员会对医疗纠纷原因的分析表明，医护人员的责任心不强、服务态度不好是导致医疗纠纷的首要原因[36]。某县级医院2007—2008年医患纠纷中，约50.0%是由于医护人员工作责任心和服务态度不佳而造成的[37]。另据介绍，某公立医院2009年1月至2011年6月期间共发生269起医患纠纷事件，其中医患沟通不佳是第一位原因，占总数的 83.3%[36]。

在英国，由于公立医院医生只拿固定工资，工作态度、工作数量与质量无法在薪酬中得到应有体现，严重挫伤了医生工作的积极性。薪酬制度设计的不合理造成有效激励机制的缺失，在英国 NHS 系统中普遍滋生了惰性，各级医院都不同程度地存在排长队问题，医疗服务质量也不高[38]。在日本，公立医院行政人员工资高于私立医院同行，而医生的工资水平却相对较低。此外，医院医生收入也低于诊所医生收入。上述因素均削弱了医院医生的工作积极性和满意度，很多医生辞职以开办自己的诊所或转到条件更好的医院工作，导致医生流失地区一些卫生服务的可及性难以保证[31,39]。在美国，管理保健（managed care）制度的实施使医生收入下降，导致医生的职业满意度降低[40]。Klimo 等研究发现，收入状况影响美国神经外科医生的职业满意度，绝大多数被调查者认为低工资、未来收入状况不明确是职业压力的重要来源之一[41]。与上几代医生相比，今天美国医生的收入、社会声望、公众尊重度等相对下降，也是造成医生职业满意度下降的原因之一。根据 Robyn 等在布基纳法索的一项研究，由于医务人员对某社区医疗保险项目的费用支付方式不满意，因此在诊治工作中不愿提供支持，导致该项目的覆盖率低、退出率高。因此，研究者认为，医疗服务提供者薪酬支付机制对于医疗保险项目能否成功具有决定性影响[42]。美国哥伦比亚大学 Janus 等对德国某学术型医学中心医生满意度的调查显示，对医生工作“不满意”或“十分不满意”者分别占 27.4% 和 5.4%。经济性薪酬和非经济性薪酬都是导致医生对职业不满的主要原因，但非经济性薪酬对医生满意度的影响似乎更大。Fottler 等的研究也发现，决策权力、个人发展与提升机会等非经济性激励因素与医生工作满意度具有显著的相关性[43]。德国美因兹大学医院是一家大型公立医院，拥有 26 个临床科室、100 个病房、1500 张病床和 950 名医生。据 Laubach 等对该医院医生的工作满意度调查，发现工作条件、决策参与程度等因素是影响医生工作积极性的十分重要的因素[44]。多项研究也发现，薪酬水平是影响各国护士工作满意度的最重要因素之一[16, 45]。

三、职业吸引力及医护人员工作稳定性

医院的职业吸引力对吸引优秀学生攻读医学类专业、毕业后选择从事所学专业及保证现有医护人员的工作稳定性等均具有重要影响。薪酬水平在很大程度上决定了职业吸引力。多项研究显示，经济激励因素对医务人员职业、就业地点和专业选择具有重要影响[22, 33, 46-47]。Cowin 等认为，薪酬是影响医护人员工作稳定性的重要因素[48]。在欧盟国家中，由于各国医院工资水平的差异，导致大量医生从工资低下、工作条件差的国家向收入水平高、社会保障好的国

家流动[18]。世界卫生组织的研究也发现，美国、加拿大、英国、澳大利亚等高收入国家是医生和护士净流入国。2004年，美国25.6%的医生是国际医学毕业生，其中40%～75%来自中低收入国家。1994年以来，移民到美国的护士增加了3倍，来自国外的护士中80%来自低收入国家。获得更高收入是中低收入国家医护人员被吸引到美国的主要原因。由于中低收入国家用于培养卫生技术人员的经济资源较少，并且医生和护士配置水平相对较低，因此人才流失对这些国家的卫生工作产生极其不利的影响，导致婴儿死亡率高、出生预期寿命和免疫接种率低等严重后果[49]。

在德国，医生选择到国外工作或从事非医疗工作的人数持续增加，同时医学生退学比率也呈上升趋势。1994年，全国医学生数为88 000人，2004年下降为78 000人。在同期内，医学院毕业生从12 000人减少到8900人；35岁以下执业医生所占比例从26%下降为16%。以上数据说明医生职业在年轻人中的吸引力下降。德国卫生部的一项委托研究显示，医生对培训和执业过程中经济性和非经济性薪酬制度不满意是导致以上现象的主要原因。在继续从事医生职业的人群中，也存在类似的不满现象，2006年德国医院甚至举行了全国总罢工以争取高工资和更好的工作条件[43]。另据Ludwig介绍，德国医学生中仅有1/2最终选择在本国从事医生职业，其余人则选择从事卫生管理工作、到企业工作或出国[50]。Kopetsch等的研究也发现，德国医院医生流失日益严重，很多医生纷纷转行或选择到瑞士、奥地利、美国、英国等收入较高的国家执业，其首要原因在于本国薪酬水平低下。据不完全统计，2001—2007年间在国外工作的德国医生已超过15 000名，并且随时间推移有上升之势。2006年，有2575名德国医生移居国外，比上一年度增加了14%[51]。2004年，德国卫生与社会保障部开展了一项医生流失现状及原因的调查。在转行者中，51%的男性和24%的女性因医生工作收入低而不愿再从事医生工作。在出国工作的医生中，82%不愿回到德国工作，其中64%的男性和53%的女性医生提到回国工作的障碍之一是收入问题[30]。医生流失导致德国医生数量不足问题变得更加严重，2003年该国医院中有4800个医生职位未被填充。与此同时，非经济性薪酬也是德国医院医生离职的重要原因。一项针对222名离职医生的调查显示，79%的被调查者对工作条件不满意，77%的被调查者对工作时间太长不满意。以上方面是导致其辞职的首要因素[44]。在澳大利亚一些地区，由于政府对公立医院投入不足，员工收入低于私立医院，促使很多公立医院医务人员辞职到私立医院工作。人手不足成为很多公立医院面临的难题，一些医院不得不关闭一些床位或相关服务[52-53]。在日本，由于医院薪酬低、工作时间长、压力大，医术高超的医生纷纷离开医院，到薪酬较高、工作时间比较有规律的私人诊所就职[54-55]。

很多研究也显示，经济激励因素对医生专业的选择也有影响，如儿科、急救科、内科、外科、初级卫生保健等。在美国，一项研究显示收入因素对医学院毕业生专业选择的影响日益增加。在日本，研究显示工资水平是大学医院住院医生专业选择的显著性影响因素，同时也是医学毕业生选择培训医院的显著性影响因素[47]。

在欧美国家，薪酬水平不高是造成护士离职的重要影响因素，提高收入则可增加护士的工作与留职意愿[49, 56-58]。据 Buerhaus 介绍，1993—2001 年间除 1 年之外，美国注册护士工资在考虑通货膨胀因素后均呈下降趋势或持平，直接导致很多注册护士主动缩短职业生涯或完全退出劳动力市场，造成护理人员严重短缺。2001 年，美国医院有 126 000 个全职注册护士岗位未能招聘到合适人员。如果状况进一步恶化的话，将有可能造成该国卫生系统瘫痪，并对医疗卫生服务的可及性及质量产生实质性损害[59]。然而，根据 Rambur 等对美国佛蒙特州 4418 名注册护士的调查，超过 1/5（20.5%）的被调查者表示可能或非常可能离开现在岗位。其中，男性护士因对工资水平不满而倾向于离职的比例高于女性护士。在被调查者中，分别有 53% 的男性护士和 26% 的女性护士把工资水平令人难以满意作为倾向于离职的原因[60]。据估计，到 2020 年，美国护士缺口将超过 100 万人[61]。一项针对欧洲 7 国 6469 名注册护士的追踪调查则发现，在基础调查中没有离职倾向的注册护士中，8.24% 在随访调查中表现出离职倾向，工资低且增长前景差等是最强的解释因素[56]。Gardulf 等对瑞典一家大学医院的研究发现，该院一半以上（54%）的注册护士有辞职倾向，其中 35% 已采取了实际行动。究其原因，对工资水平不满意（占 65%）排在第一位[62]。

在我国，多项研究显示追求更高的薪酬福利是公立医院医护人员离职的主要原因之一。孙宇等对全国 12 家公立医院的调查发现，由于工资待遇低导致的人力资本流失超过一半，薪酬福利制度满意情况是公立医院人力资本流失的最大影响因素[63]。张丽佳对江苏省某三甲公立医院离职人员的分析也发现，薪酬待遇较低是离职的首要原因[64]。与世界上很多国家一样，我国护理人员严重不足，医护比远低于世界卫生组织推荐标准。然而，我国公立医院仍然存在十分严重的护理人员流失的现象。张茜等发现，薪酬待遇是护理人员职业认同感的主要影响因素[65]。多项研究也表明，与临床医生和医技人员相比，我国公立医院护理人员薪酬更为低下，护理人员流失的主要原因是薪酬待遇偏低[66-68]。此外，根据杨秀梅对上海市某公立医院 2007—2011 年卫生人员流失情况的分析，非在编护士及中高级在编医生是主要流失对象，非在编护士流失的主要原因在于用工形式不同带来的薪酬福利待遇的差别[69]。赵书峰等的调查显示，“同工不同酬”使非在编护士产生很高的离职意愿，比例高达73.7%[70]。张琦也发现，某公立医院流失人员以非在编人员为主，2005年以后在编人员共流失15人，而非在编人员却流失了76人，分别占流失人员总数的13%和66%[71]。

人才是医院最宝贵的资源和核心竞争力的主要来源。医护人员流失会产生连锁效应，不但使医院正常工作的开展受到影响，直接损害医疗服务的可得性与可及性，而且严重影响医疗质量、患者满意度和其他人员的工作积极性，同时也额外增加了医院人员招聘与培养成本。例如，2002年数据显示，美国医院每招聘一名医生的费用包括医生保证工资或收入10万～30万美元、招聘者劳务费15 000～25 000美元、信息费25 000～10 000美元、每名面试者面试费用1500～3000美元、安家费7845美元、医生执业宣传费数百到几千美元。据估计，医院每招聘一名医生的平均潜在总成本约为37万美元[72]。

四、医务人员职业操守

薪酬安排属于一种重要的经济激励手段。根据卫生经济学相关理论，对医疗服务提供者实施强烈的经济激励政策可以产生效率提高和成本控制等预期结果，但也可能产生预期外的结果。原因在于医疗服务提供者对于患者治疗的经济风险拥有信息优势，从而可以采取预期外的行为，如降低服务质量、提高患者病情分组编码（upcoding），以尽可能增加收入、有意曲解患者信息以规避管制等[73]。也就是说，薪酬安排及水平对医务人员的职业操守有重要影响。

在世界上多个国家，特别是前苏联及中东欧前社会主义国家，公立医院工资水平低下导致医务人员职业操守不高，造成“红包”（under-the-counter payment）、送礼等非正当支付（informal payment）现象日益严重。Szende等研究发现，匈牙利医务人员工资水平仅与体力工作者的工资水平相当，患者往往需要支付额外费用才能获得必需或更好的医疗服务。据估计，该国非正常支付费用占卫生总费用的4.0%，并且贫困患者的非正常费用负担反而比富裕患者高[74]。根据Liaropoulos等的研究，希腊公立医院医生为国家公务员，其正当收入主要来自于每月的固定工资。医生正当收入水平低下造成该国非正常支付问题日趋严重，36%的公立医院患者至少给医生送过一次“红包”，成为导致希腊卫生系统公平性与效率低下的重要原因[75]。在保加利亚，公立医院医生工资甚至难以维持其生存，同样导致了严重的“红包”与送礼现象[76]。由于患者是否给医务人员送礼往往直接决定其能否及时接受医疗服务及其质量，因此该现象对医疗卫生服务的公平性、可及性、效率等产生不利影响[77-78]。研究显示，提高医务人员正当薪酬水平可以减少非正当支付现象。一些国家在进行上述干预后，非正当支付发生率由干预前的60%下降至38%，患者非正常支付费用也下降50%以上[79]。

在我国，薪酬待遇不高同样导致了医生道德滑坡和过度追求经济回报的现象，药品和医疗器械回扣、红包等灰色收入普遍存在，严重扭曲了医疗服务行为，对医疗服务质量和效率产生不利影响。《中国青年报》的调查发现，对于“哪些职业失去操守的现象最严重”和“哪些职业失去操守的现象最可怕”两个问题，医生的得票率均位居榜首[80]。羊城[9]、蒋玉波[81]、赵怀娟[82]等认为，部分医务人员职业道德水平不高，过度追求经济利益，收受患者及其家属“红包”与医药器械代表“回扣”，对患者任意开大处方、大检查，造成公立医院整体形象下滑、社会公信度降低，损害患者利益并加重患者的经济负担，是造成“看病贵”和医患关系紧张的一个重要原因。

五、患者候诊时间

在许多国家的卫生体系中，使用患者候诊时间（waiting time）而不是医疗服务价格控制患者对医疗服务的利用。大量研究显示，由于医院和医生在诊治私立保险患者中所获得的报酬往往超过诊治社会保险患者，因此私立保险患者的候诊时间较短，对于医疗卫生服务享有更好的可及性，导致公平性受损。实证研究还显示，医疗服务预约（medical appointment）等候时间与医疗服务提供者逐利动机存在很强的相关关系。多项使用美国数据的研究揭示，如果降低医生诊治Medicare患者所获得的报酬，将导致这些患者的候诊时间延长[83]。同时，由于私立保险患者对同样内容的治疗可以支付更多费用，因此候诊时间少于Medicaid患者[84]。在德国医院，医生诊治私人保险患者时可以获得额外收入，而诊治法定医疗保险患者时却没有，导致法定医疗保险患者平均候诊时间比私人保险患者多2.9天[85]。在英格兰，NHS顾问医生同样可以从私人诊疗业务中获得私人收入。Morris的研究发现，在所有临床专科中，顾问医生的私人诊疗收入水平与候诊NHS患者名单长度存在正相关性。也就是说，私人诊疗收入水平越高，候诊NHS患者名单越长[86]。

六、临床服务决策

临床医生是医疗服务的主要“制造者”，在患者使用何种药物与治疗手段、是否住院治疗等重要方面具有决策垄断权，其选择和行为决定了医药服务的类型、数量、费用和质量。因此，医生的临床服务决策不但对卫生体系的效率、效果、费用等具有重要影响，而且在很大程度上决定了医院成本控制能力及绩效[43, 87-88]。在医疗服务实践中，临床医生往往受到个人或集体经济激励因素的影响，不能完全从患者利益最大化的角度做出临床服务决策。这些行为不但对医患关系和医学伦理产生不利影响，而且导致过度提供服务或服务不足等问题，进而影响医疗服务质量[89-90]。

薪酬制度是有关临床医生经济激励的最直接的制度安排，也是影响医生临床服务决策的重要途径[91-93]。Nonnemaker 总结认为，薪酬制度定义了需支付薪酬的医疗服务类型和每项服务的相对价值。不同薪酬制度可能对医生产生不同激励，造成他们倾向于提供更多或更少的服务、诊治更多或更少的患者，并且影响医疗服务提供的成本[94]。叶志敏和萧庆伦也指出，薪酬支付方式对医务人员的动机及临床诊治决策具有重要影响[2]。汪宏等人的研究表明，在中国农村将医生薪酬支付方式从按项目付费制改为固定工资与绩效奖金混合制后，医生的过度服务与过度用药行为明显减少[95]。另据研究，台湾健康保险制度把每例鼓膜切开术的医生报酬从 61.5 美元提高至 117.6 美元后，在一定程度上影响了临床医生的服务决策，造成鼓膜切开术病例数量显著增加[96]。Bryant 等通过对泰国四所区级医院的研究发现，即使实行固定工资制，临床医生仍然会为了获得间接收益而有意识地区别对待不同保险支付类型的患者。对于按服务项目支付费用的患者，临床医生更有可能开处贵重药物，导致此类患者的医药费用显著高于按人头付费制（capitation）患者[97]。Akashi 等发现，一家柬埔寨公立医院实施按项目收费框架下薪酬制度改革后，门诊患者数量增加了 2 倍，月均接生婴儿数由 319 名增至 585 名，病床使用率由 50.6% 提高到 69.7%，医院收入有所增加。医务人员工作态度也发生了由“以创收为中心”向“以患者为中心”的转变[98]。在美国，医生直接或间接控制了 87% 的个人医疗支出。另一项数据表明，美国医生的临床服务决策影响到该国 90% 的卫生费用花费[99]。Peabody 等在菲律宾 30 家医院的试验研究则发现，为医生提供大约相当于其工资 5% 的奖金作为经济激励以后，可以促使医生提高医疗服务质量[100]。

在我国，公立医院员工薪酬支付方式在一定程度上具有按服务项目支付制的特征，公立医院员工收入与业务收入直接挂钩，导致部分医护人员在诊疗过程中片面重视经济回报，而不是以患者为中心。比较突出的问题包括在临床服务过程中过度用药、过度检查、偏向于使用高价和有回扣的药品等，不但加重了患者的经济负担，导致医药费用高涨，而且成为医患关系紧张的重要根源[11-10, 101]。

七、小结与评价

1. 国内外大量研究显示，薪酬制度通过对医院组织行为和医务人员个体行为的影响，最终对医疗卫生服务的质量、效率、可及性、可得性、公平性、费用等产生重要影响（图 1-3）。

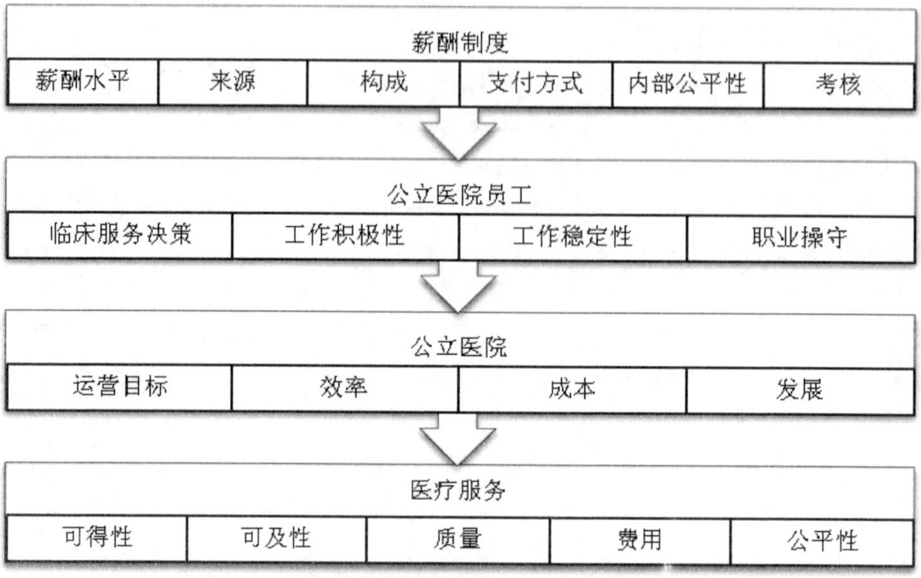

图 1-3　公立医院薪酬制度所产生的影响

2．根据国内外相关研究的结果，医院薪酬制度并不仅仅与医院和医护人员的切身利益相关，而且通过多种途径与机制对患者的就医体验、医疗服务质量、卫生服务费用等产生重要影响。我国应充分认识到医护人员薪酬制度所产生的广泛影响，把公立医院薪酬制度改革作为下一阶段医药卫生体制改革和收入分配制度改革的重点关注内容。在公立医院薪酬制度改革中，应综合考虑医疗服务与药品价格、医疗保险对医疗服务费用的补偿方式、公立医院管理模式、公立医院财政补助、公立医院人事管理等政策的调整，避免出现“头痛医头、脚痛医脚”的现象。

3．国内外研究还表明，薪酬水平低下是导致医护人员职业倦怠、工作稳定性不强、职业道德滑坡、过度重视经济回报等的重要诱因。随着我国社会的转型，经济激励成为影响个体和组织行为的最重要因素之一，这一点对于公立医院及医务人员也不例外。我国在深化医药卫生体制改革和收入分配制度改革中不应回避这一点，应当尊重医务人员通过提供医疗服务获得更高收入的愿望。简而言之，希望通过劳动获得更高收入是符合人性的。我国在相关改革中，应切实保证劳动者从社会经济的持续发展中获得相应收益的权利。在医疗服务领域，应通过“多劳多得”“优劳优得”等政策的制定，鼓励医务人员通过提供更优质的服务获得体面的收入。

当前，行业之间收入差距过大、收入水平不能很好地体现劳动者的责任与贡献是我国社会存在不公平现象的主要来源之一。医生职业存在“高技术、高压力、高风险、高负担”等特点，因此，医生收入水平居于社会各行业前列是很多国家的普遍做法。在我国，医生正当收入水平与银行、电信、电力、保险等垄断行业的员工相比，还存在很大差距，而这些行业对员工素质、工作压力、责任分担等的要求通常低于医生职业。因此，逐步提高医生正当收入水平应当成为我国公立医院薪酬制度改革中需要重点考虑的内容之一。

第三节 国际视野下医生薪酬支付方式的类型与比较

薪酬支付方式可以为医疗服务提供者行为的改变提供强烈动机，是国家医疗卫生制度的重要组成部分[102]。从典型意义上讲，世界范围内医生薪酬支付方式主要有三种，即按服务项目支付制（fee-for-services，FFS）、工资制（salary）和按人头支付制（capitation）。其中，按人头支付制主要适用于全科医生等初级卫生保健人员，按服务项目支付制和工资制则是医院所采取的两种主要医生薪酬支付方式。多年以来，医生薪酬支付方式是国外卫生政策学术界研究的热点问题之一。根据学术界比较统一的观点，薪酬支付方式对医疗机构的绩效、费用控制、医疗服务质量与可及性等具有显著影响，薪酬支付方式改革应当成为卫生系统改革的重要内容[103-104]。

一、传统薪酬支付方式及比较

（一）按服务项目支付制

按服务项目支付制指为医生提供的每一项医疗服务根据既定标准支付一定数额的报酬[91]。由于在医生提供医疗服务之后支付薪酬，因此按服务项目支付制属于后付制支付方式（retrospective payment）。其优点在于操作简单，能较准确地反映工作量，有助于提高服务的覆盖率和利用率等。在理论上，按服务项目支付制使医生所提供的每一项服务均能得到补偿，因此他们会尽可能多地为患者提供服务，从而使医生追求经济利益的动机与患者恢复健康的需求相一致，满足了委托代理理论的要求，而理想的委托代理关系在经济上也是有效的。换言之，在按服务项目支付方式下，医生具有很强的倾向提高单位时间内的服务数量（并减少花在每项服务上的时间），而实行工资制的医生则没有此类动机。在实证研究中，研究者们一致发现，按服务项目支付方式下医生的工作效率高于工资制同行。其原因主要来自于两个方面。一方面，按服务项目支付制有利于刺激服务效率，而且也可以吸引工作效率较高的医生。因此，当医生认为自己的工作效率很高并且希望为其高效率获得更高报酬时，就会选择一个按服务项目支付报酬的职位。另一方面，按服务项目支付制度本身也有利于诱发更高的效率。据研究，薪酬支付方式由工资制转变为按服务项目支付制，医生的工作效率将提高。反过来也是如此，即如果按服务项目支付制转变为固定工资制，医生的工作效率将下降。如果对医生有收入上限的限制政策，他们不但会减少单位时间内的服务数量，而且会减少工作时间以获得更多的闲暇时间 [19]。在一些国家，按服务项目支付制被用于激励医生提供更多的预防保健服务，如爱尔兰的预防接种和英格兰的子宫颈癌筛检 [15]。

然而，大量研究表明，按服务项目支付制诱导医生提供数量更多和经济回报更高的服务，以便增加个人收入，导致对高回报服务项目的过度利用，而对低回报的服务项目则利用不足，不利于控制医疗服务成本，导致卫生费用增长。按服务项目支付制对于改善卫生服务的整合和初级预防保健也基本上没有贡献。按服务项目支付制还导致重复性医疗服务，对医疗服务质量产生不利影响 [15, 94, 105-106]。此外，该种支付方式的管理成本也较高。因此，按服务项目支付制的使用范围在全球呈下降趋势 [107]。在美国，由于卫生改革和其他市场压力的作用，按服务项目支付制处于消失过程中，整个卫生系统正越来越快速地使用打包式支付（bundled payment）等方式取代按服务项目支付制 [108-109]。

（二）工资制

在工资制下，医生被医院雇佣，并根据工作时间获得固定工资，其薪酬水平与其所提供服务无关，通常有年薪制、周薪制、时薪制等不同方式。一般而言，年薪制人员的年收入明显高于周薪制或时薪制人员。

工资制的主要优点包括：与按服务项目支付制相比，工资制不会诱导医生过多提供医疗服务，而是向患者提供更多预防服务；有利于控制卫生费用；有利于促进医生之间以及他们与医院管理人员之间的合作；使医生更加关注医疗质量的提高；卫生财务规划相对容易，管理成本也较低。但是，其缺点在于：降低医生工作的积极性；如果工资标准过低，会导致非法收入的产生；对于工作努力而未获得额外补偿的医生，会影响其敬业精神，并有可能辞职到私立医院工作；无法激励医生节约成本和使用最具成本效益的治疗方案，患者所需承担的医疗费用可能上升；医生为患者提供的服务可能不足，如实验室检查和治疗程序少，有意识地选择治疗成本低的患者或尽量减少诊治患者的数量。此外，如果医生收入与效率无关，纯粹的工资制将降低工作效率 [110-113]。

对于公立医疗机构，Saltman 认为工资制薪酬支付方式将产生不当激励，导致医生从事与诊治患者无关的行为。例如，芬兰公立卫生中心的工资制初级卫生保健医生，平均仅花费了 55% 的工作时间用于诊治患者 [114]。Park 等也认为，对公立医院医生实行工资制时，经常带来医生激励不足、效率低下和服务质量不高等问题。由于人员成本仅是总治疗成本的一部分，在分析工资制优缺点时要把制度环境考虑在内，这一点十分重要。例如，如果在严格预算约束下采用工资制，医院管理层将对医生治疗决策施加重要影响，促使医生多提供低成本治疗，并且可能容忍较低质量的治疗处置 [106]。

（三）按人头支付制

按人头支付制指在特定时间段内（通常为 1 年）对于特定的患者群体，按人头支付固定费用以覆盖一些（部分按人头支付制，partial capitation）或全部（完全按人头支付制，full capitation）医疗需求。换言之，按人头支付制指对于一定数量的患者和既定范围内的医疗服务，为医生提供固定数额的报酬，而不考虑患者所使用的服务数量和水平，在医疗资源使用方面给予了医生更大的自由度 [15, 91, 106, 115-116]。

根据卫生经济学相关理论，由于医生对于患者治疗的经济风险拥有信息优势，因此可以系统性地规避高成本患者和 / 或系统性地吸引、治疗低成本患者，即撇奶油行为（skimping）。这些行为被称为风险选择（risk-selection）。自按人头支付薪酬方式得到日益广泛的使用以来，风险选择现象也越来越多，引起了研究者广泛的注意。在该种支付方式下，医生倾向于较少地提供服务或诊治较为健康的患者以获得更高的收入，即在医疗卫生服务提供中存在“撇奶油”的可能 [94, 105]。

随着信息技术的发展，各国对使用按人头支付制表现出越来越强烈的兴趣，原因在于信息技术的发展使更加仔细地审查服务质量成为可能。同时，随着患有多种慢性疾病的患者增加，对卫生服务效率和整合的要求日益提高，而按人头支付制可以在这方面发挥作用。此外，如果根据患者年龄、性别等调整按人头支付标准，有利于激励医生接受和诊治不同病情的患者，从而可以提升医疗服务质量和公平性。在欧洲，按人头支付制通常适用于初级卫生保健医生。英格兰《卫生和社会保健法》规定，初级卫生保健提供者群组应获得人头预算，以代表其登记人群购买医院服务。在德国，每名患者每年给予家庭医生 100 欧元，以激励他们改善为慢性病患者提供的服务 [15]。美国健康维护组织（Health Maintenance Organizations, HMOs）和管理保健制度之内，门诊和住院服务均十分普遍地使用按人头支付制 [106]。按人头支付制的支持者们还认为，该方式有利于鞭策医生组织甚至单个医生更加重视疾病预防、医疗服务质量和患者满意度等领域的创新 [117]。Kralewski 等的研究还发现，按人头支付制与较低的患者医疗费用之间存在相关关系 [112]。

（四）传统薪酬支付方式的比较

从表 1-3 与表 1-4 可见，按服务项目支付制、工资制及按人头支付制等薪酬支付方式各有其优缺点，没有一种是完美无缺的。不同薪酬支付方式均同时产生正向与负向的激励机制，使医务人员的行为并不总是与患者和 / 或社会利益最大化的目标相一致。不论在何种薪酬支付方式下，医生均存在过多或过少提供医疗服务的道德风险。工资制和按人头支付制可对费用控制产生重要影响，但可能导致医疗服务效率和质量过低。与此相对，按服务项目支付制激励医生提供更多、更好的服务，但是却缺乏控制卫生费用的动机[106]。

表1-3　传统薪酬支付方式的潜在优缺点

薪酬支付方式	潜在优点	潜在缺点
按服务项目支付制	医疗服务可及性高、在竞争环境下可获得高质量服务	过度医疗、管理成本高
工资制	有利于控制费用、医疗服务的公平性好、易于管理	低效率、服务质量不高、对医疗服务提供者道德水平产生不利影响、非正当支付
按人头支付制	有利于控制费用和激励医生提供疾病预防服务	服务提供不足、增加患者转诊次数、服务质量不高

表1-4　世界卫生组织关于传统薪酬支付方式对医生行为影响的总结

薪酬支付方式	医生行为			
	健康问题预防	提供卫生服务，解决健康问题	对公众正当期望的反应性	卫生服务费用和中间费用
按服务项目支付制	++	--	+/-	+++
工资制	+++	++	++	+++
按人头支付制	+/-	+++	+++	---

注：+++，很强的正效应；++，较强的正效应；+/-，小或无或不确定的效应；--，较强的负效应；---，很强的负效应。

不同薪酬支付方式均产生不同的激励，使医生具有特定的行为。然而，正如 Berenson 所指出的，不同薪酬支付方式的负面影响并不一定会实际发生，并且可能会被支付特征冲淡。例如，按服务项目支付制并不一定导致所有类型服务均衡增加。在美国 Medicare 项目中，高科技影像、检查和“其他”（非主要外科）操作数量快速增加，但主要操作量并没有快速增加。如果工资制与奖金制度共同使用，可能不会降低服务效率。因此，薪酬制度本身并不足以确保高绩效，原因在于医生行为并不简单是薪酬激励因素的函数。医生行为的重要影响因素还包括为患者提供最好和最合适服务的承诺、职业价值意识以及满足患者诉求的渴望等[94]。据 Bhat 介绍，从卫生系统总体绩效的角度看，在对医生薪酬实行工资制与按服务项目支付制的国家，其卫生系统的平均绩效分别为 0.99 和 0.87[118]。因此，从卫生系统宏观角度看，工资制优于按服务项目支付制。

二、公立医院医生薪酬支付方式

从全球范围看，公立医院薪酬支付方式中工资制比按服务项目支付制更为常用。根据 Simoens 与 Giuffridia 的研究，OECD 国家医院医生薪酬支付方式一般分为工资制或按服务项目支付制两种，其中公立医院主要采用工资制，而私立医院一般采用按服务项目支付制[119]。具体而言，法国、墨西哥公立医院对医生实行工资制，私立医院医生则实行按服务项目支付制。在奥地利与新西兰，公立医院的绝大多数医生薪酬支付方式实行工资制，私立医院的绝大多数医生则实行按服务项目支付制。英国、法国、德国、丹麦等国家不论公立医院还是私立医院，医生薪酬支付方式均实行工资制。在澳大利亚和英格兰，患者可以在公立医院接受私人诊疗服务，公立医院医生在诊治社会保险患者时按工资制获得报酬，在公立医院和私立医院诊治私立保险患者时则按服务项目支付方式获得报酬。在德国、希腊和爱尔兰也存在类似机制。在按服务项目获得报酬时，服务项目可以指诊断相关群组（diagnosis related group, DRG），也可以是某项医疗活动（如门诊或手术）[19]。在公立医院医务人员属于公务员的国家和地区，都采用工资制的支付方式，如日本和中国香港等[120]。葡萄牙、芬兰、瑞典、泰国等国家的公立医院对医生也采取工资制（表 1-5）。在西班牙，全国约 60% 的医生收入由固定工资与按人头支付金额两部分组成。不同薪酬支付方式在不同类型医院占主导地位的原因在于，按服务项目支付制使更看重增加个人收入的医生的动机与私立医院利润最大化的目标相一致，而工资制则使更倾向于追求社会公平的医生的动机与公立医院福利最大化的目标相一致[97, 110, 121]。

表1-5 各国（地区）公立医院医生薪酬的主要支付方式

医生薪酬支付方式	国家/地区
工资制	法国、墨西哥、奥地利、新西兰、英国、德国、丹麦、日本、中国香港、葡萄牙、芬兰、瑞典、泰国
工资制+按服务项目支付制	澳大利亚、英格兰、德国、希腊、爱尔兰

三、薪酬支付方式的创新

（一）混合型支付方式

Levaggi 等认为，全球医疗卫生机构薪酬制度比较僵化，只能部分反映医生技术水平和专业方面的差异。在许多国家，如何更有效地混合使用不同类型薪酬支付方式已成为薪酬制度改革所关心的关键性问题之一。从表 1-6 可见，在薪酬支付方式上，世界各国越来越多地采用混合型支付方式，以最大限度地调动医生积极性并减小负面影响 [106, 122-123]。近年来，OECD 国家卫生改革中出现了同时使用不同薪酬支付方式的运动，也就是说，对同一类医疗服务提供者使用不同方式支付薪酬。例如，芬兰政府支付给家庭医生的薪酬由以下因素构成：基本工资（占 60%）、按人头支付薪酬（占 20%）、按服务项目支付薪酬（占 15%）、地方补贴（占 5%）。使用混合型薪酬支付制度的理论依据在于，不同支付方式的组合可以弥补单一支付方式的缺点。在整个欧洲，对初级保健医生的薪酬支付方式较为普遍地采取了按服务项目支付制与按人头支付制相混合，对医院医生则较为普遍地采取按服务项目支付制与工资制相混合。研究表明，过度依赖于某一种薪酬支付方式均有可能降低效率，实行混合支付制有利于在患者需求反应性、服务质量、成本效果与预算控制等方面实现更好的平衡 [15]。在美国，对医生也越来越多地使用工资加激励性薪酬的混合型支付方式。大约 2/3 的医生雇主至少设有一项医生激励薪酬制度。对于激励性薪酬的数额，小型诊所一般基于医生工作量计算，医院则一般使用工作相对价值单元（relative value units, RVUs）进行计算。同时，基于医疗服务质量指标测量结果计算医生报酬也变得日益普遍 [124-127]。

表1-6　混合型薪酬支付方式总结

混合型支付方式	实施国家	理论背景	示例
工资制+按服务项目支付制	德国、英国、澳大利亚、希腊、爱尔兰、意大利	按服务项目支付制可提高医生工作积极性和服务效率	英国和德国公立医院中，高年资医生除诊治社会保险患者、领取固定工资外，还可诊治私立保险患者并按服务项目获得报酬
按人头支付制+按服务项目支付制	捷克、丹麦、芬兰、意大利、新西兰、挪威、葡萄牙、斯洛伐克、英国	按服务项目支付制可鼓励基层医生减少向医院的转诊次数	在1992年和1999年卫生改革中，意大利对全科医生和儿科医生给予基本人头费用，并允许特定服务内容（如小型外科手术、预防保健、外科手术后随访）按服务项目付费方式获得报酬
按服务项目支付制+总额预算制	捷克、匈牙利、荷兰、波兰、加拿大	按服务项目支付制下的过度医疗问题可通过限定服务价格和数量控制	2000年以来，荷兰医院总额预算和医生按服务项目发施的薪酬整合为一个总额预算

在澳大利亚与英格兰，患者可以在公立医院接受私人治疗服务，医生在公立医院诊治社会保险患者（public patient）时实行工资制，诊治私立保险患者（private patient）时实行按服务项目支付制。在德国、希腊、爱尔兰和意大利也存在类似的情况。一般而言，医生在诊治私立保险患者时并不能直接向患者收取费用，而是首先由公立医院收取费用，然后再以薪酬方式支付给医生及相关医务人员。在一些国家，公立医院医生总薪酬中相当一部分来自于诊治私立保险患者。该项制度也成为公立医院吸引优秀或短缺医务人员的有效手段[110, 121, 128]。然而，根据 Ahmad 的报道，巴基斯坦公立医院顾问医生（consultant）自 20 世纪 80 年代以来就在政府办医院里拥有私人治疗业务，诊治能够支付额外费用的患者，造成经济条件好的患者占用了大量公立医院资源。贫困患者由于不能支付私人治疗所需费用，病情严重时也无法入院治疗，即使能够住院，也往往是由低年资医生治疗，导致很高的并发症发病率和病死率。因此，2002 年该国西北前线省宣布禁止医生在公立医院开展私人治疗业务[129]。

如果医生所追求的目标与公立医院的目标相一致，会造成问题的进一步恶化。为了解决上述问题，一些国家通盘考虑了医生薪酬制度的设计与公立医院补偿方式的选择。根据 Blake 等的介绍，加拿大安大略省对医生薪酬采取按服务项目支付制，对公立医院则采取总额预算的补偿方式，公立医院所获得的补偿数额根据前一年的补偿额、通货膨胀与新业务开展情况预先确定，与实际提供医疗服务的数量与种类无关。医生在按服务项目支付制下具有过度提供医疗服务的经济偏好，而公立医院在总额预算制下则倾向于更少地提供医疗服务。由于医生与公立医院之间的目标存在冲突，从而避免了两者之间的共谋。实践证明，这种制度安排有利于控制费用，并在最大可能的程度上减少过度医疗服务的发生。当然，对公立医院有总额预算与按病种付费等不同补偿方式，对医生薪酬则有工资制或按服务项目支付制等，从而有可能产生不同制度安排的组合。虽然不同组合均存在一定缺陷，但人们可以根据实际情况选择相对合理的方案[12]。在捷克，自 1997 年以来，也采用了医院住院服务总额预算制和医生薪酬基于点数按服务项目支付制相结合的方法。自 2001 年以来，还在总额预算制基础上引入 DRG 制度，以激励医生提高效率和提供具有成本效果的治疗措施。

根据严格程度不同，总额预算可分为硬预算和软预算两种类型。在硬总额预算制度下，医疗服务提供者自己需要为所有的盈余和亏损承担全部责任。在软总额预算制度下，虽然规定了固定的支出数额，但超过时也不会面临处罚。因此，硬总额预算制度在控制费用方面更为有效，但可能导致医疗服务可及性和质量降低，或者产生患者预约候诊名单过长的问题；在软总额预算制度下，支出超限的风险很大[106]。

综上所述，由于单一薪酬支付方式均同时存在优点和缺点，最优化的混合型支付方式可以成为强有力的费用控制工具，但同时一些取舍也在所难免。如果在混合型支付方式下同时采用质量管理措施并使用监控指标进行监控，将有利于最小化混合型支付方式的副作用。

（二）绩效薪酬支付方式（pay for performance，P4P）

在世界范围内，医疗服务付费者（payer）对于通过使用薪酬制度鼓励医疗服务提供者（provider）达到具体的绩效目标表现出日益浓厚的兴趣。然而，这是一项十分复杂的任务，早期的工作主要集中于对现有支付方式作出边缘性改动，以激励提供者对医疗服务质量的某一特定方面作出改进。这些举措即称为绩效薪酬方式。虽然所有支付方式在设计上都希望能够在一定程度上基于绩效支付薪酬，但绩效薪酬支付方式的特点在于使薪酬支付更为精确地与医疗服务付费者希望改善服务质量的目标相一致[15, 122]。

从表 1-7 可见，在现有绩效薪酬支付项目中，对医生绩效的考核内容及方法不尽相同。在考核内容上，可能基于质量，也可能基于效率。在考核方法上，可能基于与绝对门槛值相比较所取得的成绩，也可能基于医生在考核指标方面的相对改进。在激励机制方面，可能依据绩效考核结果进行正向激励或负向激励。在绩效薪酬的作用方面，有些项目把绩效薪酬作为核心薪酬的构成部分支付，另外一些项目则把绩效薪酬作为补充性奖金，在核心薪酬以外发放。

表1-7　绩效薪酬支付方式中绩效考核与激励机制的不同选择举例

选择1		选择2
基于质量		基于效率
基于与绝对门槛值相比较所取得的成绩		基于相对改进
奖励（正向）	或	惩罚（负向）
绩效薪酬作为核心薪酬的构成部分支付		绩效薪酬作为补充性奖金，在核心薪酬之外发放

绩效薪酬是根据整体绩效评估而不是靠简单的工作量统计来确定薪酬的方法，其关键在于如何构建绩效考核体系并根据绩效确定薪酬水平。目前，美国、英国、法国、澳大利亚都在探索有效的绩效体系。绩效薪酬既包括奖金激励，也包括其他奖励方式。例如澳大利亚维多利亚州政府 2006—2007 年度设立了 2487 万澳元的绩效奖励基金，用于奖励优秀医务人员以调动其积极性[130-131]。在美国，绩效优秀的医生可以享有网络公开发布姓名、更改转诊分配方案等权

利。在英国，NHS 自 1986 年起将绩效薪酬制度引入到公立医院管理中。20 世纪 90 年代初，改善绩效成为政府的重要政策，绩效薪酬的发放对象也逐步扩展到公立医院高层管理者、专科医生和普通护理人员。2002 年，NHS 在全科医生中进一步扩大了绩效薪酬制度的使用范围。全科医生的收入中，约 1/3 取决于根据 130 个质量指标衡量的绩效结果 [132]。在理论上，引入绩效薪酬制度可以提高工资制医生的工作效率。然而，德国等国家对于公立医院医生则几乎没有使用绩效薪酬制度。

在美国，绩效薪酬制度指奖励医生完成医疗服务支付方一定范围内的目标而采取的经济激励制度。这些目标包括服务效率、向支付方及时上报相关数据、服务质量和患者安全改善等。截止到 2007 年，美国私立卫生部门已发起了超过 100 项绩效薪酬项目。许多大型商业医疗保险公司已开始将支付给医生的部分报酬与质量指标相挂钩。目前，超过一半的商业性健康维护组织在与医疗服务提供者签订的合同中采用了绩效薪酬激励机制。一项 2010 年的调查发现，在雇佣医生的医疗机构中，超过一半的机构在医生薪酬制度中整合了基于服务质量和患者满意度的经济激励机制 [29]。一些州以及 Medicare 与 Medicaid 服务中心（Centers for Medicare & Medicaid Services, CMS）也设计或发起了示范项目，例如将按服务项目支付的医生薪酬与服务质量和效率评价指标相关联。2003 年，CMS 实施了医院质量改进演示项目，是美国目前最大的绩效薪酬试点项目 [133]。然而，绩效薪酬部分很少超过美国医生工资的 5%[49, 127]。美国多项研究也发现，现有绩效薪酬制度对于激励医生改善服务质量所发挥的作用很小或不显著，绩效薪酬项目的设计与执行需要得到进一步改善 [15, 132, 134-136]。对于绩效薪酬制度，最大的担心之一在于医生会避免或拒绝治疗某些患者，以便提高自己的评价得分并进而获得奖金 [137]。

总体而言，医生绩效薪酬支付方式使用范围还比较有限，并且绩效支付制度的发展方向越来越侧重于医院等医疗卫生机构，而不是单个医生。绩效支付制度的最适宜架构尚存在很大的不确定性，包括具体使用哪些绩效指标、如何测量成就、谁是奖励的对象以及奖励数额达到何种程度才能推动行为改变等。在整个欧洲，绩效薪酬机制主要与按服务项目支付制或按人头支付制共同使用，以激励自我雇佣医生（通常为初级卫生保健医生）改善服务质量。其中，最大规模的绩效薪酬制度是英国 NHS 对全科医生所采用的绩效薪酬制度，产生了极其重要的影响。

（三）按治疗事件支付方式（Episode-Base Payment）

在英国、美国等国，还试行了按治疗事件支付薪酬方式，又称为打包式支付（bundled payment）。治疗事件是指在过去的一段时间内，建立在某一特定条件或程序上，由不同提供者提供的一系列医疗服务[138]。按治疗事件支付薪酬即以治疗周期为单位，在一定时间内或在完成综合的相关服务后付给医生固定工资。医生在一定期间内通过对患者病情的治疗、追踪及后期康复状况的全程保健而得到既定报酬。患者可以在一个治疗期间内选择一个或多个医生，也可就诊于一家或多家医院。这种薪酬支付方式不仅能提高治疗效率，还能促进医疗提供者之间的合作。

在欧洲，荷兰是试验使用按治疗事件支付方式的典型国家。具体而言，对于可能包括门诊、住院和康复服务的一个完整治疗事件，支付固定费用以弥补提供某些或全部医疗服务的成本。按治疗事件支付方式一般意味着费用支付给两个或以上医疗卫生服务提供者，如医院及其所属的初级卫生保健医生。该种方式旨在奖励为个体建立跨医疗服务提供者的服务路径，提高对昂贵服务（如住院和急性服务）的使用效率，通过减少并发症和再入院以协调服务提供并获得更好的服务质量。

在理论上，按治疗事件支付方式有利于激励建立长期、以患者为中心的跨医疗服务提供者的服务模式，提高昂贵服务的使用效率，促进医疗卫生服务的整合并提高质量。由于该种支付方式可以鼓励不同的医疗服务提供者通过合作为某一特定治疗事件共同提供服务，因此被描述为按服务项目支付制和完全按人头支付制之间的过渡性步骤。

2010 年，荷兰对于糖尿病和慢性阻塞性肺疾病患者的治疗与照顾、血管危险因素管理等引入了按治疗事件支付方式。对于上述没有严重并发症的患者，医疗保险机构按标准治疗、照顾流程支付一次性费用。初步评估发现，对于一些患有相同慢性疾病的患者的标准治疗采用按治疗事件支付方式，有利于提高不同服务提供者之间的协调一致和对治疗协议的遵守。然而，也存在管理成本高、费用差别大等问题。总体而言，目前按治疗事件支付方式并不是一种常用的支付方式，还需要进一步完善和评估[15]。

四、薪酬支付方式相互间比较

表 1-8 呈现了医生薪酬支付方式相互间比较研究的主要结论。从该表可以看出，在按服务项目支付制与按人头支付制相比较的研究中，发现两者对服务质量影响的差别不大；在按人头支付制下，医生服务量减少，患者满意度和医生满意度均较低，但该种支付方式对医疗服务可及性的影响则有两种相反的研究结论。在按服务项目支付制与工资制相比较的研究中，发现两者对医生服务数量和医疗服务质量的影响无显著性差异，但在工资制下服务可及性和患者满

意度较高。按人头支付制与工资制相比较的研究发现，两者对医疗服务质量的影响差别不大，但在工资制下服务可及性较高，在按人头支付制下医生满意度较低。在按人头支付制与混合支付制相比较的研究中，发现混合支付制下医生服务量增加，实行按人头与按服务项目混合支付制的医生减少了向专科医生转诊次数，医生满意度也高于单纯按人头支付制。对绩效薪酬支付方式的研究还较少，现有的研究则发现该种支付方式可以改善服务质量。

表1-8　医生薪酬支付方式相互间比较研究的主要结论

薪酬支付方式	比较维度				
	医生服务量	服务可及性	医疗服务质量	患者满意度	医生满意度
按服务项目支付制与按人头支付制比较	在按人头支付制下，医生的诊疗活动减少	在按人头支付制下，既有研究认为可及性变好，也有研究认为可及性变差	服务质量方面差别不大	在按人头支付制下，患者满意度较低	在按人头支付制下，医生满意度较低
按服务项目支付制与工资制比较	无显著性差别	在工资制下，服务可及性较高	服务质量方面差别不大。在工资制下，由于医生用在患者身上的时间较长，因此可能稍微改善质量	在工资制下，患者满意度较高	无相关研究
按人头支付制与工资制比较	无相关研究	在工资制下，服务可及性较高	服务质量方面差别不大	无相关研究	在按人头支付制下，医生满意度较低
按人头支付制与混合支付制比较	混合支付制下医生的诊疗活动增加	在按人头与按服务项目混合支付制下，向专科医生转诊次数减少	无相关研究	无相关研究	在按人头与按服务项目混合支付制下，医生满意度高于按人头支付制
绩效薪酬支付方式	无相关研究	无相关研究	改善服务质量	无相关研究	无相关研究

五、小结与评价

1．按服务项目支付制、工资制和按人头支付制是三种传统的医生薪酬支付方式。其中，固定工资制是各国公立医院所采用的最主要薪酬支付方式。由于以上三种传统薪酬支付方式同时存在长处和短处，因此混合型支付方式、绩效薪酬支付方式和按治疗事件支付方式得到越来越多的使用或关注。

2．从发展趋势看，按服务项目支付制的使用范围呈日益下降之势。我国公立医院医生薪酬支付方式实际上采取了固定工资制和按服务项目支付制相结合的方法。其中，按服务项目支付制所适用的薪酬对象主要为绩效工资或奖金。在按服务项目支付制下，由于医疗服务内容及业务收入与医生收入直接相关，因此医生有动机通过过度医疗增加个人收入。这一现象在我国公立医院尤为严重。随着我国全民医保的基本建立和保障力度的不断加大，医生为患者节省医药费用的动机将进一步弱化，按服务项目支付制所导致的过度医疗问题很有可能愈演愈烈。因此，我国在公立医院薪酬制度改革中，迫切需要进行医生薪酬支付方式上的革新，逐步取消按服务项目支付制。

3．虽然按治疗事件支付方式和绩效薪酬支付方式的使用范围还比较有限，但具有光明的应用前景。未来，很多国家在此两种支付方式上可能还会有更多的试验。然而，成功实施这两种支付方式却面临巨大的挑战，需要具有高质量的医生活动、成本和结果数据。

第二章　英国公立医院薪酬制度研究

第一节　英国卫生体制

一、卫生体系主要特点及指标

英国于1948年7月建立了国家卫生服务制度（National Health Services, NHS），其基本特征为市场力量最小化和政府产权与控制。具体而言，英国卫生体系的主要特点包括：①医疗卫生服务的提供与筹资以政府为主导，政府既是提供者，又是购买者；②卫生服务经费来源于一般税收，由卫生部和多个区域性公共机构进行管理；③绝大部分医疗卫生机构为公立机构，医生为政府工作；④中央政府负责把部分预算分配给国家卫生服务体系，以确保为所有国民提供卫生服务，并建立了严格的分层管理制度；⑤建立了全科医生（general practitioner, GP）守门人制度，除急诊外，患者必须通过全科医生转诊才能接受医院服务[139-143]。

根据OECD数据，2012年英国总人口为6370.50万人，65岁以上老年人口占17.0%。按可比价格计算，人均国内生产总值为37 466美元，人均国民总收入（gross national income，GNI）为37 333美元[144]。

在卫生费用方面，在过去一段时间，英国国内生产总值中仅有一小部分用于卫生方面。因此，NHS被广泛地认为存在资金不足的问题。自1997年以来，英国政府许诺逐步增加卫生经费以达到欧洲平均水平。2011年，英国卫生总费用占国内生产总值比例为9.4%，略高于OECD国家平均水平（9.3%）。英国卫生总费用占国内生产总值比例远低于美国（17.7%），也低于荷兰（11.9%）、法国（11.6%）和德国（11.3%）等欧洲国家。就人均卫生总费用而言，经购买力平价调整后，英国为3405美元，略高于OECD国家平均水平（3339美元），仅相当于美国人均卫生总费用（8508美元）的40%。2000—2009年间，英国卫生总费用年增长率为5.7%。2010年和2011年卫生总费用比上一年度分别下降1.9%和0.4%，是1970年以来的首次下降，主要原因在于欧洲经济衰退和英国财政紧缩政策的影响。例如，英国政府在2010年实施了公共服务部门薪酬零增长政策，成为NHS支出减少的重要原因。同时，人均卫生费用也有所下降，2011 年和 2012 年分别比上一年度下降 1.1% 和 2.5%。卫生总费用中，2011 年政府支出约占 82.8%，与 2010 年的 83.5% 相比略有下降，但仍明显高于 OECD 国家平均水平（72.2%）。

自 2000 年以来，由于医学毕业生人数的明显增长，英国医生数量显著增加。2011 年医生数量比 2000 年增长了 50% 以上，增长速度远高于几乎所有的其他 OECD 国家。2011 年，每千人口执业医生数为 2.8 人，与 2000 年的 2.0 人相比有明显增加，但低于 OECD 国家平均水平（3.2 人）。每千人口护士数为 8.6 人，与 OECD 国家平均水平（8.7 人）基本一致。每千人口医院病床数为 3.0 张，与 2000 年的 4.1 张相比有明显下降，显著低于 OECD 国家平均水平（4.8 张）。与许多 OECD 国家一样，英国医院病床数在过去一个世纪持续减少，同期则伴随平均住院日减少和单日外科手术量增加[16]。不过，Weil 研究认为，2009 年英国医院病床使用率为 76.6%，平均住院日为 8.6 天，与美国、德国一样存在医院和病床数量过剩的问题[145]。

由于居住条件、公共卫生设施和医疗服务的进步，绝大多数 OECD 国家人口的预期寿命在 20 世纪有显著增加。2011 年，英国人口出生预期寿命为 81.1 岁，正好比 OECD 国家平均水平（80.1 岁）多出 1 岁。不过，意大利、西班牙和法国等主要欧洲国家人口的出生预期寿命均高于英国。同年，英国婴儿死亡率为 4.3‰[144]。

在世界卫生组织的《2000 年世界卫生报告》中，英国卫生体系整体绩效在该组织成员中排在第 18 位，卫生系统反应性排名第 26 ～ 27 位，卫生成就排名第 14 位。英国卫生体系存在的主要问题包括患者候诊时间过长、限制选择、专科医生服务的可及性差和医疗设施陈旧等。例如，从全科医生转诊到专科医生预约就诊的平均等候时间为 2.5 个月，从全科医生转诊到入院治疗的平均等候时间为 3 个月。

二、卫生管理体制

英国是立宪君主制国家，由英格兰、苏格兰、威尔士和北爱尔兰组成，四个地区分别负责本地区卫生服务的组织与提供。2009 年，英格兰人口占全国人口的 83.8%。

自 20 世纪 90 年代以来，英国在卫生体系内建立了内部市场（internal market）制度，以期在不增加卫生费用的前提下提高卫生服务效率。所谓内部市场，就是把卫生服务分为购买方和提供方两个方面。其中，购买方由从中央政府获得卫生经费的地方政府组成。提供方可以为 NHS 托拉斯或私立医疗服务提供者。双方在签订合同的基础上合作。近年来，虽然英国采取了一系列卫生改革，但卫生体系的基本架构没有发生变化[140]。

（一）中央政府

直到20世纪90年代早期，NHS医院和其他医疗服务提供者均由在中央政府统一领导下的政府卫生部门管理。1989年，经过撒切尔政府的改革，医院和其他医疗服务提供者可申请成为自治性机构，拥有一定的自主权。工党在1997年执政以后，英国重新恢复了中央管理制度，医院曾经拥有的许多自主权被取消或不被鼓励[146]。

相对于美国、德国、日本政府，英国中央政府在卫生管理中处于更强势的地位。例如，英国政府决定医疗服务费用补偿方式，与140万NHS雇员签订雇佣合同，并就其薪酬水平与相关方面进行谈判，通过国家卫生与临床卓越研究所（National Institute for Health and Clinical Excellence, NICE）限制昂贵医疗技术的应用[147]。

（二）地方政府

1999年，英国政府下放了卫生服务管理权限，在苏格兰、威尔士和北爱尔兰分别创建了新的管理机构以负责卫生政策制定和NHS服务的提供。在英格兰，卫生事务大臣（Secretary of State for Health）属于内阁成员，在卫生部（Department of Health）的协助下肩负公立医疗卫生服务体系的管理职责，并需要向议会汇报工作。议会和卫生部分别负责卫生立法和宏观卫生政策的制定。其中，卫生部是负责制定NHS、公共卫生、社会保障等相关政策的核心政府部门，同时还涉及卫生服务立法和监管等领域。卫生部还与财政厅（the Treasury）就NHS经费水平进行协商，并负责把资金分配给NHS系统[26]。2011年，卫生部下设10个卫生战略管理局（Strategic Health Administration, SHA），属于地方性卫生行政主管部门，负责保证各自辖区内卫生服务的质量与效果，代表卫生事务大臣管理NHS系统，并向英格兰卫生部汇报工作[148]。卫生管理的很多实际工作由县卫生局承担，如确定本地人口的卫生需要并从全科医生和NHS医院托拉斯购买服务[141]。

在英格兰，还有一些单独设置的独立公共机构（arm' s length bodies）参与卫生管理或政策咨询，支持卫生行政部门的工作，如服务质量委员会（Care Quality Commission, CQC）、监督委员会（Monitor）、合作与竞争专家委员会（Cooperation and Competition Panel）、NHS业务服务委员会（NHS Business Services Authority）。以上机构均在某种程度上独立于卫生部及其他政府部门之外，设有董事会并雇佣员工。绝大部分机构可以从卫生部获得经费方面的大力支持，向卫生部或直接向议会汇报工作。其中，CQC通过注册登记制度保证医疗服务安全和质量的基本标准以及后续的监督。监督委员会是独立的 NHS 基金托拉斯监管者，负责监管新成立的 NHS 基金托拉斯（foundation trust）。该机构通过检查 NHS 托拉斯的财务状况及治理结构，授权 NHS 医院托拉斯转制成为基金托拉斯，追踪监督基金托拉斯的财务状况，并在财务状况显著恶化时介入基金托拉斯的管理，以保证基金托拉斯的财务可持续性。除此之外，监督委员会还进一步负责所有 NHS 服务提供者的经济管理，并参与设立 NHS 医疗服务国家收费标准。合作与竞争专家委员会则负责调查医疗服务竞争中存在的潜在违约现象，并向卫生部提出建议。NHS 业务服务委员会成立于 2006 年，是 NHS 患者、雇员及相关当事方费用、补偿及薪酬的主要处理机构[26, 148]。

（三）社会组织

近年来，英国卫生管理职责越来越多地由初级卫生保健组织特别是初级卫生保健托拉斯（primary care trust, PCT）承担。初级卫生保健托拉斯是 NHS 全科医生组织，它们获得经费支持，对所在社区的卫生服务进行规划，这一职责在传统上曾是卫生战略管理局的工作范畴[141]。目前，英格兰大约有 151 家初级卫生保健组织，其中绝大多数为初级卫生保健托拉斯。每家初级卫生保健组织均以某特定区域内的人口为服务对象。平均而言，每家初级卫生保健组织的覆盖人口为 34 万人。初级卫生保健托拉斯由所在地卫生战略管理局监管，并最终向卫生事务大臣汇报工作。初级卫生保健托拉斯控制了 80% 的 NHS 预算。除与 NHS 系统及私立卫生部门签订服务提供合同以外，初级卫生保健托拉斯也直接提供一些卫生服务。

代表医务人员的关键性社会组织还包括英国医学会（British Medical Association, BMA）和代表不同专科医生及护士等专业人员的皇家学会（Royal Colleges），如皇家医生学会、皇家外科医生学会、皇家护理学会（Royal College of Nursing, RCN）等。代表 NHS 员工的工会组织主要有公共服务业总工会（UNISON）、团结联盟（Unite the Union）、英国总工会（Britain's General Union, GMB）、医院顾问医生及专科医生协会（Hospital Consultants and Specialists Association）。代表 NHS 医疗卫生机构的组织为 NHS 联合会（NHS Confederation），由其负责与各专业团体进行薪酬安排谈判。NHS 雇主委员会（NHS employer）是 NHS 联合会的组成部分，代表 NHS 医疗卫生机构负责人力及雇佣相关议题的处理，包括劳资谈判。英国医学总会（General Medical Council）则是负责监管医生的独立性组织，其主要职责包括以下四个方面：合格医生的注册更新、促进优质医疗实践、提升医学教育标准、处理医生可疑执业行为问题等[26]。

三、医疗保障制度

英国实行全民医保制度，所有国民都有接受医疗卫生服务的权利，并且绝大多数服务是免费的。每个参加 NHS 的患者必须在一个全科医生处登记，并且一般只能通过全科医生的转诊才能找 NHS 医院的专科医生看病[94, 147]。不过，患者也可以通过自付费用方式，请 NHS 医院专科医生提供私人诊疗服务。如果参加了私立医疗保险，还可以通过私立医疗保险制度转诊到 NHS 医院看病。

（一）社会医疗保障制度

英国社会医疗保障制度包含在国家卫生服务制度之内。1948 年，英国政府建立 NHS 时，目标在于使本国所有居民在需要时都可以获得卫生服务，而不考虑个人是否缴费或缴费数额。这一原则在今天仍大致被遵守。2000 年，英国政府所列出的 10 个 NHS 核心原则之一就是“NHS 将基于临床需要而不是支付能力为所有人提供医疗卫生服务”。不过，只有英国普通公民才可以通过 NHS 制度获得医疗卫生服务。

英国国家卫生服务制度的重要组成部分之一是贝弗里奇式医疗保障制度，是世界上经典的社会保障模式之一，同时为意大利、西班牙、古巴等国借鉴使用。NHS 筹资以税收为主，以资本收益积累为辅，而不是通过医疗保险缴费[143]。具体而言，其资金渠道主要包括企业与国民以纳税人身份向政府缴纳的一般税收，雇主、雇员向政府缴纳的国家保险费用（National Insurance Contributions，NICs），NHS 信托基金的资本积累等。目前，这三个渠道占到了英国卫生资金来源的近 95%，只有极个别医疗项目和少量费用需个人自费承担[149]。一般税收的主要来源包括收入所得税、增值税、公司税和汽油、酒精饮料、烟草等的消费税。国家保险缴费是基于雇主、雇员及自我雇佣者劳动收入的强制性保险费用缴费，只有缴费者才可以享受退休保险、失业保险等。英国普通居民参加 NHS 不需要缴费，使用 NHS 服务的资格也不取决于是否缴纳了国家保险费用，国家保险保费收入则有大约 10% 的经费用于 NHS。

在英格兰，NHS 由卫生部的一名首席执行官（Chief Executive）和一名常任秘书长（Permanent Secretary）负责管理。在地方层面，区域性卫生战略管理局负责监管 NHS 医疗卫生服务的提供，并向卫生部汇报工作。卫生部则把 NHS 预算经费分配给初级卫生保健托拉斯，委托其为一定地理区域内人口购买卫生服务，并在固定预算限制范围内选择服务类型和数量。因此，在地方层面，NHS 由初级卫生保健托拉斯组织和管理[26]。

（二）私立医疗保险制度

由于越来越多的人希望缩短就诊等待时间和获得更好的服务，大约700万英国人购买了私立医疗保险，其中部分人员同时参加了NHS。参加私立医疗保险者占总人口比例从20世纪70年代的3.6%增长到目前的近15%，主要为有经济实力的社会中上层人士[141, 149]。参加方式主要有两种，一种为个人从私立医疗保险公司直接购买，另外一种为通过雇主获得。英国有5家主要的私立医疗保险公司，其保费收入大约占全国私立医疗保险公司保费收入的91%[150]。同时参加私立医疗保险的NHS患者在治疗地点和时间上获得了更大的选择权，可以选择到NHS医院或私立医院就诊。不过，从总体上看，私立医疗保险所占的市场份额仍然很小。根据OECD统计数据，2008年英国卫生总费用中，政府卫生支出占83.0%，而私立医疗保险费用仅占2.9%[26]。

四、医院系统

1948年英国政府在建立NHS时，将全国医院基本收归国有，因此，英国公立医院又称为NHS医院。公立医院约占全国医院总数的95%[38, 131]。英国绝大多数医院服务由公立医院提供。据估计，英格兰公立医院的医疗服务费用就达到120亿英镑，而英国所有私立医院资产的市场总值仅略高于49.4亿英镑[150]。

在传统上，英国公立医院由政府实行计划管理。这种高度计划式的管理模式使公立医院在运行机制、管理模式、经费来源等方面受到了严格的控制，固然在一定程度上保证了医疗服务的公平性，但造成公立医院缺乏活力、设备与人员配置不充分、运行效率低下、患者候诊时间过长、成本控制意识淡薄等问题。为解决这些问题，英国政府在20世纪90年代进行了改革，把原来国有的公立医院组建成具有独立法人地位的医院托拉斯（hospital trust）[151-152]。在典型意义上，医院托拉斯一般作为拥有多家医疗机构的NHS托拉斯（NHS trust）的组成部分存在和运营。NHS托拉斯属于独立、自治性实体，所提供的医疗服务范围十分广泛，从急救服务到长期照顾服务不等。2003年，英国政府宣布对公立医院采取新型管理模式，即基金托拉斯。NHS医院托拉斯在满足绩效、治理和其他相关标准的前提下，可以申请成为基金托拉斯。因此，英国公立医院的组织形式主要有两种，即医院托拉斯（或称为非基金托拉斯，non-foundation trust）和基金托拉斯。基金托拉斯在性质上属于独立的公益法人[26, 146, 153]。基金托拉斯可以更为容易地获得资本经费，并能够保留盈余或暂时赤字运营。自2004年以来，绝大多数NHS医院已转变为基金托拉斯。同时，卫生部希望所有NHS医院托拉斯在2014年以前或之后最短时间内转变为基金托拉斯[154-155]。截止到2010年9月，英格兰有131家基金托拉斯，其中

40 家为精神卫生托拉斯[26]。

2011 年，英国拥有超过 200 家私立营利性医院。绝大多数私立营利性医院的病床数少于 50 张，不设置急诊科和产科，也不提供高技术服务，主要为病情不复杂的患者提供基本外科服务。在全国医院病床数构成中，2011 年私立营利性医院病床数所占比例仅为 4%，处于可以忽略的水平[145, 156]。私立医院主要为私人保险患者或愿意直接支付医药费用的患者提供服务[151]。

英国医院同时提供门诊服务和住院服务，门诊服务是英国绝大多数医院的最大单项活动[155, 157]。上述特点与日本公立医院类似，德国和美国公立医院则一般不提供或仅提供少量门诊服务。在英国，公立医院也提供部分私人诊疗服务，也就是由患者个人而不是国家支付费用的服务。其形式主要有两种：一种为付费病床（pay bed），另外一种为舒适病床（amenity bed）或舒适病房。此外，私立医院也为 NHS 体系提供部分服务[26]。

五、公立医院管理

（一）医院托拉斯

医院托拉斯仍属于公立机构，直接向卫生事务大臣负责，是 NHS 体系的一部分，但在财务、人事和日常管理方面拥有了更多的自主权，成为自我管理和发展的法人实体。卫生部虽然可以进行指导，但重点在于确保所有医院托拉斯的费用支出有所依据，并不超过该部的预算，并不介入日常事务运营管理[148, 154]。公立医院的原始固定资产归医院托拉斯所有，医院托拉斯欠财政部相当于医院原始固定资产总额的债务。对财政部的债务由本金和利息构成，医院托拉斯的还款统一进入地区卫生局。由此，医院托拉斯获得了医院的法人财产权，也获得了独立处置财产的权利[158-159]。

医院托拉斯的建立还优化了治理结构。董事会是医院托拉斯的最高管理机构，一般包括董事会主席、至少 5 名非执行董事和不超过 5 名执行董事。其中，董事会主席也属于非执行董事，和其他非执行董事一起由任命委员会（appointments commission）任命[26]。

董事会至少有两名非执行董事来自地方社区，从组织上保证医院托拉斯的决策能够体现政府的导向作用、反映公众利益。其他非执行董事由卫生大臣与董事会主席商议后任命。执行董事一般包括医院托拉斯首席执行官、医疗院长、财务院长和高级护理主管等。首席执行官由董事会主席与非执行董事通过公开招聘的方式选拔任命，然后由首席执行官、董事会主席、非执行董事一同任命其他执行董事。在医院托拉斯日常运营管理方面，由首席执行官、财务院长、医疗院长和高级护理主管共同负责。其中，首席执行官享有重组医院托拉斯管理架构的权力，医疗院长一般由一名顾问医生担任。英国医院内部管理机制与德国的不同之处在于，由首席执行官而不是医生负责医院的运营。在人事制度管理方面，医院托拉斯有较大的自主权，突破了国家工资标准和人事管理制度的限制，部分医院托拉斯引入了新的人员聘用制度，极大地增加了经营管理的活力[158-159]。

（二）基金托拉斯

基金托拉斯比医院托拉斯享有更大的自主权，卫生部无权指导基金托拉斯。基金托拉斯在财务和管理方面也不受卫生部的控制[148, 154]。因此，基金托拉斯在很大程度上脱离了政府的统一控制，不接受 NHS 区域性管理机构的绩效管理，但仍需要接受一系列外部审计与检查。在治理结构上，基金托拉斯也像医院托拉斯一样由董事会负责管理。不过，基金托拉斯另外采用了新型治理模式，也就是设有理事会（board of governors）。绝大部分理事会成员由基金托拉斯成员（member）选举产生，而基金托拉斯成员可以是任何居住在基金托拉斯所在地的人、为基金托拉斯工作的人或患者。基金托拉斯采取上述治理模式的目的在于加强托拉斯与地方居民、患者和员工的联系。所有基金托拉斯可以完全自主设计管理架构，调整治理制度安排以适应地方环境。与此相对，NHS 其他类型的医疗机构则需要严格采取既定的治理模式[26, 146, 153]。

基金托拉斯董事会部分成员从基金托拉斯全体成员中选举产生，部分则通过任命产生。理事会的规模和组成由地方决定。但是，法律规定每一个理事会必须满足以下条件：①绝大多数理事应由公共选区的成员选举产生；②至少有 1 名理事代表地方 NHS 初级卫生保健托拉斯；③至少有 1 名理事代表地方政府部门；④至少有 3 名理事代表托拉斯员工；⑤如果托拉斯设有医学院或口腔学院，至少有 1 名理事应来自所在地大学。在典型意义上，基金托拉斯拥有 18 ～ 38 名理事，平均数为 33 名。

基金托拉斯董事会（the board）对托拉斯的具体管理、战略和整体绩效负责，其成员由理事会任命。董事会中非执行院长应占绝大多数，或与执行院长数目相等。理事会任命托拉斯董事会主席和非执行院长，并批准董事会选择的首席执行官。董事会必须有 1 位首席执行官和 1 位财务院长，执行院长中必须包括 1 名医生和 1 名护士。在薪酬管理方面，董事会成员有义务担任薪酬委员会（remuneration committee）委员。除此之外，董事会在成员组成、举行会议周期和地点方面拥有很大的自主权。基金托拉斯可自主决定所需要的员工数，有权雇佣或解雇员工。

基金托拉斯还拥有更多的财务自主权，可以保留收入盈余、进行商业借贷和资本投资，可以同时从公立和私立部门融资、建立合资企业和其他附属商业机构。基金托拉斯也可以出售多余土地和建筑，但资产往往“被锁定”以避免卫生服务提供的私有化。如果破产，基金托拉斯将被撤销，其处置权归还给卫生大臣。虽然基金托拉斯在资金获得、投资和年度预算安排等财务管理方面拥有很大的自由度，但是适用于所有公共部门的财政资金使用廉洁和透明原则也适用于基金托拉斯。在决定盈余水平方面，基金托拉斯理事会拥有完全的自主权，不过也需要与董事进行商讨。董事们一般倾向于保持较低的盈余水平，以便把更多的经费用于改善服务质量和为患者服务 [146, 153]。

六、公立医院绩效

根据发表于 2011 年的一项研究，目前几乎所有的英国公立医院都深深陷入债务危机之中，并经历持续性的业务收入不足，因此不得不与被兼并或被关闭的命运相抗争。很多公立医院纷纷提供私人病床（private bed），如设立由营利性公司管理的分院，以期增加收入。从长远角度看，这一发展趋势将持续 [145]。

七、医务人员及与公立医院的关系

在英国公立医院，根据所接受的培训不同，医生的专业级别也不同 [160]。不过，所有医生均需在医学总会（General Medical Council, GMC）注册。该协会负责向每位医生发放医师资格证书、批准医学院的设立，并对不当医疗行为投诉进行调查 [139]。

在英国，临床医学生从医学院毕业获得医学学位后，如希望从事医生职业，需要接受包括基础培训（foundation programme）和专科培训（specialty training）两个过程的毕业后教育，以最终成长为一名全科医生或专科医生 [161]。全科医学毕业后教育所需时间约为 3 年，其他专科培训则需 5 ～ 7 年。首先，医学毕业生以初级住院医师（junior house officer, JHO）的身份在医院接受为期两年的医院科室轮转培训，分为 F1 和 F2 两阶段 [162]。顺利完成两年基础培训后，有资格申请专科培训，目标是成长为一名专科医生。处于专科医生基础培训阶段并且还未获得专科医生学会会员资格的年轻医生称为高级住院医师（senior house officer, SPO）[139]。在取得专科医生学会会员资格后，2007 年 8 月之前，处于这一培训阶段的医生称为专科医生注册医师（specialist registrar, SpR）；2007 年 8 月之后，称为专科注册医师（specialty registrar, StR）[26, 163]。从医学毕业生担任初级住院医师之日算起，一般 5 年之后才有资格晋升为专科注册医师。成为专科注册医师之后，意味着该名医生已经选定了专业领域并且把晋升为顾问医生（consultant）作为职业发展目标 [160]。初级住院医师、专科注册医师和高级住院医师统称为培训期医生（doctors in training 或 trainee doctors）或低年资医生（junior doctors），主要指获得医学（或外科学）学士学位后正在接受毕业后培训的医生，在我国、美国等国家也称为住院医生。2012 年，英国约有 65 000 名住院医生 [164]。

在 20 世纪 80 年代，低年资医生从医学院校毕业之日算起，需要 12 ~ 14 年才能晋升为顾问医生。同时，低年资医生一般每周工作超过 120 小时，需要提供所在医院急诊科、夜间和周末的所有服务，并诊治最为危重的患者。在过去几十年中，低年资医生的境遇得到了很大改善，主要表现为受训时间与每周工作时间减少，并且正常工作时间之外的医疗服务越来越多地由顾问医生牵头组织提供。目前，低年资医生在毕业之后需要 8 ~ 9 年可以晋升为顾问医生 [165]。

在英国公立医院中，顾问医生是经过严格培训的高年资医生，在公立医院绝大多数医疗服务中发挥领导作用。据调查，所有医院托拉斯均认为顾问医生在获得良好临床结果方面发挥了关键作用。90% 的医院托拉斯认为顾问医生的实际工作内容超过了合同规定内容。除了为患者直接提供诊疗服务外，顾问医生在领导医疗团队、管理医院临床工作、教学及培训年轻医生等方面起到了至关重要的作用。NHS 托拉斯直接管理顾问医生。在理论上，临床科室主任通常负责顾问医生的日常管理，托拉斯医院董事会中则有一位医疗院长监督临床科室主任。然而，调查显示，许多临床科室主任缺乏足够的时间、训练和行政支持以有效地行使顾问医生管理职能。

顾问医生数约占英国专科医生总数的 82%。根据英国国家审计办公室（National Audit Office, NAO）数据，近年来 NHS 雇佣的顾问医生数量不断增加。图 2-1 显示，2000—2012 年间，NHS 医院顾问医生数量逐年增长。2000 年，NHS 医院的顾问医生数为 24 401 人，到 2012 年增至 40 394 人。

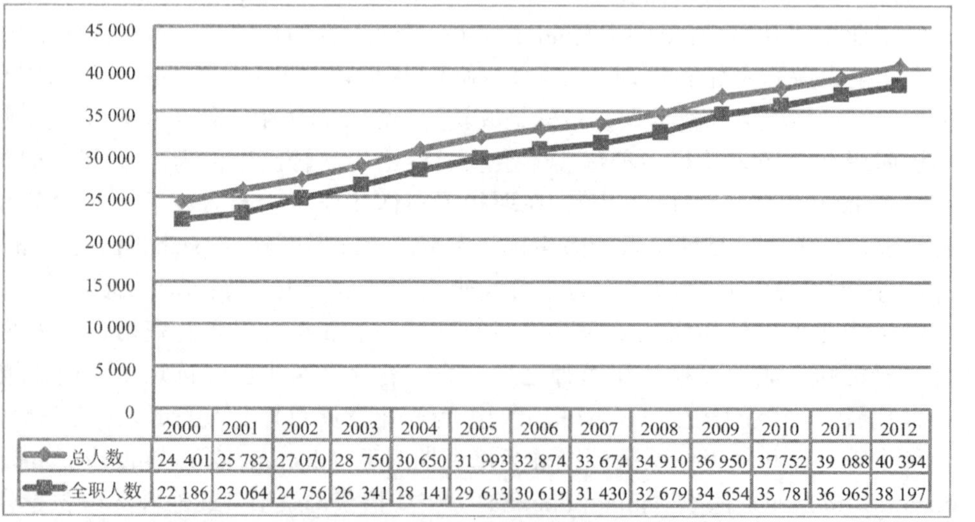

	2000	2001	2002	2003	2004	2005	2006	2007	2008	2009	2010	2011	2012
总人数	24 401	25 782	27 070	28 750	30 650	31 993	32 874	33 674	34 910	36 950	37 752	39 088	40 394
全职人数	22 186	23 064	24 756	26 341	28 141	29 613	30 619	31 430	32 679	34 654	35 781	36 965	38 197

图 2-1　2000—2012 年 NHS 医院顾问医生数变化情况

来自英国国家审计办公室的数据还显示，顾问医生在NHS医院不同临床科室工作。其中，在普通内科工作的顾问医生占22.1%，外科占18.8%，麻醉科占15.4%，精神病科占10.9%，病理科占6.9%，儿科占6.7%，放射科占6.5%，妇产科占4.8%，事故与急救科占3.0%，公共与口腔医学科占2.0%，口腔科占1.7%，临床肿瘤科占1.4%。

为了更好地管理顾问医生的工作时间，英国卫生部于1991年开始实施顾问医生工作计划（job planning）制度。2003版合同中引入了规划活动（programmed activity）的概念。每个工作计划根据规划活动内容列出了顾问医生的职责。其中，规划活动指预先计划的一段工作时间，在工作日早7点到晚7点之间为4小时，早7点到晚7点之外和周末为3小时。一个规划活动指3小时或4小时时间段内顾问医生的工作活动。2011年，NHS雇主委员会和英国医学会发布了2005版工作计划指南的升级版本，重点阐述了如何制订工作计划的目标。根据上述两家机构有关工作计划最佳操作指南的要求，顾问医生工作计划的目标必须满足SMART准则，即具体（specific）、可测量（measurable）、可达到且经过协商同意（achievable and agreed）、切合实际（realistic）、有时间进度安排且可追踪（timed and tracked）。不过，在实践中很多托拉斯并没有完全遵循上述准则。根据2003版合同的要求，一个顾问医生全职工作计划应包括每周10个规划活动。其中，直接临床服务和支持性专业活动的时间所占比例可分别为75%和25%，但两者之间的具体时间划分由各托拉斯自主决定。调查显示，2012年各托拉斯支付工资的规划活动平均数为每名顾问医生每周11.2个，与2006年调查数据相同。2012年，97%的顾问医生拥有工作计划。然而，在43%的托拉斯，顾问医生的工作计划没经过重新评估就自动延续到下一年[154]。

据介绍，公立医院医生一般为医院的雇员，而不是政府公务员。对于住院医生，公立医院自2000年12月以来实行合同制管理[166]。Boyle则进一步明确指出，NHS医院托拉斯和基金托拉斯均直接雇佣员工，包括医生、护士、助产士、药剂师、理疗师、影像科医生、职业治疗师和精神病医生等医疗、护理、医疗技术人员，也包括接待员、门童、清洁工、信息技术人员、经理、工程师、饮食服务人员、保安等非医务人员。根据医院性质不同，大约有1/3～1/2的医生为顾问医生。此外，绝大部分医院还雇佣了一些具有完全执业资质的医生，包括准专科医生（associate specialist）、专业医生（specialty doctor）和职员级别医生（staff grade doctor）[26]。准专科医生和职员级别医生一般均完成了专科教育与培训，但还没有获得顾问医生水平职位，主要原因在于顾问医生职位数量非常有限。所有不是顾问医生的专科医生只能在顾问医生指导下在 NHS 系统内工作，不得同时到私立医疗机构工作 [19]。

顾问医生可以选择被 NHS 医院非全职雇佣，而利用其他时间开展私人诊疗业务，例如在私立医院诊治商业医疗保险患者 [155, 160]。在 NHS 体系内，全职医生并不意味着完全不能从事私人诊疗业务，只要一名医生完成了雇佣合同中规定的工作内容，都被统计为“相当于全职”（full-time equivalent，FTE）医生。2003 年开始的医生薪酬改革的目的之一就是增加公立医院医生数量。如果公立医院医生希望诊治商业保险患者，就必须先在 NHS 完成一定小时数的服务 [94]。例如，一个标准的全职顾问医生职位一般每周需完成 10 个规划活动，每个规划活动一般需要 4 小时。根据规定，如果顾问医生每周工作时间等于或小于 10 个规划活动，就必须再为 NHS 多提供 1 个规划活动的服务才能从事私人诊疗业务，从而仍被认定为 NHS 全职医生。调查发现，74% 的医院托拉斯认为所有或绝大多数顾问医生能够履行此项规定。因此，绝大多数顾问医生能够把 NHS 工作放在比私人诊疗业务更优先的地位。

表2-1　2000—2012年NHS全职与兼职顾问医生数量及所占比例

年份	绝对数（人）		构成比（%）	
	全职	兼职	全职	兼职
2000	22 186	2 215	90.92	9.08
2001	23 064	2 718	89.46	10.54
2002	24 756	2 314	91.45	8.55
2003	26 341	2 409	91.62	8.38
2004	28 141	2 509	91.81	8.19
2005	29 613	2 380	92.56	7.44
2006	30 619	2 255	93.14	6.86
2007	31 430	2 244	93.34	6.66
2008	32 679	2 231	93.61	6.39
2009	34 654	2 296	93.79	6.21
2010	35 781	1 971	94.78	5.22
2011	36 965	2 123	94.57	5.43
2012	38 197	2 197	94.56	5.44

注：全职指完成了全职岗位合同工作量，即相当于全职（full-time equivalent）。

如果根据工作量计算，绝大部分顾问医生是在完成合同工作内容以后，以“相当于全职”医生的身份兼职从事私人诊疗业务。从表 2-1 可见，2000—2012 年间，全职顾问医生数量及所占比例呈上升趋势，兼职顾问医生数量及所占比例则呈下降趋势。具体而言，全职顾问医生数量由 2000 年的 22 186 人增加至 2012 年的 38 197 人，所占比例从 90.92% 升至 94.56%；兼职顾问医生数量则由 2000 年的 2215 人减少至 2012 年的 2197 人，所占比例从 9.08% 降至 5.44%[154]。

根据英国国家审计办公室的数据，兼职从事私人诊疗业务的顾问医生在 1992 年占其总数的 70%，2000 年占 67%，2006 年占 55%，到 2012 年则进一步下降为 39%。然而，把上述比例与同年份顾问医生数量相乘提示，从事私人诊疗业务的顾问医生人数保持相对稳定。据估计，2000 年 16 349 名顾问医生从事私人诊疗业务，2012 年为 15 754 名。总体而言，虽然政策允许 NHS 顾问医生兼职从事私人诊疗业务，但绝大多数人还是选择了全职在 NHS 系统工作。

八、小结与评价

1．英国卫生体制的最基本特征为实行国家卫生服务制度，通过建立贝弗里奇式医疗保障制度实现了全民医保。医保经费主要来自国家一般税收，而不是参保者缴费。在医疗服务领域，初级卫生保健托拉斯在具体经费分配方面发挥重要作用。

2．公立医院在英国医院体系中占据统治地位。近年来，英国政府不断探索公立医院的管理模式，总体趋势在于赋予公立医院更大的自主权。具体而言，政府对公立医院的治理结构提出指导原则，实现对公立医院的宏观调控，但并不干涉公立医院的具体运营与管理。目前，英国公立医院主要有医院托拉斯和基金托拉斯两种类型。据预计，在未来几年内，英国几乎所有的公立医院都将转制为具有人事、财务自主权的基金托拉斯。

3．在英国，医生、护士等公立医院员工属于医院雇员，而不是政府公务员。基金托拉斯可以雇佣或解雇员工，即享有用人自主权。根据所处培训阶段和聘用岗位不同，医生可划分为不同类型，具有规范的专业等级。其中，处于最高等级的医生称为顾问医生，大体相当于我国的主任医师。顾问医生在执业选择上拥有较大自主权，可自主选择在公立医院全职或兼职工作，也就是可以多点执业。

第二节　英国公立医院薪酬制度

一、公立医院筹资及薪酬来源

英国卫生服务的主要筹资来源为政府公共资金，包括一般税收收入、国家保险保费收入（National Insurance Contributions, NICs）和一些地方税收收入。一小部分医疗服务的费用通过私人渠道补偿，包括使用者收费（user charges）、成本分担（cost sharing）和直接付费（direct payment）等方式[26]。

（一）筹资渠道及方法

1．政府

2008 年英国卫生总费用中，政府支出占 83%[26]。NHS 支出中，大约 80% 的费用来自政府税收收入。也就是说，英国卫生服务筹资中，占统治地位的渠道是国家税收[151]。OECD 竞争委员会（OECD Competition Committee）的相关研究也显示，英国公立医院主要由公共财政经费补偿[150]。另据 Hohman 介绍，英国国家医疗保险补偿费用约占 NHS 总支出的 12%，对公立医院的补偿通常有总额预算限制[141]。

有研究认为，英国公立医院人员工资、基础建设、运行费用等由政府投入。每一财政年度，中央政府划拨给区卫生局相应的卫生经费，经费数额主要依据地区人口数、年龄结构、健康状况和医疗服务成本等指标确定。在医疗服务提供方面，由区卫生局与医院签订服务合同，再按医院人头、床位或者医疗服务的提供量等进行资金分配[38, 131]。

然而，对上述两项研究结论的挑战首先来自于英国公立医院分为基金托拉斯医院和非基金托拉斯医院两大类型。两类医院的管理体制与运行机制存在很大差异，英国政府对此两类公立医院的管理政策也有所不同，因此采取单一财政补助政策的可能性应当不大。

根据 Boyle 对英格兰卫生服务体系筹资及资金分配情况的介绍，政府用于卫生服务的公共资金一般先由中央政府分配给英格兰卫生部，再由卫生部负责进行下一步的分配。在每一年度，卫生部都会使用一个加权人头公式把大约 80% 的 NHS 预算分配给各初级卫生保健托拉斯。2009—2010 财年，英格兰政府用于 NHS 系统的总预算为 998 亿英镑。其中，分配给初级卫生保健托拉斯的预算为 800 亿英镑，占总预算的 80.16%。初级卫生保健托拉斯获得预算后，负责从医院等医疗卫生服务提供者处为居民购买服务并补偿医院服务费用[26]。

另据 Thomson 等介绍，医院托拉斯和基金托拉斯均通过与初级卫生保健托拉斯签约为所在地居民提供医疗服务，并依据相同的国家统一标准获得费用补偿[148]。Saltman 等则进一步指出，在大多数情况下，每一家基金托拉斯都有一家初级卫生保健托拉斯作为其医疗服务的主要购买者[146]。

2002 年以来，初级卫生保健托拉斯补偿医院服务的方式发生了显著变化，采用了按结果支付制度（payment by results，PbR），即根据治疗服务量和不同患者类型对医院进行补偿。按结果支付制度的原理与美国、德国、澳大利亚等国家使用的诊断相关群组制度存在相似之处。该制度的最大特点在于医院所治疗的每一类患者都依据国家医疗服务价目表（national tariff）获得固定收入。医疗服务价格则基于整个 NHS 系统提供每一项治疗或服务的平均成本制定，但同时也考虑了医疗服务效率因素。在按结果支付制度的固定价格机制下，医院有动机降低成本并减少患者住院日，从而使医院有能力诊治更多的患者，因此有利于改善医疗服务的可及性[26, 148, 150, 167]。

公立医院除从初级卫生保健托拉斯获得医疗服务费用补偿外，还可以从政府获得固定资产建设经费。2009—2010 财年，英格兰 NHS 医院托拉斯和基金托拉斯从卫生部获得的固定资产建设经费为 29 亿英镑，占 NHS 系统所获固定资产建设经费（55 亿英镑）的 52.73%[26]。

此外，由于公立医院承担了大量的住院医师培训工作，因此可以从政府获得财政支持，用于支付住院医师工资和相关费用。据 Gainey 介绍，英国住院医师培训经费几乎全部来自公共财政资金。最初，所需经费分别来自于地方和中央政府，没有实行集中、统一管理。1996 年 4 月，英国专门设立了医学和口腔医学教育预算（Medical and Dental Education Levy, MADEL），以使住院医师培训成为 NHS 应资助和管理的核心内容之一，而不是缺乏规范管理的边缘性内容。MADEL 经费用于支持临床医学和口腔医学住院医师接受毕业后教育，资助对象为 NHS 医疗卫生机构[168]。

在英格兰，MADEL 经费通过卫生部分配给卫生战略管理局，由后者决定该项经费在不同 NHS 机构之间的分配[169]。该经费的分配大致依据住院医师数量，所涵盖的项目包括：①住院医师 50% ～ 100% 的基本工资；② 100% 的临时性相关费用，如搬迁费用；③离岗学习假（study leave）费用；④培训基地的基础设施建设及维护费用（如医学教育中心与图书馆）；⑤地方管理人员相关费用，如医院的临床指导教师、全科医学指导教师、初级卫生保健课程组织者所需经费等。近年来，英国住院医师数量快速增加，MADEL 预算也明显增长，但两者之间并不存在直线相关关系。新增预算部分主要用于支付增加人员的工资。1996—1997 财年，英国 MADEL 预算总支出为 6.77 亿英镑，此后逐年升高，2005—2006 财年增至 17.09 亿英镑。在 MADEL 历年总支出中，大约 80% 提供给 NHS 医疗卫生机构，用于补偿这些机构所支付的受训住院医师工资 [165]。另据 2006 年一项研究显示，工资成本占 MADEL 总支出的 85%，另有 7% 用于支付学习假期费用以及毕业后医学教育教学中心和图书费用 [163]。

3．私立部门

在英国，私立医疗保险主要支付参保者在私立医院的医疗费用，仅在较小的程度上支付 NHS 私人患者病房和收费病床费用。私立保险患者在 NHS 医院接受治疗时，一般直接把相关费用支付给医院医生，然后再从私立医疗保险机构获得报销，不能全额报销的部分由患者个人承担。

为了缓解政府财政压力，英国在公立医院筹资中引入了公私合作伙伴（public-private partnership）机制，允许私立部门参与公立医院非临床功能的管理。英格兰还于 1992 年在 NHS 医院筹资中引入了私人筹资倡议机制（private finance initiative，PFI），允许私人企业竞标参加为期 25 年（一说 30 年）以上的公立医院设施建设与运营，并且在此期限内可以把建设的相关设施租还给 NHS 系统。2003—2004 财年，经此途径的融资金额占 NHS 固定资产支出的 22%[26，156]。据 Toms 等介绍，诺福克与诺威奇医院托拉斯是首先实践私人筹资倡议政策的医院之一。1998 年，该医院托拉斯与一个私立财团签订了为期 30 年的合同，由该财团提供医院基本建设资金、建筑维护及机构管理费用。根据合同约定，该财团在该项目的投资回报率最初定为 19%，但两年之后调整到 60%[170]。

4．患者

在 NHS 框架内，患者在使用绝大多数卫生服务时完全免费，但仍然存在自付费用（out-of-pocket payment）的情况 [148]。其中，部分服务不在 NHS 保障范围之内，患者需要自己直接付费（direct payment）；还有部分服务虽然在 NHS 保障范围之内，但存在成本分担机制，患者一般需要支付一定数额的共付费用（co-payment）。具体而言，患者需要自己直接支付费用的项目包括 NHS 医院私人诊疗服务、眼科治疗服务和非处方药物等。患者需要支付共付费用的项目包括 NHS 处方药和牙科治疗服务。2008 年，英国人均自付费用为 230 英镑 [26, 155]，患者自付费用约占 NHS 总费用的 4%[141]。

（二）薪酬来源

图 2-2 显示，公立医院员工的薪酬来源于医院业务收入。在医院业务收入中，最主要的组成部分是由初级卫生保健托拉斯依据按结果支付方式对 NHS 患者医疗服务的补偿费用。此外，NHS 患者和商业医疗保险患者的自付费用

也是公立医院业务收入的来源之一。另据《伦敦时报》健康版编辑 Hawes 介绍，英国公立医院通过获得的医疗服务补偿费用为医生支付工资，也从另外一个角度证实英国公立医院医生工资来源于医院业务收入，而不是由政府通过财政拨款直接提供。

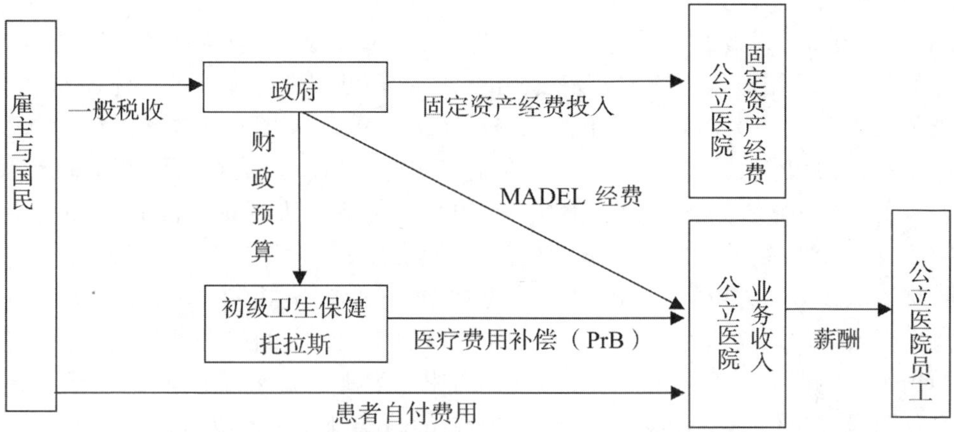

图 2-2　英国公立医院筹资机制及员工薪酬来源

二、薪酬安排及水平的决定因素

（一）院外决定因素

据 Kerr 等介绍，劳资谈判等卫生人力事务决策在数年以前由卫生部在国家层面上作出，并且政府会就 NHS 雇员的薪酬安排与有关方面进行谈判 [147]。2004 年，英格兰成立了一个新的机构，即 NHS 雇主委员会，来处理薪酬安排方面的相关事宜。NHS 雇主委员会是 NHS 联合会的组成部分，但拥有自己的治理架构，其成立的目的在于削弱卫生部在此方面的决策权力 [26]。此外，保持全国性协议薪酬制度和条件是工会权力和影响力的最主要来源，因此工会对于保持使用全国性协议薪酬制度表现出强烈的兴趣。如果公立医院作出改动，可能因工会的反对而招致政治上的损失 [146]。在基金托拉斯尝试冻结员工薪酬的自动增长时，英国政府并不愿意使其成为一个全国性行动，原因在于不愿意与工会产生对抗。

NHS 直接雇佣员工的薪酬计划每年需接受三个薪酬评估委员会中一个委员会的分析与建议。这些建议将提交给议会，并由英国政府决定最终的薪酬方案。也就是说，公立医院不同类型员工的薪酬安排机制有所不同。

此外，近年来 NHS 员工雇佣合同发生了巨大变化。适用于顾问医生的 2003 版合同使其收入大幅上升，最近则趋于稳定。住院医生的培训及职业进展也进行了相应改革，他们的工作时间被逐渐缩短，以符合欧洲工作时间指南的相关要求[28]。

1．薪酬变革协议员工

在NHS雇主委员会协调下，有关方面在2004年就公立医院部分员工的薪酬制度达成了新的集体性协议，被广泛称为薪酬变革协议（Agenda for Change, AfC）。该协议调整了除医生和高级经理人之外所有NHS直接雇佣员工的工资标准。具体适用对象包括护理人员、助产士、辅助卫生专业人员、药剂师、验光师、临床支持工作者、技工、维修后勤人员等，这些人员也被统称为AfC员工。该协议自2004年12月开始在全国实施，把以前存在的针对不同类型人员的12个独立薪酬安排整合为一套单独的薪酬等级（pay band）方案，使NHS不同类型雇员之间的薪酬架构变得协调一致。此外，对于员工招聘存在困难的地方劳动力市场，AfC协议中也建立了薪酬补充机制。AfC的目标在于减少行政管理的复杂性，提高工作效率以减少支出，并打破旧薪酬制度所产生的角色与职责割裂等问题。AfC方案的着眼点为比较宽泛的工作人员群组，对实际薪酬水平似乎没有显著影响。此项新的薪酬制度出台以后，在NHS托拉斯强制推行[26-28]。

从表2-2可见，AfC协议把公立医院护理、卫生技术人员和行政后勤人员划分为10个不同群组（band），每个群组所对应的起始工资可能不同[27]。就分组规律而言，基本上依据不同工作岗位的工作复杂程度、所需要的知识技能及所需要担负的责任，也体现了不同类型员工的工作能力。例如，群组1和2包括饮食服务人员、电话接线员、门诊/急诊接待员等。这些工作岗位的工作复杂程度相对较低，所需要的知识技能也不高，因此在AfC员工中处于最低级别，所对应的工资水平也最低。群组9则包括后勤院长、临床职务职业经理等。由于该组工作人员所担负的责任最大，对工作能力和知识水平的要求也最高，因此工资水平最高。应当说，分组情况反映了AfC协议所强调的宗旨，即同工同酬（equal pay for work of equal value），按不同等级支付工资。

护理人员工资在2004年10月之前按照临床分级（clinical grading）支付。护理人员薪级从低到高分为A级至I级9个等级。不同级别的工资数额不同，最低为10 050英镑，最高为48 185英镑，后者是前者的近5倍。一般而言，未注册护士工资级别别为A级至B级（偶尔C级），护士长与专科护士的工资级别为H级至I级。AfC协议在2004年10月实施以后，护理人员所对应的工资级别为第2级至第9级，其中第2级年工资为13 653 ~ 16 753英镑，第9级年工资为77 079 ~ 97 478英镑[28]。

表2-2 2010年英国公立医院护理、辅助卫生专业人员及行政后勤人员工资方案

薪酬群组	典型职能	所占比例（%）	起始工资
群组1	饮食服务人员、健康档案助理	3.3	13 653
群组2	电话接线员、厨师、门诊/急诊接待员	15.6	13 653
群组3	后勤维修人员、临床编码员	13.3	15 610
群组4	医学/法律秘书、准护士（nurse associate）	9.2	18 152
群组5	刚获得资格的护士、辅助卫生专业人员、技师等	22.9	21 176
群组6	专科护士、辅助卫生专业人员、技师、行政管理人员等	17.0	25 472
群组7	高级/专科辅助卫生专业人员、技师、急诊服务区经理、护理团队经理、项目调试运行经理	11.3	30 460
群组8a-b	助产/护理/辅助卫生专业人员顾问、信息技术经理	5.7	38 851
群组8c-d	验光师顾问、高级护理/助产顾问、人力资源部部长	1.5	54 454
群组9	后勤院长、临床服务职业经理	0.2	77 079

数据来源：NHS Employers National Job Profiles; NHS Information Center NHS Staff Earnings, 2010.

在每一个群组的AfC员工中，其基本工资水平又分为不同等级。2010—2011年度，每个群组有3～9个等级（pay point），共计有81个不同等级。最低等级基本工资为13 653英镑，最高等级基本工资为97 478英镑。从表2-3可见，自2013年4月起，AfC员工基本工资水平分为54个不同等级，第1级基本工资为14 294英镑，第54级基本工资为98 453英镑，后者是前者的6.9倍。

自2007年起，所有AfC员工的薪酬安排均由NHS薪酬评估委员会（NHS Pay Review Body）负责评估，之前为护理和其他卫生专业人员评估委员会（Review Body for Nursing and other Health Professions）[27]。关于AfC员工的薪酬安排，每年由有关方面进行谈判。其中，皇家护理学会代表护理人员，卫生部和NHS雇主委员会代表NHS托拉斯，还有其他一些工会组织分别代表不同员工群体。各方在谈判中均把自己的观点和支持证据呈现给NHS薪酬评估委员会，然后由该委员会向政府提出工资变动的建议。2010—2011财年，注册护士平均最低起薪为21 176英镑[26]。

表2-3　2013年4月起AfC员工不同等级基本工资

群组及等级	基本工资（英镑）	群组及等级	基本工资（英镑）
群组1		群组5	
1级	14 294	16级	21 388
2级	14 653	17级	22 016
3级	15 013	18级	22 903
群组2		19级	23 825
1级	14 294	20级	24 799
2级	14 653	21级	25 783
3级	15 013	22级	26 822
4级	15 432	23级	27 901
5级	15 851	群组6	
6级	16 271	21级	25 783
7级	16 811	22级	26 822
8级	17 425	23级	27 901
群组3		24级	28 755
6级	16 271	25级	29 759
7级	16 811	26级	30 764
8级	17 425	27级	31 768
9级	17 794	28级	32 898
10级	18 285	29级	34 530
11级	18 838	群组7	
12级	19 268	26级	30 764
群组4		27级	31 768
11级	18 838	28级	32 898
12级	19 268	29级	34 530
13级	19 947	30级	35 536
14级	20 638	31级	36 666
15级	21 265	32级	37 921
16级	21 388	33级	39 239
17级	22 016	34级	40 558

续表

群组及等级	基本工资（英镑）	群组及等级	基本工资（英镑）
群组8a		44级	61 779
33级	39 239	45级	65 922
34级	40 558	46级	67 805
35级	42 190	群组8d	
36级	43 822	45级	65 922
37级	45 707	46级	67 805
38级	47 088	47级	70 631
群组8b			
37级	45 707	48级	74 084
38级	47 088	50级	81 618
39级	49 473	群组9	
40级	52 235	49级	77 850
41级	54 998	50级	81 618
42级	56 504	51级	85 535
群组8c		52级	89 640
41级	54 998	53级	93 944
42级	56 504	54级	98 453
43级	59 016		

资料来源：英国国家卫生服务体系职业（NHS Careers）网站。

自 2010 年 4 月起，在伦敦市及周边工作的 AfC 员工还可依据表 2-4 获得高生活成本地区补贴。实施该项补贴的原因在于伦敦市生活成本较高[27]。从表 2-4 可见，在伦敦市内城工作的 AfC 员工可享受相当于基本工资 20% 的地区补贴，在伦敦市外城和周边地区工作的 AfC 员工可分别享受相当于基本工资 15% 和 5% 的地区补贴。此外，随着基本工资的年度变化，地区补贴的最低标准和最高标准也相应变化。例如，2010 年伦敦市内城 AfC 员工的地区补贴最低值为 4036 英镑，最高值为 6217 英镑；2013 年，地区补贴的最低值和最高值分别增至 4076 英镑和 6279 英镑。

表2-4　伦敦市及周边AfC员工的地区补贴

工作区域	占基本工资比例	补贴额度（英镑）			
		2010年		2013年	
		最低值	最高值	最低值	最高值
伦敦市内城	20%	4 036	6 217	4 076	6 279
伦敦市外城	15%	3 414	4 351	3 448	4 395
伦敦市周边	5%	933	1 616	942	1 632

资料来源：NHS Employers Pay Circular （AfC） 1/2010.

2．住院医师

Beecham 在发表于 2000 年的文章中介绍，住院医师工资标准由卫生部制定。卫生部在制定住院医师薪级制度时，考虑了加班工作时间、工作强度及其具有损害社会生活的特性等因素[171]。然而，Boyle 在撰写于 2011 年的报告中指出，为了削弱卫生部在薪酬安排方面的决策权力，英格兰于 2004 年成立了 NHS 雇主委员会，来处理 NHS 系统薪酬安排方面的相关事宜[26]。由于 Boyle 的报告发表时间在后，应当说明了住院医师工资标准制定流程发生了变化。此外，由表 2-3、表 2-4、表 2-5 可见，住院医师年度薪级标准分别由英国医学会和 NHS 雇主委员会公布。综上所述，可以推断出住院医师工资标准可能并不由卫生部单独制定，而是由政府和相关社会组织协商后产生。

表2-5　英国住院医师工资标准（英镑）（2013年4月起生效）

级点	专科注册医师	固定合同专科注册医师	英格兰及北爱尔兰高级住院医师	苏格兰及威尔士高级住院医师	英格兰及北爱尔兰初级住院医师	苏格兰及威尔士初级住院医师
最低级	31 301	30 002	28 076	28 215	22 636	22 748
1	32 852	31 838	29 912	30 060	24 049	24 168
2	34 402	34 402	31 748	31 905	25 461	25 587
3	35 952	35 952	33 584	33 750	—	—
4	37 822	37 822	35 420	35 595	—	—
5	39 693	39 693	37 256	37 440	—	—
6	41 564	41 564	39 092	39 285	—	—
7	43 434	43 434	—	—	—	—
8	45 304	45 304	—	—	—	—
9	47 175	47 175	—	—	—	—

资料来源：BMA，2013 pay scales for doctors in training.

由表 2-5 可见，住院医师工资随培训等级的增加而增加，从低到高依次为初级住院医师、高级住院医师和专科注册医师。在英格兰、北爱尔兰、苏格兰和威尔士，初级住院医师工资均分为三个等级。2013 年 4 月起，入院第 1 年的初级住院医师起薪工资在英格兰及北爱尔兰为每年 22 636 英镑，在苏格兰及威尔士为 22 748 英镑；正常情况下，在入职第 2 年后会提高到第 1 级工资水平。高级住院医师工资则分为 7 个等级，其中英格兰及北爱尔兰高级住院医师年最低级工资为 28 076 英镑，最高级（第 6 级）工资为 39 092 英镑；苏格兰及威尔士高级住院医师工资在相同级别上均略高于英格兰及北爱尔兰同行，最低级工资为 28 215 英镑，最高级（第 6 级）为 39 285 英镑。专科注册医师工资则从最低级到第 9 级共 10 个级别，并且在英格兰、苏格兰、威尔士及北爱尔兰四个地区相同，最低级工资为 31 301 英镑，最高级为 47 175 英镑。

从表 2-6 可见，NHS 雇主委员会提供了更为详细的英格兰住院医师在 2013 年 4 月 1 日以后的基本工资及补充工资数据。首先，根据住院医师培训时间及性质不同，住院医师被分为第 1 年初级住院医师、第 2 年初级住院医师、高级住院医师、专科医生注册医师和专科注册医师，并适用于不同的薪级标准。对于不同类型住院医师，均设立了最低级工资标准和分级工资标准。例如，第 1 年初级住院医师最低基本工资为 22 636 英镑，第 1 级和第 2 级基本工资分别为 24 049 英镑和 25 461 英镑。对于第 2 年初级住院医师，也设有最低级基本工资和第 1 级至第 2 级基本工资标准。

从表 2-6 还可以看出，各类住院医师还可根据加班情况享受不同等级的补贴。其中，1C 级补贴为基本工资的 20%，1B 级补贴为基本工资的 40%，1A&2B 级补贴为基本工资的 50%，2A 级补贴为基本工资的 80%，3 级补贴为基本工资的 1 倍。据介绍，住院医师合同中取消了按加班小时数支付加班补贴的做法，而是根据科室轮转情况给予住院医师固定数额的补贴。补贴等级及数额取决于每周加班时间长短、何时加班（timing）、工作强度等因素，一般相当于基本工资的 20% ~ 100%，绝大多数为基本工资的 40%。平均而言，住院医师年度培训方案包括两个 40% 分级补贴岗位（banded job）和一个未分级补贴岗位（none banded job）[166]。

表2-6　英格兰全职住院医师基本工资及补充工资（2013年4月1日起生效）

住院医师	基本工资分级	基本工资	补贴（英镑）					
			无分级	1C 20%	1B 40%	1A&2B 50%	2A 80%	3 100%
第1年初级住院医师（FHO1）	最低	22 636	1 132	4 528	9 055	11 318	18 109	22 636
	1	24 049	1 203	4 810	9 620	12 025	19 240	24 049
	2	25 461	1 274	5 093	10 185	12 731	20 369	25 461
第2年初级住院医师（FHO2）	最低	28 076	0	5 616	11 231	14 038	22 461	28 076
	1	29 912	0	5 983	11 965	14 956	23 930	29 912
	2	31 748	0	6 350	12 700	15 874	25 399	31 748
高级住院医师（SPO）	最低	28 076	0	5 616	11 231	14 038	22 461	28 076
	1	29 912	0	5 983	11 965	14 956	23 930	29 912
	2	31 748	0	6 350	12 700	15 874	25 399	31 748
	3	33 584	0	6 717	13 434	16 792	26 868	33 584
	4	35 420	0	7 084	14 168	17 710	28 336	35 420
	5	37 256	0	7 452	14 903	18 628	29 805	37 256
	6	39 092	0	7 819	15 637	19 546	31 274	39 092
专科医生注册医师（SpR）	最低	31 301	0	6 261	12 521	15 651	25 041	31 301
	1	32 852	0	6 571	13 141	16 426	26 282	32 852
	2	34 402	0	6 881	13 761	17 201	27 522	34 402
	3	35 952	0	7 191	14 381	17 976	28 762	35 952
	4	37 822	0	7 565	15 129	18 911	30 258	37 822
	5	39 693	0	7 939	15 878	19 847	31 755	39 693
	6	41 564	0	8 313	16 626	20 782	33 252	41 564
	7	43 434	0	8 687	17 374	21 717	34 748	43 434
	8	45 304	0	9 061	18 122	22 652	36 244	45 304
	9	47 175	0	9 435	18 870	23 588	37 740	47 175
专科注册医师（StR）	最低	30 002	0	6 001	12 001	15 001	24 002	30 002
	1	31 838	0	6 368	12 736	15 919	25 471	31 838
	2	34 402	0	6 881	13 761	17 201	27 522	34 402
	3	35 952	0	7 191	14 381	17 976	28 762	35 952
	4	37 822	0	7 565	15 129	18 911	30 258	37 822
	5	39 693	0	7 939	15 878	19 847	31 755	39 693
	6	41 564	0	8 313	16 626	20 782	33 252	41 564

续表

住院医师	基本工资分级	基本工资	补贴（英镑）					
			无分级	1C 20%	1B 40%	1A&2B 50%	2A 80%	3 100%
专科注册医师（StR）	7	43 434	0	8 687	17 374	21 717	34 748	43 434
	8	45 304	0	9 061	18 122	22 652	36 244	45 304
	9	47 175	0	9 435	18 870	23 588	37 740	47 175
专科注册医师（StR）（FT and ST）	最低	30 002	0	6 001	12 001	15 001	24 002	30 002
	1	31 838	0	6 368	12 736	15 919	25 471	31 838
	2	34 402	0	6 881	13 761	17 201	27 522	34 402
	3	35 952	0	7 191	14 381	17 976	28 762	35 952
	4	37 822	0	7 565	15 129	18 911	30 258	37 822
	5	39 693	0	7 939	15 878	19 847	31 755	39 693

资料来源：NHS Employers Pay Circular （M&D）1/2013.

从表 2-7 可见，NHS 雇主委员会也公布了 2013 年 4 月 1 日后各类住院医师基本工资和把补充工资计算在内后的工资总数。例如，对于基本工资处于第 1 级的第 1 年初级住院医师，在享受 1C 级补充工资待遇时工资总数为 28 859 英镑，在享受 1B 级补充工资待遇时工资总数为 33 669 英镑，在享受 1A&2B 级补充工资待遇时工资总数为 36 074 英镑，在享受 2A 和 3 级补充工资待遇时工资总数分别为 43 289 英镑和 48 098 英镑。该表很好地显示了英国公立医院在薪酬安排方面的公开与透明，不但有利于医务人员维护自己的权益，也有助于消除外界对公立医院薪酬水平的猜疑。

3．专科医师与准专科医师（specialists and associate specialist, SAS）

根据来源于英国下议院（House of Commons）图书馆由 Thompson 撰写的 NHS 薪酬制度报告，英格兰公立医院专科医师与准专科医师工资水平由政府主管部门统一确定，但需要考虑医生与牙医薪酬评估委员会（Review Body on Doctors' and Dentists' Remuneration, DDRB）的建议。专科医师与准专科医师的薪酬安排每年需接受医生与牙医薪酬评估委员会的分析与建议。2010—2011 年度，该委员会建议专科医师工资增长 1.5%，但英国政府反对该项建议并决定增长 1%。对于准专科医师工资，该委员会的建议为增长 1%，英国政府接受了此项建议[27]。

表2-7　英格兰全职住院医师分级工资数额（2013年4月1日起生效）

住院医师	基本工资分级	基本工资	工资总数（英镑）					
			未分级	1C 20%	1B 40%	1A&2B 50%	2A 80%	3 100%
第1年初级住院医师（FHO1）	最低	22 636	23 768	27 164	31 691	33 954	40 745	45 272
	1	24 049	25 252	28 859	33 669	36 074	43 289	48 098
	2	25 461	26 735	30 554	35 646	38 192	45 830	50 922
第2年初级住院医师（FHO2）	最低	28 076	28 076	33 692	39 307	42 114	50 537	56 152
	1	29 912	29 912	35 895	41 877	44 868	53 842	59 824
	2	31 748	31 748	38 098	44 448	47 622	57 147	63 496
高级住院医师	最低	28 076	28 076	33 692	39 307	42 114	50 537	56 152
	1	29 912	29 912	35 895	41 877	44 868	53 842	59 824
	2	31 748	31 748	38 098	44 448	47 622	57 147	63 496
	3	33 584	33 584	40 301	47 018	50 376	60 452	67 168
	4	35 420	35 420	42 504	49 588	53 130	63 756	70 840
	5	37 256	37 256	44 708	52 159	55 884	67 061	74 512
	6	39 092	39 092	46 911	54 729	58 638	70 366	78 184
专科医生注册医师（SpR）	最低	31 301	31 301	37 562	43 822	46 952	56 342	62 602
	1	32 852	32 852	39 423	45 993	49 278	59 134	65 704
	2	34 402	34 402	41 283	48 163	51 603	61 924	68 804
	3	35 952	35 952	43 143	50 333	53 928	64 714	71 904
	4	37 822	37 822	45 387	52 951	56 733	68 080	75 644
	5	39 693	39 693	47 632	55 571	59 540	71 448	79 386
专科医生注册医师（SpR）	6	41 564	41 564	49 877	58 190	62 346	74 816	83 128
	7	43 434	43 434	52 121	60 808	65 151	78 182	86 868
	8	45 304	45 304	54 365	63 426	67 956	81 548	90 608
	9	47 175	47 175	56 610	66 045	70 763	84 915	94 350
专科注册医师（StR）	最低	30 002	30 002	36 003	42 003	45 003	54 004	60 004
	1	31 838	31 838	38 206	44 574	47 757	57 309	63 676
	2	34 402	34 402	41 283	48 163	51 603	61 924	68 804
	3	35 952	35 952	43 143	50 333	53 928	64 714	71 904

续表

住院医师	基本工资分级	基本工资	工资总数（英镑）					
			未分级	1C 20%	1B 40%	1A&2B 50%	2A 80%	3 100%
专科注册医师（StR）	4	37 822	37 822	45 387	52 951	56 733	68 080	75 644
	5	39 693	39 693	47 632	55 571	59 540	71 448	79 386
	6	41 564	41 564	49 877	58 190	62 346	74 816	83 128
	7	43 434	43 434	52 121	60 808	65 151	78 182	86 868
	8	45 304	45 304	54 365	63 426	67 956	81 548	90 608
	9	47 175	47 175	56 610	66 045	70 763	84 915	94 350
专科注册医师（FT and ST）	最低	30 002	30 002	36 003	42 003	45 003	54 004	60 004
	1	31 838	31 838	38 206	44 574	47 757	57 309	63 676
	2	34 402	34 402	41 283	48 163	51 603	61 924	68 804
	3	35 952	35 952	43 143	50 333	53 928	64 714	71 904
	4	37 822	37 822	45 387	52 951	56 733	68 080	75 644
	5	39 693	39 693	47 632	55 571	59 540	71 448	79 386

资料来源：NHS Employers Pay Circular （M&D） 1/2013.

从表 2-8 可见，英格兰公立医院专科医师与准专科医师工资分为最低级至第 10 级共 11 个级别。其中，专科医师最低级工资为 37 176 英镑，最高级（第 10 级）工资为 69 325 英镑；准专科医师最低级工资标准为 52 122 英镑，最高级（第 10 级）工资为 85 797 英镑。专科医师和准专科医师从最低级工资晋升到第 10 级工资至少需要 17 年。

表2-8 英格兰公立医院专科医师与准专科医师工资等级及晋升安排（2013年4月1日起生效）

工资等级	基本工资（英镑）		有资格晋升下一工资级点所需时间
	专科医师	准专科医师	
最低级	37 176	52 122	1年
1	40 354	56 312	1年
2	44 487	60 500	1年
3	46 701	66 032	1年
4	49 892	70 827	1年

续表

工资等级	基本工资（英镑）		有资格晋升下一工资级点所需时间
	专科医师	准专科医师	
5	53 071	72 816	2年
	53 071	72 816	1年
6	56 321	75 412	2年
	56 321	75 412	1年
7	59 572	78 008	2年
	59 572	78 008	1年
8	62 823	80 603	3年
	62 823	80 603	2年
	62 823	80 603	1年
9	66 074	83 199	3年
	66 074	83 199	2年
	66 074	83 199	1年
10	69 325	85 797	—

数据来源：NHS Employers Pay Circular （M&D）1/2013.

4．顾问医师

据 Ikenwilo 等介绍，关于顾问医师薪酬的安排，一般首先由英国政府和英国医学会进行国家层面的谈判，双方把各自观点和证据提交给一个独立的医生与牙医薪酬评估委员会。然后，该评估委员会将制定单一的全国性工资薪级（salary scale）和薪酬条款与薪级晋升条件[172]。

顾问医师合同除了在 1980 年稍有改动外，其主要内容在 NHS 成立之初到 2003 年之间基本保持不变。2003 年 10 月，卫生部、NHS 联合会和英国医学会三方之间经过 3 年谈判，就新版顾问医师合同达成了一致意见。2003 版合同和 2003 年之前合同的内容均由英国医学会顾问医师和专科医师中央委员会与 NHS 联合会在谈判基础上确定。NHS 顾问医师现有薪级标准则由政府（卫生部）在考虑医生和牙医薪酬评估委员会的建议之后确定。

2003 版合同的内容包括职业计划、随时出诊（on-call work）及早 7 点至晚 7 点之外工作的具体薪酬标准等。其具体内容包括：全职岗位应每周工作 40 小时；在服务满 7 年之后，可自主决定是否承担夜间或周末非急诊性工作，并可享有年休假延长；收入由基本工资、附件规划活动补贴、随时出诊补贴、临床卓越奖及其他补贴 5 部分组成；对于私人诊疗业务收入没有限制。依据 2003 版合同的规定，全职顾问医师岗位每周应完成 10 个规划活动，每个规划活动 4 小时。临床卓越奖通过同行评议方式而不是客观评价指标方式进行评选，经常会明显增加获奖顾问医师的收入。由于 2003 版合同提高了顾问医师个人收入水平，减少了规划活动变异范围并且不再限制私人诊疗业务收入，因此被认为是英国医学会的“胜利”。

2003 版合同的目标是改善顾问医师的招聘与留用，提高其为 NHS 工作的积极性和工作效率，控制私人医疗业务的增长，通过职业构架和薪酬套餐（remuneration package）设计激励顾问医师做出杰出贡献，使管理人员能够更好地根据合同框架规划顾问医师的工作，并为顾问医师职业发展做出更好安排。国家审计办公室 2013 年 4 月的一项研究则认为，2003 版合同保证了顾问医师的私人诊疗业务没有增加。2000 年，约 2/3 的顾问医师从事私人诊疗业务。2012 年，从事私人诊疗业务的顾问医师仅占 39%，与 2000 年相比明显下降。威尔士顾问医师合同与英国其他地区有所不同。2012 年 10 月，97% 的顾问医师签署的是 2003 版合同。少数顾问医师仍保持签署旧版合同，主要原因在于希望在职业生涯和私人诊疗业务方面保持较大的自由度。概括而言，2003 版合同是旨在促使顾问医师为患者和纳税人提供优质服务的政策工具之一，改变了顾问医师合同条款和工作条件以及管理顾问医师的方式[26-27,154]。

2003 版合同的明确目标之一是提高顾问医师薪酬水平。从实际效果看，该合同对顾问医师薪酬水平提高产生了积极影响，在其实施的最初 3 年内顾问医师薪酬平均增加了 27%[27]。其中，顾问医师基本工资水平得到提升。在 2002—2003 年度，顾问医师基本工资位于 52 640 ～ 68 505 英镑。在 2003 版合同下，2003—2004 年度基本工资增至 65 035 ～ 88 010 英镑。换言之，最低基本工资增加了 24%，最高基本工资增加了 28%。平均工资则由 2002—2003 年度的 86 746 英镑增至 2005—2006 年度的 109 974 英镑，年平均增长率为 8%[154]。截止到 2010 年 3 月，签订 2003 版合同的全职（whole-time equivalent, WTE）顾问医师平均工资增至 120 200 英镑[26]。

从表 2-9 可见，自 2013 年 4 月起，顾问医师基本工资等级包含 8 个不同等级。其中，第 1 级基本工资为 75 249 英镑，第 8 级为 101 451 英镑。顾问医师工资从第 1 级晋升到第 8 级至少需要 19 年。

表2-9　2003年10月31日后任职的顾问医师工资等级及晋升制度（2013年4月1日起生效）

工资等级	任顾问医师职位年限	基本工资（英镑）	有资格晋升下一级别工资所需时间
1	0	75 249	1年
2	1	77 605	1年
3	2	79 961	1年
4	3	82 318	1年
5	4	84 667	5年
	5	84 667	4年
	6	84 667	3年
	7	84 667	2年
	8	84 667	1年
6	9	90 263	5年
	10	90 263	4年
	11	90 263	3年
	12	90 263	2年
	13	90 263	1年
7	14	95 860	5年
	15	95 860	4年
	16	95 860	3年
	17	95 860	2年
	18	95 860	1年
8	19	101 451	—

资料来源：NHS Employers Pay Circular （M&D）1/2013.

根据英国国家审计办公室的报告，2003 版合同的另外一个目标是延缓顾问医师工资晋级的速度。该合同拉长了顾问医师工资晋级所需要的时间，基本工资上涨 30% 需要 19 年的时间，而旧版合同仅需要 4 年。然而，该合同仅在 10% 的医院托拉斯内降低了顾问医师工资晋级的成本。目前，顾问医师工资晋级制度存在形式化现象。在近 1/3 的医院托拉斯内，顾问医师工资晋级或者取决于是否达到工作计划（job plan）中的既定目标（占 29%），或者取决于在评估中是否达到相应目标（占 30%）。应当说，这种做法与 2003

版合同的相关规定和卫生部关于把工资晋升与工作绩效密切结合的意见不尽一致[154]。

根据合同规定，顾问医师还可以通过临床杰出贡献奖（Clinical Excellence Awards）奖金获得额外收入。该奖项专门为表现突出的顾问医师、临床学术专家和高级全科医生学术专家而设立，一般在顾问医师达到既定标准的情况下每年发放一次，分为医院（employer-based）奖励和国家奖励两种类型。临床杰出贡献奖顾问委员会（Advisory Committee on Clinical Excellence Awards）具体负责该奖项的管理。2011—2012 年度，医院临床杰出贡献奖的总奖金为 3.10 亿～ 3.15 亿英镑，国家临床杰出贡献奖的总奖金约为 1.92 亿英镑，其中包括养老保险和国家健康保险的雇主缴费部分[27]。

医院临床杰出贡献奖由单个托拉斯提供资金支持，对顾问医师所取得的机构内成就进行奖励。英国政府首相和卫生事务大臣在参考医生和牙医薪酬评估委员会相关建议的基础上，决定医院临床杰出贡献奖的奖金数额。虽然托拉斯没有全额发放奖金的义务，但是临床杰出贡献奖顾问委员会认为，各托拉斯每年在此方面应保证最低允许额度的投入。此外，对于医院临床杰出贡献奖没有最多获奖人数的限制。从表 2-10 可见，目前该奖项共有 9 个奖励级别，第 1 级奖励的奖金（2957 英镑）最低，第九级奖励的奖金（35 484 英镑）最高。获奖人选由医院临床杰出贡献奖委员会推荐。其中第 1 级至第 8 级临床杰出贡献奖不需要进行后续评估，第 9 级奖励则需每 5 年评估一次，以保证获奖者工作表现能保持优异状态。

国家临床杰出贡献奖由卫生部提供资金支持，对做出国家级贡献的顾问医师进行奖励。奖励级别分为 4 个等级，即铜奖（奖金 35 484 英镑）、银奖（奖金 46 644 英镑）、金奖（奖金 58 305 英镑）和白金奖（奖金 75 796 英镑）。临床杰出贡献奖顾问委员会及其区域分委员会负责推荐国家临床杰出贡献奖获奖人选，并每 5 年重新评估一次。不过，绝大多数托拉斯认为，国家临床杰出贡献奖的重新评估周期应少于 5 年，以便更好地反映顾问医师当前的工作绩效[154]。从表 2-10 可见，临床杰出贡献奖奖金额度有 12 个不同等级，从最低 2957 英镑到最高 75 796 英镑不等。

表2-10　顾问医师临床杰出贡献奖分级及奖励金额（英镑）（2011年4月1日起生效）

医院奖励		国家奖励	
第1级	2 957		
第2级	5 914		
第3级	8 871		
第4级	11 828		
第5级	14 785		
第6级	17 742		
第7级	23 656		
第8级	29 570		
第9级	35 484	第9级（铜奖）	35 484
		第10级（银奖）	46 644
		第11级（金奖）	58 305
		第12级（白金奖）	75 796

数据来源：NHS Employers Pay Circular （M&D）1/2013.

图 2-3 显示，顾问医师基本工资随工资等级的增加而逐级上升。如果把临床杰出贡献奖考虑在内的话，顾问医师 NHS 薪酬也随工资等级的增加而逐级上升。

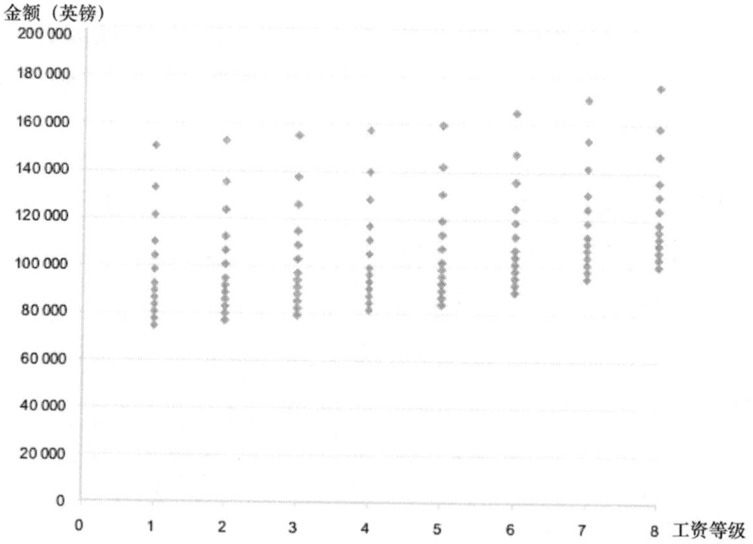

图 2-3　2010—2011 年度顾问医师工资等级（每列最低点）及可获得的临床杰出贡献奖奖金（每列高于最低点的点）

表 2-11 显示，对于签订了旧版合同而不是 2003 版新合同的顾问医师，还可享受按年度支付的工作强度补贴（intensity supplements）。白天工作强度补贴为每年 1274 英镑。正常工作时间外的工作强度补贴根据工作强度的不同而不同。其中，低强度工作补贴为每年 960 英镑，中等强度工作补贴为每年 1913 英镑，高强度工作补贴为每年 2860 英镑 [173]。

表2-11 旧版合同顾问医师工作强度补贴（2011年4月1日起生效）

分级	补贴金额（英镑）
白天工作强度补贴（年付）	1 274
正常工作时间外工作强度补贴（年付）	
第1级（低强度）	960
第2级（中等强度）	1 913
第3级（高强度）	2 860

数据来源：NHS Employers Pay Circular （M&D）1/2013.

2003 版合同还规定顾问医师有权拒绝星期一至星期五早 7 点到晚 7 点时间段之外的工作安排。同时，该合同还规定顾问医师在签署合同时与院方达成一致意见的工作内容，以及当顾问医师希望开展私人诊疗业务时在 10 个规划活动之外的首个附加规划活动，必须依据合同薪酬标准获得相应报酬。然而，有调查显示，顾问医师每周应完成的合同规划活动数在 11 个以上。在此基础上，一些托拉斯还通过既定的合同薪酬标准以保证获得顾问医师的加班时间。虽然 2003 版合同中明确规定了加班费的支付标准，绝大多数托拉斯（占 91%）仍使用地方协商的支付标准。托拉斯的这种做法也为 2003 版合同所允许。2012 年 5 月至 2013 年 4 月，加班费支付标准从每小时 48 英镑到 200 英镑不等，均数为 119 英镑，中位数为 114 英镑。与此相对比，根据顾问医师等级工资的最高值和最低值计算，正常工作时间内薪酬支付标准为每小时 36 ~ 64 英镑。由此可见，托拉斯经常使用较高的地方标准以支付顾问医师的加班费用，主要目的在于减少患者候诊名单。据不完全统计，84 家托拉斯在 2011—2012 年度用于减少患者候诊名单的总支出约为 1.15 亿英镑。

自 1971 年起，顾问医师工资和与业绩相关的薪酬每年需接受医生和牙医薪酬评估委员会的分析与建议。对于 2010—2011 年度，该委员会建议顾问医师薪酬或临床杰出贡献奖的奖金额度不发生变化。英国政府接受了此项建议 [27]。2010 年 8 月，英国政府卫生事务大臣委托该委员会再次评估顾问医师薪酬水平和激励方案。2012 年 12 月 7 日，英国政府发布了该委员会的报告，作为与医务人员和 NHS 雇主讨论的基础之一。报告的主要建议包括：①临床杰出贡献奖的获得应与包括患者反馈在内的顾问医师的工作表现相关联；②临床杰出贡献奖奖金在中央不应超过 40 000 英镑，在地方不应超过 35 000 英镑；③应依据当前而不是过去的工作表现进行奖励，在中央层面奖励期不应超过 5 年，地方奖励在名义上不应超过 1 年；④应建立新的“首席顾问医师”制度以奖励高年资并极其杰出的医生，获奖人数应不超过全国顾问医师总数的 10%；⑤现有顾问医师晋升制度应基于工作表现而不是工作年限；⑥奖励考核内容应继续包括医学教育、教学和科研等方面的表现[154]。

自 1948 年开始，NHS 顾问医师被授权可以同时在 NHS 医院工作并从事私人诊疗业务，并分别获得收入。对于签订了全职雇佣合同的顾问医师，在 2003 年 10 月之前其私人收入数额不应超过 NHS 收入的 10%。对于非全职顾问医师的私人诊疗业务，则没有任何限制，但需放弃其 NHS 工资的 1/11[86]。依据 2003 版合同，英国对顾问医师可以从私人诊疗服务中获得的收入不再有明文限制，不过可能会影响个人 NHS 工资等级的提升。公共会计委员会等机构认为，2003 版合同对顾问医师到私立医疗机构兼职的动机几乎没有产生影响。

5．高层管理人员

据 Thompson 介绍，首席执行官等 NHS 高级管理人员（very senior manager, VSM）的薪酬水平或者由中央政府依据高级人员工资评估委员会（Senior Salaries Review Body, SSRB）的年度建议决定，或者通过地方协商（local negotiation）决定。采用何种方式取决于高级管理人员所就职的医疗卫生机构类型。一般而言，公立医院高级管理人员所在的医院托拉斯（acute trusts）、基金托拉斯等采用后一种方式。部分具有顾问医师背景的管理人员虽然处在管理岗位上，但可能仍然签订顾问医师合同，在确定薪酬水平时不被划入高级管理人员类别[27]。

（二）院方决定因素

在 NHS 体系中，只有基金托拉斯医院可以制订本单位的薪酬方案与条款，医院托拉斯必须遵守全国性协议[25]。不过，医院托拉斯可以设定高层人员的薪酬水平[174]。

在 20 世纪 90 年代，医院托拉斯曾被赋予了设定除低年资医生以外所有雇员薪酬水平的自由，被称为地方性薪酬协商实验（local pay bargaining experiment）。具体而言，医院托拉斯可以在薪酬评估委员会（Pay Review Body）所设定的薪酬水平基础上，决定附加薪酬数额。该项实验的目的在于打破不同职业团体之间存在的传统薪酬差异，并试图将薪酬水平与工作表现相关联。然而，该项实验被广泛地认为会造成分歧，并且在很大程度上是无效的。在现实中，所有的医院托拉斯大多采用了相同的薪酬标准。实践证明，让几百家医院托拉斯单独商定薪酬水平是一种低效率的做法。2004 年，英国设立了 AfC 国家薪酬框架，并被认为将终止地方性薪酬协商实验。然而，在某家新成立的医院托拉斯，几乎所有员工一致投票要求恢复地方性薪酬协商条款。主要原因在于担心 AfC 方案过于僵化，恢复地方性薪酬协商制度则可以提高薪酬谈判的灵活性 [175]。

据 Saltman 等介绍，基金托拉斯医院在成立之初被要求接受全国性协议薪酬制度，老员工拥有依据国家合同条款和薪酬制度签署雇佣合同的权利。对于老员工，基金托拉斯只有在双方协商同意的前提下才可以改变合同条款。对于新员工，基金托拉斯可以选择使用自己的薪酬标准，但可能会面对“同工不同酬”的指责。目前，仅有一家基金托拉斯拥有自己成熟的薪酬构架，还有几家仅制定了有限的机构奖金方案。许多基金托拉斯医院则改变了管理层的薪酬制度。随着时间的推移，基金托拉斯医院很有可能对采用更为本地化的薪酬安排表现出更大的兴趣。

Saltman 等也指出，英国 NHS 医院托拉斯采用全国性协议薪酬制度和雇佣合同的历史，意味着单个机构在开发自己的薪酬制度和雇佣合同方面缺乏经验和物质储备。同时，基金托拉斯普遍认为开发薪酬制度和雇佣合同的成本过高；另外一方面，也担心作为先行者需要冒一定风险，如员工离职而选择去条件更为优越的机构就职。不过，随着时间的推移，各基金托拉斯预计将对采用地方性薪酬标准表现出更大的兴趣，同时存在采用明显不同于国家薪酬标准和条件的倾向 [146]。

同时，基金托拉斯可以自主确定中止员工工资的自动增长。对于签订 AfC 合同的绝大多数员工，其工资等级（pay scale）一般每年上调一级，以反映其工作技能和经验的增长。例如，对于位于群组 5 最低级工资的员工，上调一级意味着其工资增加 2.9%。近年来，基金托拉斯为了控制成本，纷纷对此类员工工资的自动增长机制做出调整。一些基金托拉斯已对经常因病缺勤员工的工资实施了部分增长冻结政策，更多基金拉斯则计划实施更为严格的政策 [25]。此外，根据英国国家工资制度的基本原则，注册护士工资应不低于 5 级。然而，少数医院托拉斯为了控制成本，要求一些注册护士接受工资等级为 4 级的助理护士岗位 [176]。

（三）个体决定因素

根据 Nonnemaker 的介绍，公立医院医生薪酬水平受数项服务绩效标准的影响，如临床服务、患者满意度和治疗结果[94]。根据国外医务人员激励机制研究课题组的研究，英国公立医院按照医生等级和年资设置基本工资标准，主要以“岗位权重”进行评估，包括工作所要求的知识和技能、身体条件、工作责任、工作环境要求等[131]。

不过，顾问医师的基本工资水平主要取决于工作年限长短，实际收入水平因个人年龄、合同类型、所从事专业和就业地点不同而有所差异，其中所从事专业对收入的影响大于就业地点对收入的影响[86, 166]。对顾问医师绩效进行奖励的关键途径是通过雇主和国家临床杰出贡献奖制度。目前，绝大多数托拉斯对顾问医师的整体工作绩效进行监督，所涉及的信息包括患者投诉、病死率和重新入院率、患者诊疗时间以及国家和地方临床审计。虽然专科团队层面的数据被定期检查，却难以用于评价个人的工作表现。总体而言，少于一半（47%）的托拉斯认为现有信息足以精确评价顾问医师的个人工作表现。顾问医师工资晋升被视为理所当然的事，一般而言并不依据工作绩效[27]。英国国家审计办公室的报告也指出，绝大多数托拉斯未把顾问医师工资晋升与其工作表现相关联[154]。

对于 AfC 员工而言，其薪酬水平不是简单地仅仅基于职别，而是基于实际所从事的工作种类[175]。NHS 医院的部分医护人员，特别是培训期护士和医生，一般还通过大量加班以便在基本工资基础上获得补充收入。例如，如果住院医师每周工作时间超过 40 小时或在星期一至星期五正常工作时间以外工作，则可获得相当于基本工资 20% ～ 50% 的加班补贴[19]。

三、薪酬支付方式

在英国公立医院，医生、护士、助产士以及其他卫生专业人员（如理疗师和放射技师）均为工资制雇员[26, 141, 148, 160]。顾问医师可通过提供私人诊疗服务获得补充收入，并通常按服务项目收费方式获得报酬[19, 26]。

四、薪酬构成

（一）经济性薪酬

英国公立医院医生薪酬主要组成部分如下：①基本工资；②额外津贴，主要指承担教学和研究任务所获得的津贴，根据级别按照基本工资的一定比例发放；③即时服务津贴，指医生在下班时间提供随叫随到服务的津贴，包括电话服务和上门服务；④伦敦地区补贴，是专门为伦敦地区医生设置的，主要原因是伦敦地区消费水平较高；⑤雇佣和附加保持金②，根据医疗服务市场中医生的供求关系而设置，如果某专业医生供不应求，就会相应地提高该专业医生的雇佣和附加保持金来维持供需平衡；⑥绩效奖金，根据考核结果发放不同级别的绩效奖金，大约有 2/3 的顾问医生可以获得绩效奖金[131]。另据介绍，住院医师薪酬由基本工资和加班分级补贴（banded supplement）组成，专科医师和准专科医师薪酬也由基本工资和补贴组成。按照规定，住院医生每周 40 个工作小时之外和 / 或周一至周五早 7 点至晚 7 点之外的工作均算加班，可获得相应补贴。此外，NHS 雇员加班费均按高于基本工资标准支付，工作日加班费按照平时工资的 1.5 倍计算，休息日或假期加班费为平时工资的 2 倍，购房也享受政府补贴[28, 166]。

从表 2-12 可见，英格兰 NHS 医院医生在提供服务的过程中，可享受到多种补贴。补贴类型主要依据工作性质和内容设立，特别是对医生生理、心理可能产生伤害的服务内容设立了多项补贴，如放射与病理检验补贴、死亡患者诊视补贴、抗凝治疗或细胞毒性药物治疗补贴等。同时，对临床医生承担的医学教育活动也规定了详细的补贴标准。如顾问医师为护士授课一次的补贴为 60.48 英镑，医生每次毕业后医学教育讲课费为 76.62 英镑。这些补贴应有利于增加临床医生承担医学教育任务的积极性。在我国的临床实践教学中，由于对带教老师缺乏经济激励机制，导致他们参与临床教学活动的积极性不高，因此也迫切需要设立类似补贴。

表2-12　英格兰NHS医院医生临床服务及医学教育补贴项目

项目	支付单位/周期	补贴数额（英镑）
放射与病理检验补贴（雇员日常筛检）	项	3.67
精神病院医疗指导（superintendent）补贴	年	5 214.06
职员基金		
每床位补贴	年	664.0
提供伤害服务补贴		
较高标准	年	8 179.0
较低标准	年	4 090.0

② 该文作者对雇佣和附加保持金的定义不甚明确，可能指入职和留职奖金。在本章中，未把此项补贴统计在内。

续表

项目	支付单位/周期	补贴数额（英镑）
周一至周五每天工作12小时	年	2 924.0
每周半天临床工作补贴	年	4 652.0
每周1小时或少于1小时临床工作补贴	年	1 239.0
每周1～2小时临床工作补贴	年	2 478.0
死亡患者诊视补贴	次数	26.72
兼职医生或口腔医生补贴	年	4 652.0
年补贴最大值	年	41 868.0
每周工作时间1小时或更少时间	年	1 239.0
每周工作时间超过1小时但不足2小时	年	2 478.0
输血科临时性工作补贴	小时	25.20
入户医疗咨询		
基本标准	项	83.37
中间标准	项	41.69
抗凝治疗或细胞毒性药物治疗补贴	治疗系列次数	250.11
顾问医师特需咨询补贴		156.16
为护士授课补贴		
顾问医师	每节课	60.48
准专科医师、高级注册医师、专科注册医师、医院执业医师	每节课	47.93
其他级别医生	每节课	35.21
毕业后医学教育讲课费	每节课	76.62

数据来源：NHS Employers Pay Circular （M&D）1/2013.

依据不同来源的资料，表 2-13 总结了英国公立医院医生、护士经济性薪酬的主要内容。由该表可见，医护人员经济性薪酬主要包括工资和补贴两项内容，其中顾问医师还可以通过私人诊疗业务和临床杰出贡献奖获得额外收入。总体而言，医生经济性薪酬的内容多于护士，并且医生的专业级别越高，有资格获得的经济性薪酬项目越多。

表2-13　英国公立医院医生与护士经济性薪酬汇总

医护人员	经济性薪酬类型
顾问医师	工资、私人诊疗业务收入、国家临床杰出贡献奖、医院临床杰出贡献奖、工作强度补贴、加班补贴、即时服务津贴、伦敦地区工作补贴、临床工作及医学教育专项补贴、购房补贴、医疗保险及养老保险雇主缴费、工作强度补贴（仅旧版合同顾问医师）
专科医师及准专科医师	工资、加班补贴、即时服务津贴、伦敦地区工作补贴、临床工作及医学教育专项补贴、购房补贴、医疗保险及养老保险雇主缴费
住院医师	工资、加班分级补贴、伦敦地区工作补贴、临床工作及医学教育专项补贴、购房补贴、医疗保险及养老保险雇主缴费
护士	工资、加班补贴、伦敦地区工作补贴、购房补贴、医疗保险及养老保险雇主缴费

（二）非经济性薪酬

NHS 雇员每年有至少 27 天的带薪休假以及职业健康与咨询服务等。NHS 所有雇员均有权参加 NHS 养老金计划，该计划还包括医疗保险、病退福利等内容。此外，还享受其他福利，如灵活上班时间、产假及育儿假、学习假、灵活性退休制度、每年最少 4 周的年假、带薪病假等。年假与带薪病假均随服务期限的增加而增加 [28]。

AfC 员工还享受以下待遇：①每周 37.5 小时标准工作时间；②除每年 8 天法定假期外，每年还有 27 天假期（harmonized holiday entitlements），并且服务 10 年后增至 33 天；③基于知识运用和技能的更好的职业发展和工资晋级机遇；④年度个人发展评估；⑤培训提升机会；⑥职业健康服务；⑦ NHS 养老计划自动会员；⑧受资助课程的学习请假等 [177]。

在英国公立医院，医生们经常工作很长时间并在周末和晚上加班，每周工作时间因科室而异。根据欧洲工作时间指导委员会（European Working Time Directive, EWTD）的规定，住院医生每周工作时间超过 48 小时属于非法行为。因此，住院医生致力于减少其工作小时数。根据合同，他们每周应工作 40 小时，但实际工作时间一般远远超过 40 小时。2003 年 8 月起，所有住院医生被合同限制为每周有效工作时间不得超过 56 小时。2009 年以后，每周有效工作时间降为不超过 52 小时。2012 年，进一步降低为 48 小时 [166]。

NHS 养老金计划是英国覆盖内容最广泛、待遇最优厚的养老金计划之一，是 NHS 雇员整体薪酬包的关键组成部分，也是 NHS 招聘和留用医务人员最有价值的工具之一。雇主在该计划的管理方面发挥至关重要的作用，包括就养老安排与医务人员进行沟通，或者在政策允许的范围内最大限度地利用该养老计划为员工谋取利益，如灵活性退休制度。该计划所提供的养老金数额与工资和工作年限有关，每年度的养老金数额根据“1/80 职业生涯平均工资 × 雇佣年限”的公式计算。此外，在退休当年，该计划还提供免税的一次性退休金，其数额为“3/80 工资 × 雇佣年限”。

五、薪酬水平及比较

（一）院内比较

1．各类医生及护士间比较

在英国公立医院中，医生之间收入的差距不是来自不同专业，而是主要来自不同专业职称医生之间收入的差距。2011 年，NHS 住院医师实习第 1 年的基本工资为 22 412 英镑，第 2 年增至 27 798 英镑。专科医师及准专科医师年薪为 36 807 ~ 70 126 英镑。顾问医师基本工资根据其服务年限为 74 504 ~ 100 446 英镑。注册护士平均年收入为 18 332 ~ 31 492 英镑。2009 年，顾问医师的平均薪酬为 134 730 欧元，而准专科医师为 97 926 欧元，职员级别医生仅为 76 722 欧元。由于顾问医师还可以在 NHS 之外的私立机构兼职获得额外收入，因此不同层级医生之间总收入的差距更大[19]。

2．住院医师及准专科医师

基本工资是住院医师收入的主要来源。此后，住院医师还可通过加班获得补贴，平均水平约相当于其基本工资的 1/3。图 2-4 显示，不同类型住院医师年均收入之间存在较大差异。F1 住院医师是参加第 1 年住院医师基础培训的人员，其年收入中位数刚超过 3 万英镑，在各类住院医师中处于最低水平。此后，随着培训进程的不断发展和住院医师身份的变化，其收入水平也随之提高。其中，F2 住院医师年收入中位数已超过 4 万英镑，注册医师收入中位数则超过 5.5 万英镑。准专科医师收入水平因所签订合同类型不同而有所差异，签订旧版合同者的年收入中位数略低于签订新版合同者。

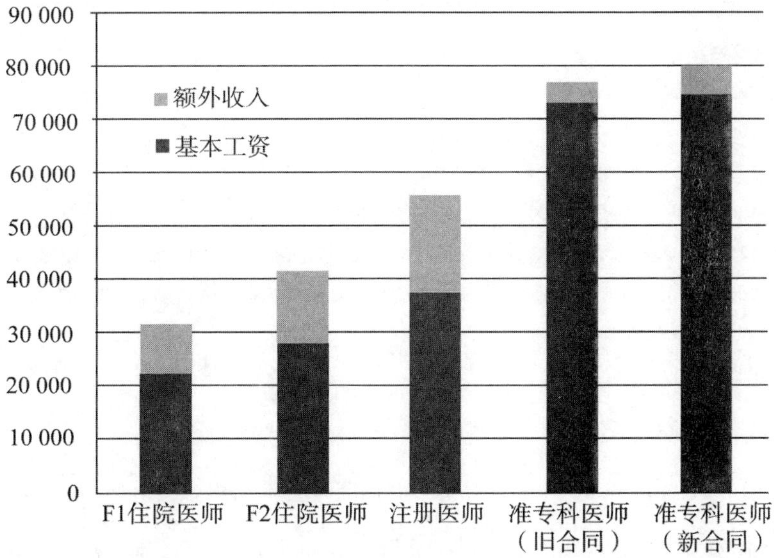

图 2-4　2010 年 6 月英格兰住院医师及准专科医师年均收入（中位数）

3．顾问医师

（1）NHS 薪酬：顾问医师占 NHS 医院和社区卫生服务全职工作人员的 4%，其雇佣成本占总雇佣成本的 13%。2011—2012 年度，顾问医师雇佣总成本为 56 亿英镑，其中顾问医师薪酬占 81%，医院为顾问医师缴纳的养老保险费和医疗保险费各占 9.5%。2009—2010 年度，52% 的顾问医师获得临床杰出贡献奖奖金，其中获奖额度超过 35 000 英镑者占 13%。2011 年底，获得临床杰出贡献奖的顾问医师占其总数的 61%，其中获得医院奖励和国家奖励者分别占 47% 和 14%。

2010 年 4—6 月，顾问医师从 NHS 获得的薪酬中位数为 111 700 英镑，均数为 120 400 英镑。这提示顾问医师通常可以从加班和临床杰出贡献奖奖金中获得超过基本工资的收入。2011—2012 年度，所有顾问医师的薪酬总数为 45 亿英镑，其中基本工资占 75%，剩余部分主要来自临床杰出贡献奖奖金、计划外工作报酬和随时加班补贴等。2011 年 10 月至 2012 年 9 月，顾问医师年基本工资中位数为 84 000 英镑，年收入中位数为 109 000 英镑。

图 2-5 显示，顾问医师的 NHS 薪酬水平存在很大差异。大约 1/3（32.9%）顾问医师的 NHS 薪酬为 100 001 ～ 125 000 英镑，超过 1/4（28%）顾问医师的 NHS 薪酬为 75 001 ～ 100 000 英镑。此外，NHS 薪酬为 125 001 ～ 150 000 英镑的顾问医师占 18.0%。NHS 薪酬超过 10 万英镑者合计占总数的 62.8%[27, 154]。

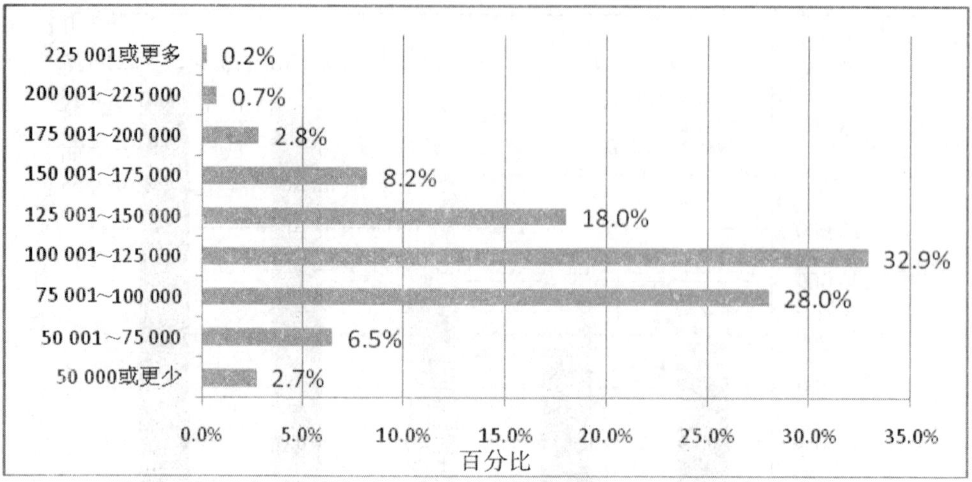

图 2-5　2011 年 10 月至 2012 年 9 月间顾问医师 NHS 薪酬分组构成情况

图 2-6 显示了北斯坦福郡（North Staffordshire）NHS 托拉斯 NHS 薪酬超过 100 000 英镑的顾问医师薪酬分布情况。图中，每个点代表一个顾问医师的薪酬，共包括 255 名顾问医师，约占该 NHS 托拉斯顾问医师总数的 80%。其中，207 人的 NHS 薪酬超过 100 000 英镑，60 人超过 150 000 英镑，10 人超过 200 000 英镑。

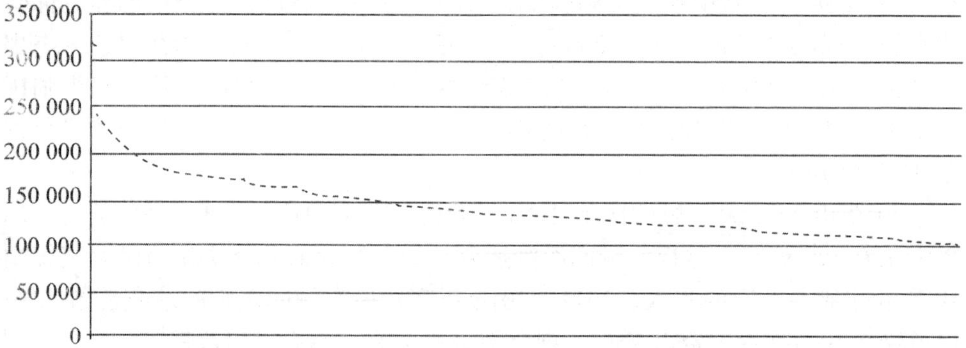

图 2-6　英国北斯坦福郡（North Staffordshire）NHS 托拉斯顾问医师 NHS 薪酬

（2）私人诊疗业务收入：2003—2004 年度，顾问医师私人收入均值与 NHS 收入均值的比为 0.45。换言之，顾问医师通过私人诊疗服务所获得的收入相当于其 NHS 薪酬的 45%。根据上述比率和 2010 年 4—6 月间顾问医师的 NHS 平均薪酬计算，顾问医师从私人诊疗业务获得的平均收入为每年 54 000 英镑，年平均总收入为 174 000 英镑。在不同专科之间，顾问医师的私人收入差别很大。平均而言，整形外科顾问医师私人收入相当于其 NHS 薪酬的 190%，而儿科顾问医师仅为 14%[27]。

根据 Kok 等的研究，2009 年顾问医师在 NHS 之外平均获得的报酬为 60 628 欧元。换言之，顾问医师约 31.03% 的收入来自于私立医疗机构。由于只有 50% 的 NHS 顾问医师在私立医疗机构获得报酬，因此在私立医疗机构工作的 NHS 顾问医师平均获得 121 256 欧元的额外收入 [19]。

（3）总收入：关于顾问医师年总收入、NHS 收入和私人收入情况，Morris 等对英格兰 24 407 名顾问医师收入数据进行了分析，研究样本占英格兰顾问医师总数的 92.30%。研究发现，2003—2004 财年顾问医师年总收入、NHS 收入和私人收入的平均数分别为 110 773 英镑、76 628 英镑和 34 144 英镑。其中，NHS 收入和私人收入分别占总收入的 69.18% 和 30.82%。私人收入均数与 NHS 收入均数的比值为 0.45。

表 2-14 呈现了 2003—2004 财年英格兰不同年龄组顾问医师的收入情况。在各年龄组中，40 岁以下组年总收入最低，为 93 700 英镑；50 ~ 54 岁组年总收入最高，为 120 548 英镑。就 NHS 收入而言，40 岁以下组最低（65 944 英镑），55 ~ 59 岁组最高（85 003 英镑）。在私人收入方面，60 岁以上组最低（26 674 英镑），45 ~ 49 岁组最高（38 200 英镑）。值得注意的是，顾问医师年总收入、NHS 收入和私人收入并不随年龄增长而同步增长，而是呈倒“U”形。

表2-14 2003—2004财年英格兰不同年龄组顾问医师的条件平均收入

年龄分组	总收入（英镑）	NHS收入（英镑）	私人收入（英镑）	私人收入：NHS收入	顾问医师数（人）
40岁以下	93 770	65 944	27 826	0.42	4 754
40~44岁	108 921	73 860	35 060	0.47	5 823
45~49岁	117 391	79 191	38 200	0.48	5 365
50~54岁	120 548	82 497	38 051	0.46	4 058
55~59岁	118 187	85 003	33 184	0.39	3 074
60岁以上	106 002	79 329	26 674	0.34	1 333

注：（1）顾问医师包括NHS医院以及医院外的顾问医师；（2）表中数据为控制合同类型、所从事专业和就业地点等条件后所计算的均值。

表 2-15 呈现了 2003—2004 财年英格兰不同合同类型顾问医师的收入情况。全职顾问医师的 NHS 收入最高，为 80 718 英镑。最大程度兼职顾问医师的总收入和私人收入均最高，分别为 138 918 英镑和 61 351 英镑。全职顾问医师私人收入与 NHS 收入的比值为 0.26，超过了政策所允许的 10% 的标准。

表2-15　2003—2004财年英格兰不同合同类型顾问医师的条件平均收入情况

合同类型	总收入（英镑）	NHS收入（英镑）	私人收入（英镑）	私人收入：NHS收入	顾问医师数（人）
全职	101 986	80 718	21 268	0.26	14 754
兼职	102 014	59 535	42 478	0.71	3 849
最大程度兼职	138 918	77 567	61 351	0.79	5 804

注：（1）顾问医师包括NHS医院以及医院外的顾问医师；（2）表中数据为控制年龄分组、所从事专业和就业地点等条件后计算的均值。

表 2-16 呈现了 2003—2004 财年英格兰不同专科顾问医师的收入情况。从表中数据可见，顾问医师收入水平在不同专科之间相差较大。年总收入最低值为 76 074 英镑（儿童神经病学），最高值为 217 727 英镑（整形外科），两者之间相差 141 653 英镑，后者几乎是前者的 3 倍。NHS 收入最低值为 58 231 英镑（口腔公共卫生），最高值为 94 760 英镑（心肺外科）。整形外科顾问医师的私人收入最高（142 723 英镑），私人收入与 NHS 收入的比值也最高（1.90）。儿童神经病学顾问医师的私人收入则最低，仅为 5144 英镑[86]。

表2-16　2003—2004财年英格兰不同专科顾问医师的条件平均收入情况

专科类型	总收入（英镑）	NHS收入（英镑）	私人收入（英镑）	私人收入：NHS收入	顾问医师数（人）
整形外科	217 727	75 004	142 723	1.90	179
损伤及整形外科	177 915	74 157	103 759	1.40	1 253
神经外科	158 093	78 893	79 199	1.00	136
耳鼻喉科	153 378	77 286	76 091	0.98	438
心脏病科	143 227	78 726	64 501	0.82	543
眼科	137 964	78 904	59 060	0.75	676
皮肤病科	126 733	72 787	53 946	0.74	353
医学肿瘤科	128 805	75 676	53 128	0.70	121
临床肿瘤科	124 496	74 359	50 137	0.67	302
普通外科	128 541	79 486	49 055	0.62	1 338
胃肠病科	123 290	76 878	46 411	0.60	527
泌尿科	125 664	79 901	45 763	0.57	425

续表

专科类型	总收入（英镑）	NHS收入（英镑）	私人收入（英镑）	私人收入：NHS收入	顾问医师数（人）
心肺外科	142 435	94 760	47 675	0.50	187
神经病科	114 077	76 165	37 912	0.50	277
妇产科	110 517	74 376	36 142	0.49	1 161
口腔及颌鼻甲骨科	114 993	78 474	36 519	0.47	215
临床放射科	113 450	78 606	34 844	0.44	1 626
正牙科	101 995	71 570	30 425	0.43	150
临床神经生理	101 717	71 407	30 310	0.42	69
恢复口腔科	96 717	69 088	27 629	0.40	47
口腔公共卫生	80 668	58 231	22 437	0.39	37
呼吸医学科	104 962	76 732	28 229	0.37	475
组织病理科	105 993	78 399	27 593	0.35	846
麻醉科	104 277	77 756	26 520	0.34	3 748
风湿病科	99 195	74 747	24 448	0.33	369
事故与急救医学科	101 113	77 137	23 976	0.31	517
社区卫生服务医学	76 178	59 562	16 615	0.28	144
康复医学科	86 502	68 932	17 570	0.25	105
法医精神病学科	109 109	87 890	21 219	0.24	191
肾脏医学科	100 149	81 011	19 138	0.24	237
儿童心脏病学科	109 323	88 574	20 749	0.23	44
传染病科	97 808	79 300	18 507	0.23	39
内分泌及糖尿病科	92 673	76 782	15 891	0.21	388
公共卫生医学科	80 659	66 427	14 232	0.21	500
老年医学科	90 405	75 139	15 266	0.20	803
血液病科	93 242	77 815	15 427	0.20	456
普通精神病科	94 774	79 299	15 475	0.20	1 497
化学病理科	88 607	75 027	13 581	0.18	128
免疫学科	89 937	76 173	13 763	0.18	35

续表

专科类型	总收入（英镑）	NHS收入（英镑）	私人收入（英镑）	私人收入：NHS收入	顾问医师数（人）
核医学科	86 938	73 830	13 108	0.18	35
儿童外科	93 770	79 706	14 063	0.18	86
儿童及青少年精神病科	85 039	73 294	11 745	0.16	433
儿科	84 464	72 819	11 645	0.16	1 441
重症监护医学科	98 445	85 038	13 407	0.16	53
职业医学科	76 838	66 411	10 427	0.16	67
医学微生物和病毒学科	87 334	75 642	11 693	0.15	337
听觉医学科	80 697	69 947	10 751	0.15	36
老年精神病学	93 920	81 697	12 222	0.15	369
学习障碍精神病学	94 816	82 477	12 339	0.15	181
临床遗传学	76 652	70 088	6 564	0.09	77
儿童神经病学	76 074	70 930	5 144	0.07	30

注：（1）顾问医师包括NHS医院以及医院外的顾问医师；（2）表中数据为控制年龄分组、合同类型和就业地点等条件后计算的均值。

4．AfC 员工

图 2-7 显示，通过加班费及奖金等额外收入，AfC 员工年收入普遍高于所在群组的最高基本工资。然而，AfC 员工收入中基本工资所占比例很高，仅有很小一部分来自加班补贴等额外收入。例如，新获得资格的护士（群组 5）2010 年平均总收入为 28 100 英镑，而该群组基本工资的最高值为 27 534 英镑 [27]。同时，随着 AfC 员工分组从 1 增至 9，基本工资和总收入呈现明显的逐级增加之势。

（二）与私立医院比较

与私立医院相比，公立医院的工资一般较低，但有时一些岗位的情况则相反 [38]。在公立医院顾问医师收入中，大约 1/3（31.03%）来自于在私立医院诊治商业保险患者的收入 [19]。因此，在比较公立医院与私立医院医生收入时应考虑到这一点。

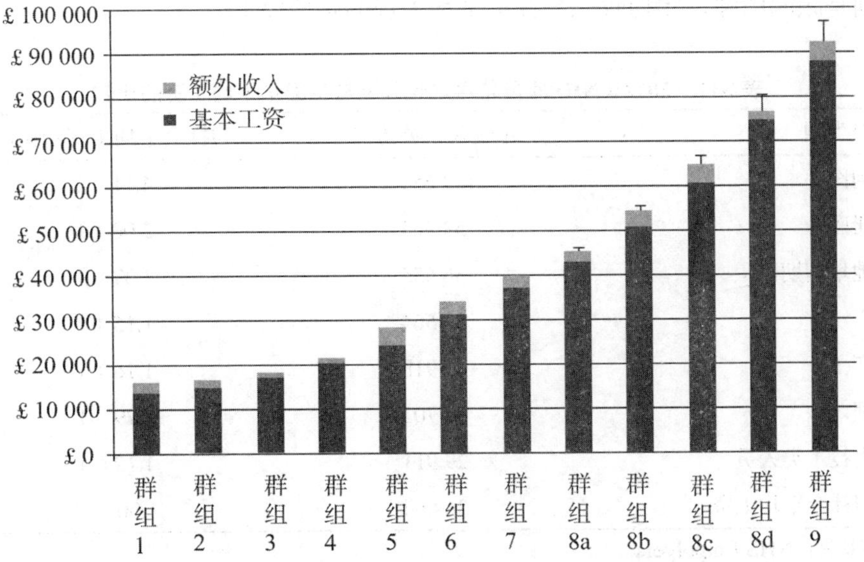

图 2-7　2010 年 6 月英格兰 AfC 员工基本工资和总收入中位数

（三）与全科医生比较

在 NHS 雇员中，收入水平最高的群体是全科医生和顾问医生，这两个群体在 2009—2010 年度的平均 NHS 薪酬为 370 000 英镑 [27]。对于全科医生，英国采用按人头支付方式发放薪酬，具体薪酬水平取决于诊所中注册患者数量和医疗服务提供量。对于私立保险患者，一般按服务项目收费方式收费 [141]。根据 NHS 信息中心数据，2002—2003 年度全科医生年均收入为 72 000 英镑。根据英国财政部的研究，2003—2004 年度全科医生平均工资为 82 000 英镑，与医院医生收入基本相当。2004—2005 年度，全科医生年均收入为 106 000 英镑。2005—2006 年度，全科医生年均收入约为 118 000 英镑，已超过英国首相、部长、高级公务员的年薪 [178]。

（四）与社会平均工资比较

英国公立医院员工收入在该国社会中处于较高水平。例如，NHS 注册护士与住院医师工资已与政府公务员工资水平相当，专科医师与顾问医师等医生的工资水平则是公务员的 2 ～ 3 倍 [28]。

从表 2-17 可见，2012 年英国社会平均工资为 26 664 英镑。顾问医师年平均收入是社会平均工资的 4.11 倍，注册医师为 2.0 倍，除注册医师以外的其他培训期医生为 1.37 倍，护士为 1.15 倍，助产士为 1.16 倍，经理为 1.79 倍，卫生技术类人员为 1.12 倍。总体来说，NHS 雇员收入普遍高于社会平均工资，特别是顾问医师，年均收入是社会平均工资的 4 倍以上。

表2-17　2012年NHS雇员年平均收入及与英国年平均工资的比较

人员类型	年收入（英镑）	与社会平均工资的比值
顾问医师	109 651	4.11：1
注册医师	53 365	2.00：1
其他培训期医生	36 655	1.37：1
护士	30 564	1.15：1
助产士	30 918	1.16：1
经理	47 702	1.79：1
卫生技术类人员	29 911	1.12：1
英国社会平均工资	26 664	1.00

资料来源：NHS Empolyers.

表 2-18 呈现了英国 NHS 医院医生薪酬与该国其他公立机构员工薪酬的比较[164]。由该表可见，2012 年 NHS 医院顾问医师年收入为 74 504 ～ 100 446 英镑，在表中所列的公立机构员工中处于最高水平。专科医师年收入为 36 807 ～ 68 638 英镑，住院医师年收入为 23 533 ～ 65 392 英镑。与此相对比，初级卫生保健托拉斯全科医生年收入为 53 781 ～ 81 158 英镑，教师年收入不超过 41 500 英镑，小学校长年收入为 51 800 英镑，中学校长年收入为 60 900 英镑。

（五）国际间比较

2007 年，英国财政部根据英国驻外使馆收集的数据，对英国、美国、德国、法国、西班牙、意大利等 16 个国家医院医生平均收入水平的估计值进行了比较。研究发现，英国医生收入水平与美国同行相比存在较大差距，但却明显高于欧洲大陆同行。据估计，在 2003—2004 年度，美国医生年均收入应大于 135 000 英镑，英国医生约为 82 000 英镑，法国医生约为 50 000 英镑，西班牙和意大利医生约为 45 000 英镑，德国医生约为 40 000 英镑。由于 2007 年之前的几年内英国医生的收入水平有很大提高，因此几乎可以肯定英国医生与欧洲大陆同行的收入差距会进一步拉大[178]。

表2-18　2012年NHS医院医生薪酬与其他公立机构员工薪酬的比较

人员类型	年收入（英镑）
顾问医师	74 504～100 446
专科医师	36 807～68 638
住院医师	23 533～65 392
全科医生合伙人	103 000
初级卫生保健托拉斯全科医生	53 781～81 158
警察	21 000～36 500
地铁司机	45 000～46 000
地铁售票员	26 000
地铁站管理员	40 000
教师	不超过41 500
中学校长	60 900
小学校长	51 800

资料来源：NHS Empolyers.

另据 Kok 等的研究，2009 年英格兰医院医生（不含住院医师）包括工资、私人诊疗业务收入在内的平均年毛收入为 175 586 欧元，在所研究的英国、德国、法国、荷兰、比利时、丹麦欧洲六国中处于最高水平。其主要原因在于医生在私立医疗机构所获得的收入很高。据报道，同时在私立医疗机构工作的公立医院医生年收入是未在私立医疗机构工作而仅靠公立医院获得工资者的 1.9 倍。为了消除物价水平和生活标准的影响，研究者使用购买力平价对不同国家医生收入进行了调整。结果发现，2009 年英格兰公立医院医生年平均收入为 201 331 欧元，高于丹麦（108 659 欧元）、德国（126 604 欧元）、法国（127 550 欧元）、荷兰（147 447 欧元）。同时，专科医生年收入是该国社会平均工资的 5.2 倍，明显高于丹麦（2.7 倍）、荷兰（3.7 倍）、德国（3.8 倍）、法国（4.0 倍）。从变化趋势看，2007 年英格兰公立医院医生年收入为 215 272 欧元，2008 年为 192 484 欧元，2009 年为 175 586 欧元，3 年之中收入水平不断下降 [19]。

六、薪酬变化情况

(一)基本工资变化情况

图 2-8 显示了经通货膨胀调整后 NHS 主要雇员群组基本工资中位数自 1972—1973 年度以来的变化情况。就实际增长而言，低年资医生的基本工资在此期间基本保持不变，注册医师与高级护士的基本工资略有增长，顾问医师基本工资在实施 2003 版合同后显著增加[27]。住院医师起薪水平，特别是与生活费用相比较而言，呈明显的下降趋势。2005 年，医学毕业生平均起薪为 32 086 英镑，而 2011 年为 22 412 英镑。根据英国医学会（British Medical Association）研究，与其他专业毕业生相比，住院医师要接受更长时间的培训，但起薪却较低。

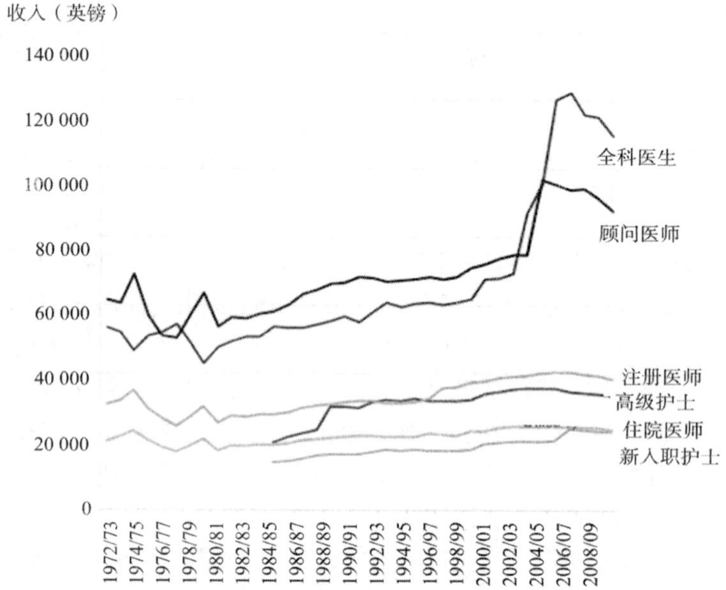

图 2-8　1972/73—2008/09 年度经通货膨胀调整后 NHS 主要雇员基本工资中位数

英国政府首相于 2010 年夏天宣布，自 2011—2012 财年起的两年时间内对包括公立医院员工在内的公立部门雇员实行薪酬冻结增长（pay freeze）政策。自 2010—2011 财年起，英国政府就对顾问医师工资实行了为期 3 年的冻结增长政策。2011 年秋季，英国财政大臣 George Osborne 延续了控制公立部门工资增长的政策，决定在工资冻结政策结束后公立部门工资增长不得超过 1%，因此 2013—2014 年度，医生基本工资勉强增加了 1%，但对于临床杰出贡献奖奖金数额仍实行冻结增长政策。此外，英国政府还对 NHS 退休制度进行了改革，以提高医生退休年龄和养老保险费并降低保障水平[179]。不过，调查显示薪酬冻结增长政策并没有能够成功阻止公立医院超发工资。据估计，2012 年公立医院超发工资总额达到 3 亿英镑[180]。

（二）实际薪酬变化情况

英国于 1998 年首次实施了 NHS 员工薪酬调查，目前则通过员工电子档案每个季度进行一次平均薪酬的调查。图 2-9 显示，不同类型 NHS 员工的实际收入水平均呈上升趋势。不过，顾问医师和全科医生收入增长速度明显高于其他类型员工，造成这两类群体与董事会执行层管理人员、护士和低年资医生之间的收入差距不断扩大[27]。

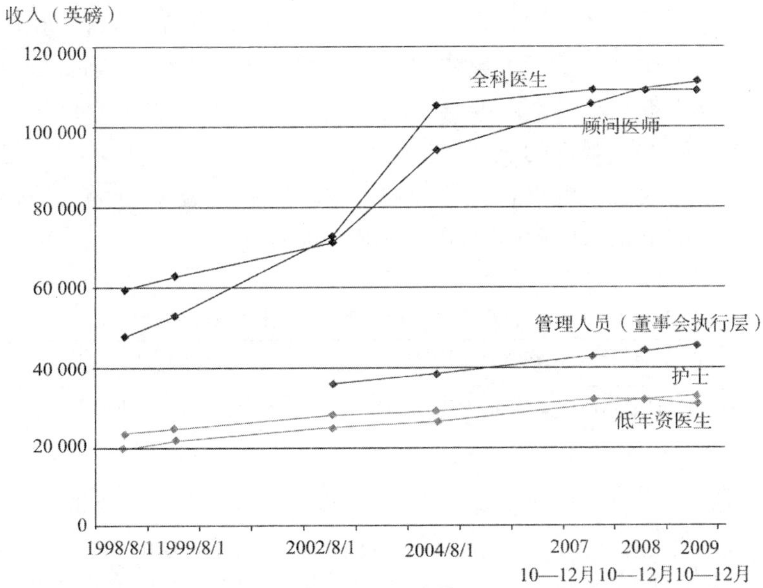

表 2-9 1998—2009 年 NHS 主要员工群体平均年收入

根据英国国家审计办公室的报告，2002—2003 年度和 2003—2004 年度之间，顾问医师年平均总收入增加了 12%，远超过其他类型医院员工收入的增长速度。2003—2004 年度和 2006—2007 年度之间，顾问医师年收入平均增长速度为 1.3%，而 1999—2000 年度和 2002—2003 年度之间的平均增长速度为 4.9%。由于近期受收入限制政策的影响，2006—2007 年度和 2011—2012 年度之间，顾问医师人均年收入则下降了 9%[154]。

七、薪酬满意度

与德国医生多次通过罢工表达对薪酬水平低下的极度不满相对比，英国公立医院医生对薪酬安排及水平并不普遍存在不满情绪。相反，很多德国医生还纷纷离开自己的祖国到英国执业，说明英国医生的收入水平具有较大程度的吸引力[49]。不过，根据一项名为NEXT（nurses early exit study）的国际性研究结果，英国护士中“经常”想着离开卫生行业者占36%，而德国为18.4%[181]。

关于临床杰出贡献奖的作用，英国麻醉、外科和内科医生皇家学院的相关研究认为，临床杰出贡献奖在激励顾问医师提升工作绩效方面发挥了重要作用。从表2-19可见，2012年针对NHS托拉斯的普查显示，对于国家或医院临床杰出贡献奖获奖情况准确反映了杰出顾问医生贡献的两种说法，持“同意”或“十分同意”观点者合计分别占73.8%和80.6%。然而，以顾问医生为调查对象的研究结果显示，仅有少数顾问医生同意上述说法。具体而言，对国家或医院临床杰出贡献奖获奖情况准确反映杰出顾问医生贡献的两种说法，持“同意”或“十分同意”观点的顾问医生合计分别仅占36.4%和45.8%，持“十分不同意”或“不同意”观点者合计分别占32.2%和41.3%。同时，获奖的顾问医生对该奖项做出正面评价的可能性高于未获奖者。

表2-19　NHS托拉斯及顾问医生对临床杰出贡献奖的评价（%）

	十分不同意	不同意	同意	十分同意	不知道	合计
问题1：国家临床杰出贡献奖获奖情况准确反映了全国杰出顾问医生的贡献						
托拉斯调查	4.4	14.8	64.2	9.6	7.0	100.0
顾问医师调查	12.4	19.8	28.8	7.6	32.0	100.0
问题2：医院临床杰出贡献奖获奖情况准确反映了您所在托拉斯杰出顾问医生的贡献						
托拉斯调查	4.5	13.4	64.2	16.4	1.5	100.0
顾问医师调查	17.1	24.2	35.7	10.1	13.0	100.0

八、小结与评价

1．本章研究发现，英国公立医院薪酬费用主要来源于初级卫生保健托拉斯依据按结果补偿方式补偿的医疗服务费用，而不是政府直接财政补助。这一点与国内相关研究的结论明显不同。需要指出的是，英国公立医院住院医师工资一般来自政府专门设立的财政补助项目。与此相对比，我国住院医师工资一般由培训医院自己承担，政府在此方面存在缺位现象，不但导致医院缺乏提供住院医师培训的积极性，而且造成医学毕业生因工资及社会保障难以到位而不愿参加住院医师培训，这对我国临床医生培训产生不利影响。因此，我国需要加强并规范对住院医师培训的财政支持，提高医院及医学毕业生参与住院医师培训的积极性。

2．在公立医院薪酬制度安排方面，英国实行了集体性协议薪酬制度，政府、NHS 雇主委员会、薪酬评估委员会以及工会等均在不同程度上对公立医院员工薪酬的发放标准及变动施加影响。根据医院类型不同，公立医院一般主动选择或被要求使用全国性薪酬协议。

3．英国公立医院员工薪酬支付方式为固定工资制。除固定工资外，公立医院员工还可获得加班补贴、地区补贴以及工作补贴等补充性收入，同时享有各种休假、灵活性退休等福利待遇。总体而言，英国对公立医院薪酬制度的相关规定十分详细、具体，在信息公开与透明方面的做法也令人称赞，并且工资标准基本上每年调整一次，在很大程度上保证了工资水平及时随物价波动、政府财政状况等的变化而变化。

4．在国际范围内，英国公立医院专科医生的薪酬水平居于前列，与该国全科医生和私立医院医生收入基本相当。

第三章　德国公立医院薪酬制度研究

第一节　德国卫生体制

一、卫生体系主要特点及指标

德国卫生体系的主要特点包括：①分权制，即联邦政府与州政府之间以及医生、医院和医疗保险机构之间存在决策分权机制。医疗保险机构和医疗卫生服务提供者（如医生和医院）通过社团形式实现自我管理，政府则通过制定法律法规和政策框架在后台实现对卫生体系的宏观调控。②强制性医疗保险参保制度，实现了医疗保险的全民覆盖，参保费用由政府、雇主与雇员共同分担。③医疗卫生机构产权制度多元化，私立营利性机构占有较大比重。④筹资渠道多元化，德国卫生体系的经费来源包括社会医疗保险、政府补贴、私立医疗保险和患者共付费用，最主要的筹资渠道是社会医疗保险机构。⑤住院服务与门诊服务的提供实行严格分离，医院一般仅负责提供住院服务[140, 182-185]。

根据世界卫生组织的《2000 年世界卫生报告》，德国卫生体系总体绩效在该组织 191 个成员排名中位列第 25 位。此排名在西方国家中居于中游，位列法国（第 1 名）、西班牙（第 7 名）、英国（第 18 名）之后，但居于以色列（第 28 名）、加拿大（第 30 名）和美国（第 37 名）之前[182]。总体而言，德国卫生体系保证了国民可以享受到范围广泛的高质量卫生服务，并且没有产生患者预约等候时间过长、卫生费用快速增长等问题，因此受到较高评价[186]。

在人口方面，德国面临人口增长缓慢和快速老龄化的双重问题。2012 年，德国总人口为 8121.20 万，人口年增长率为 0.2%，人口密度在欧盟国家中居于前列。65 岁以上老年人口所占比例为 20.9%，到 2030 年可能会超过 27.0%。按可比价格计算，德国人均国内生产总值为 41 231 美元，人均国民总收入为 42 216 美元。1990 年以来，德国人口出生预期寿命已增长了 5.5 岁。2011 年，出生预期寿命为 80.8 岁，在全球排第 19 位，比 OECD 国家平均水平（80.1 岁）高 0.7 岁。其中，德国男性出生预期寿命为 78.4 岁，女性为 83.2 岁。婴儿死亡率为 3.6‰[187]。

2011 年，德国卫生总费用占国内生产总值的 11.3%，高于绝大多数 OECD

国家，比 OECD 国家平均水平（9.3%）高 2 个百分点，但排在美国（17.7%）、荷兰（11.9%）、法国（11.6%）等国之后。在德国卫生总费用中，政府支出占 76.5%，高于 OECD 国家平均水平（72.2%），与法国政府支出占卫生总费用的比例基本相当。2000—2009 年间，德国卫生总费用年增长速度约为 2.0%。经购买力平价调整后，德国人均卫生总费用为 4495 美元，在 OECD 国家中居于第 9 位，比 OECD 国家平均值（3339 美元）高 30% 以上[16]。自卫生费用平均水平显著超过欧洲平均水平以来，费用控制成为德国卫生改革的主要压力之一[140]。相对而言，德国在控制卫生总费用方面，取得了比许多其他国家更大的成就。

德国卫生资源配置超过 OECD 国家平均水平，使该国居民对卫生服务具有很高水平的可及性，对于选择性外科手术几乎不需要候诊。2011 年，德国每千人口执业医生数为 3.8 人，每千人口护士数为 11.4 人，均高于 OECD 国家平均水平（分别为 3.2 人和 8.8 人）。就每千人口医院病床数而言，德国曾长期位居 OECD 国家首位。2011 年，德国每千人口医院病床数为 8.3 张，明显高于 OECD 国家平均水平（4.8 张），但低于日本和韩国；每千人口出院人次为 244 次，在 OECD 国家中仅低于奥地利。德国居民住院率比 OECD 国家平均水平高约 50%，同时在 OECD 国家中，冠状动脉成形术率居首位，髋关节置换术率居第 2 位，膝关节置换术率居第 3 位，冠状动脉搭桥术率居第 4 位。以上外科手术率高的部分原因在于人口老龄化程度较高，但医学技术进步、医疗实践和卫生资源配置水平较高等因素也有一定影响。同时，德国不同地区外科手术率差异明显，难以仅用人口因素解释。例如，冠状动脉搭桥术率最高的地区大约是最低地区的 8 倍，膝关节置换术率在不同地区也相差 3.5 倍[16]。根据 Weil 的研究，2009 年德国医院病床使用率为 76.4%，平均住院日为 8.3 天，与美国、英国一样存在医院和病床数量过剩的问题[145]。

二、卫生管理体制

德国属于联邦制国家，全国由 16 个被称为“*Bundesländer*”或“*Länder*”的州组成。德国政治制度的基本特点为联邦制度（federalism，指州与联邦政府之间实行分权制）和社团制度（corporatism）。此特点在医疗卫生领域同样存在，即提供医疗卫生服务的责任及管理由联邦政府、州政府和地方政府共同分担，并且卫生管理的大部分职能委托给自治性社团机构（corporatist institutions），如联邦或区域性疾病基金会协会、医生协会和医院协会等[151, 188]（表 3-1）。在德国卫生管理体制方面，联邦政府负责制定卫生事业发展目标和立法，州政府负责医院建设规划和资金投入，社会团体则负责卫生服务提供及筹资。卫生立法机制分为联邦和州两个层面。例如，德国社会法典（social code book）第五卷中明确了医疗卫生服务的总原则，有关医疗服务数量和价格的具体法规由 16 个州卫生部分别制定 [182]。据 Thomson 等介绍，德国各级政府并不负责卫生服务的直接提供 [148]。

表3-1　德国卫生管理体制及筹资

项目	内容
卫生管理体制	卫生宏观管理的责任由联邦政府、州政府和地方政府分担。同时，很多具体管理工作委托给社团性机构负责，例如联邦联合委员会（Federal Joint Committee）是法定医疗保险制度中的最高决策机构。
卫生服务筹资	
医疗卫生服务公共经费主要来源	法定医疗保险（覆盖约90%人口）及替代性私人医疗保险（覆盖约10%人口）
医院建设公共经费主要来源	对于列入州医院发展规划中的医院，由州政府提供经费用于医院大型项目建设

（一）联邦政府

在联邦政府层面，参与卫生管理的关键角色为联邦卫生与社会保障部和议会 [189]。根据欧洲卫生保健体系观察组织（European Observatory on Health Care Systems）Busse 的研究，德国联邦政府主要负责确保卫生服务的公平性和完整性，并制定法规以监管卫生服务的供给与筹资。其中，联邦议会负责制定相关法律法规，联邦卫生与社会保障部则负责监管医生协会和疾病基金会是否遵守这些法律法规。德国在 1986 年成立了“卫生保健联合行动咨询委员会”，为联邦卫生与社会保障部就卫生保健的医疗和经济动向提供政策建议与咨询，其成员由医学和经济学领域的 7 名专家组成 [190]。不过，根据 Ettelt 等的研究，虽然德国联邦议会制定了卫生体系管理的法律框架，联邦政府并不直接参与制定全国卫生发展规划，也不确立全国卫生事业的未来发展方向。不过，联邦政府通过保证卫生服务付费方和提供方的财务活力以确保卫生服务的可持续性，但不对医疗卫生机构的服务提供能力进行管理。例如，德国存在医院总量过剩、农村与城市医生配置不均的问题，但联邦政府从理论上讲并没有责任解决此类问题 [188]。总体而言，德国联邦政府主要负责卫生政策和标准的制定，在全国卫生体系中所发挥的作用弱于英国和加拿大中央政府，甚至也弱于美国联邦政府。

（二）州及地方政府

每个州均设有通过选举产生的议会和独立的司法机构，由州议会任命州政府成员。所有州政府均设有劳动与社会保障部，但绝大多数没有设立专门的卫生部，而是把卫生管理职能放在劳动与社会保障部。例如，Lower Saxony 州劳动与社会保障部所属的卫生司分设以下处室：公共卫生服务与环境卫生处，卫生促进、疾病预防与艾滋病（AIDS）防治处，州立医院处，医院规划处，卫生技术人员及其专业机构管理处，精神病与非法药物处，药品、药剂师及其专业机构管理处[189, 191]。

在联邦政府指导性文件约束下，州政府负责本州卫生计划的实施与医疗卫生服务提供，包括医院规划、筹资与投入、医院设备、科研和医务人员的在职培训等方面的管理[192]。不同州的卫生管理政策有所不同。例如，在医生执业资格准入方面，16 个州各有其要求和做法[188-189]。

在医院管理方面，州政府负责辖区内医院设置地点规划、医院服务能力建设、医院新建筑及其他大型固定资产投入所需经费的筹措，并为医院基础设施维护提供资金支持[193]。每个州均制定了医院发展规划（hospital plan），适用于所有类型医院。在制定规划过程中，州政府会与地市政府、疾病基金会协会、私立医疗保险机构协会、医院协会等共同承担医院规划任务，其主要内容包括医院设置地点、是否将某医院列入州医院发展规划名单、临床科室设置、医疗服务种类、医院病床数量及每个临床专科应拥有的床位数等。州政府一般不对医院提供的医疗服务量进行管理，而是侧重医院服务能力规划（如不同区域和科室的医院病床数）[188-189]。医院及其病床数量由一个三方委员会规划，该委员会由来自州政府、医院和疾病基金会的三方代表组成。州医院发展规划具有法律效力，该规划通过核准各医院的病床数和医疗服务科室确定医院的服务能力与范围。对医院而言，被列入州医院发展规划之中十分重要。列入医院发展规划一方面意味着医院能够以固定费率项目形式（flat-rate grant）获得固定资产建设上的政府投入；另一方面，疾病基金会必须补偿医院所提供的医疗服务[194]。也就是说，不论是公立医院还是私立医院，只有被列入州医院发展规划名单之内的医院，才具有获得州政府的财政资助用于医院固定资产建设的法律权利，也才有资格诊治法定医疗保险患者，从疾病基金会获得费用补偿。因此，德国对医院的管理由各州政府负责，并且管控力度大于美国[195]。不过，另据 Busse 等介绍，如果一家医院没有被列入州医院发展规划，仍然有可能与疾病基金会签订医疗服务合同，但不能获得州政府的固定资产投入经费[194]。

州政府的第二项主要卫生职责是公共卫生服务，如传染病预防与控制等。此外，州政府负责管理的内容还包括医学、口腔医学和药学本科教育，以及对所有医生实行强制会员制的州医生协会[190]。

（三）社会性团体

德国社团制度具有以下重要特征：①依据法律，州政府的特定权力移交给自治的社团机构；②在州政府支持和管理下，社团机构实行强制会员制并有权筹集经费；③社团机构有权利和义务与其他社团机构谈判并签订合同，为其会员筹资或提供服务。

在德国社会医疗保险框架内，医疗服务供给方设有医生协会，医疗服务购买方设有疾病基金会（sickness funds）及其协会，双方均实行强制会员制。在每一个州，均存在 1 ~ 4 家医生协会，全国共有 23 家。另外，还设有社会医疗保险医生联邦协会，位于科隆。每一个以门诊方式诊治疾病基金会患者的医生都应加入医生协会。所有医生协会均有选举产生的“议会”以及由其代表选举产生的董事会。医生法定协会拥有提供门诊医疗服务的垄断权，医院、社区机构等一般不被允许提供门诊医疗服务。关于门诊医疗服务的经费预算，由医生法定协会和疾病基金会进行谈判确定，并在其会员中进行分配。

作为医疗服务购买方的社团机构，疾病基金会在德国社会医疗保险制度中居于核心地位，拥有提高参保费用和确定参保费率的权利，并代表参保人员与医疗服务提供者就医疗服务价格、数量和质量保证措施等进行谈判，其数目高达 200 余家。所有疾病基金会均为非营利性机构，并根据自治原则进行管理。疾病基金会在正式产权方面属于私立机构，但其职责却属于公立机构所应担负的，因此有观点认为疾病基金会跨越了公立和私立机构的界限。绝大多数疾病基金会的管理架构包括一个负责日常管理的执行董事会，以及负责制定管理制度、通过预算、设定缴费比率并选举执行董事会的代表大会。一般而言，代表大会的成员由被保险方 / 雇员和雇主代表组成，每 6 年民主选举一次。许多代表与工会或雇主协会有关联[189-190]。在德国卫生体系内，关于卫生服务的提供与补偿，由疾病基金会直接与医疗服务提供者谈判确定[140]。

在传统上，德国医院在法律上不属于社团性机构（corporatist institution），而是志愿性组织（voluntary organization）。因此，医院不能由法定的社团机构代表，不具有准政府组织的资格，只能由基于私法（private law）所设立的组织代表，仅具有建议权，无决策权。近年来，德国医院组织日益被整合进入社会医疗保险框架内的决策机构内，被赋予越来越多的法律代表性。当前，德国医院组织包括 16 个州医院组织和 12 个不同类型医院协会，如大学医院协会、公立市级医院协会和私立营利性医院协会。由于医院系统没有集体性社团代表机构，因此需要分别单独与疾病基金会签订合同。一般而言，在某特定医院拥有 5% 市场份额以上的所有疾病基金会均需要与该医院就合同内容进行谈判。然而，有关医院医疗服务范围和数量的条件以及薪酬比例却适用于所有疾病基金会。此外，德国联邦卫生部曾倡议建立医院社团机构，但没有成功。不过，在德国第 2 版《法定医疗保险重构法》中，医院被赋予了更大的法律权利，例如可以与疾病基金会就未来病例目录和收费标准进行谈判 [189-190]。

德国卫生服务筹资主要利益相关者包括政府、医疗保险公司、卫生服务提供者和患者。卫生费用首先以医疗保险参保费用的形式从患者流动到医疗保险机构，然后再流动到医疗服务提供者以补偿其提供的医疗服务。政府负责制定资金流动和医疗服务提供的框架性法律法规。保险公司为患者提供行政管理服务，并与医疗服务提供者签约以为国民提供医疗卫生保健。疾病基金会必须使用被保险人所缴纳的医疗保险费支付医生和医院所提供的医疗服务。在过去 15 年中，签约规制方面发生了很大变化，疾病基金会在决定医生和医院服务的补偿范围方面获得了更为主动的地位。1997 年，疾病基金会获得更大的授权，可以就医院补偿比率、药品价格、医生操作指南甚至例如“守门人式”初级保健的新型保建模式等重要问题与医生代表进行谈判。通常情况下，疾病基金会每年度就医疗服务的数量和价格等议题与医生协会和医院代表签订合同。最初，德国 250 家疾病基金会由 7 家顶级协会代表，与代表门诊医生的联邦医生协会（*Kassenärtzliche Bundesvereinigung*, KBV）就年度服务合同进行谈判。2007 年 4 月始，仅存 1 家联邦协会代表所有的疾病基金会。大约有 7500 名门诊医生不接受联邦医生协会的代表，他们也因此不受联邦医生协会的管制和预算约束限制，一般仅诊治商业保险患者。就医院一方而言，服务合同在疾病基金会区域性组织和医院之间签订，医院病床数量和 3 年以上长期投资由州政府规划管理。概括而言，德国卫生体系根据社团性原则，在疾病基金会、医生和医院代表等卫生保健参与者之间就医疗卫生服务数量、价格、补偿等开展协商性谈判。这种机制有利于保证雇主、雇员和卫生保健参与者在医疗卫生服务筹资、管理谈判中权利的均衡分配，通过互相监督机制实现权利的制衡，强化了德国卫生保健体系。德国有很多不同的医生协会代表医生的利益，其中最重要的是 17 家医生协会（*Kassenärztliche Vereiningungen,* KV’s），所有门诊医生必须参加这些协会。它们在政府面前代表门诊医生的利益，负责与疾病基金会就服务数量和价格开展谈判。联邦医生协会在联邦层面代表门诊医生。总体而言，德国卫生体系社团性原则的主要实践者是医生协会和疾病基金会。其中，医生协会代表医生的利益，疾病基金会则应代表患者的利益。联邦政府主要通过制定框架性法律法规发挥作用。然而，德国医疗卫生服务竞争中存在的一个问题是医生协会据传在德国卫生保健决策机构中过于强势，疾病基金会则仅是不得不支付医生报酬的游戏伙伴[182]。

在社会医疗保险的框架之外，对于医生、牙医、药剂师等还设有专门的法定专业人员协会（professional chamber）。根据法律，以上所有卫生技术人员都应是一家州层面专业人员协会的会员。专业人员协会由州政府依据法律进行管理，主要职责包括二级培训和认证（如大学毕业后的专科医师培训）、继续医学教育、建立职业道德标准等。为了在联邦层面协调以上事务，各州专业人员协会依据私法建立了相应的联邦职业协会。专业人员协会中的卫生技术人员可以享有某些专有权利，如专门设置的养老保险计划。护士、助产士和理疗师等从法律意义上不属于专业技术人员，因此没有针对他们的专业人员协会。

在法定卫生管理机构和组织之外，德国还有数目众多的志愿性组织。在社团领域之外，存在两类医生组织：一类倾向于学术型，另一类则更倾向于政治游说/经济型。前一类包括全科医生及各专科医生组织，其成立宗旨是在整个医生群体中维护本专业医生的利益。另外一种医生组织为地方医生工会，主要职责是负责医生继续教育，并为某特定地区的医生提供交流平台。有一些医生工会成立的宗旨明确地确定为政治游说以维护医生的权益，如主要以门诊医生为会员的哈特曼工会（Hartmann Union）和以医院医生为会员的马尔堡工会（Marburg Union）。另外一种组织称为民主医生组织，其宗旨在于更好地促进健康和卫生服务，而不是改善医生工作条件，因此该类组织的立场经常与传统医生组织的立场相对立[189]。

总体而言，由于联邦制度和社团制度的共同作用，德国卫生管理体制存在碎片化问题，缺乏有效整合。由于卫生决策过程中涉及众多利益相关者，德国很难对医疗卫生服务提供实现有效管控。例如，卫生费用的上涨使医疗保险机构面临巨大财务压力，并延伸到联邦政府，卫生费用控制成为德国社会各界所持续关注的问题。虽然，卫生服务能力总体过剩是卫生费用上涨的主要原因之一，但德国并没有制定强有力的卫生发展规划以调节卫生服务供给，卫生费用控制也没有成为州政府的一项重要工作内容。从理论上讲，德国提高卫生宏观管理整合程度、建立跨部门和区域的卫生发展规划有利于改善卫生服务供给和国民卫生需求之间的平衡。目前，有很多建议认为需要加强州在卫生管理方面的作用，但此举会提高还是降低卫生管理体制的分裂程度尚不明确[188]。

由于德国政府仅在卫生管理领域发挥间接作用，所以无法通过简单地减少预算以控制卫生费用，只能通过减少医保报销服务项目和引进患者付费制度以降低卫生服务的可及性并达到控制费用的目的。同时，由于德国在卫生管理领域缺乏强有力的分层管理和控制结构，也导致提高卫生服务效率的措施执行困难[140]。

三、医疗保障制度

德国通过社会法典确立了以“社会医疗保险为主、私立医疗保险为辅”的医疗保障制度[196]。在2009年之前，大约75%的人口（其收入在一定水平之下）必须参加社会医疗保险。收入高于此水平的人群不被强求参加医疗保险，但是可自主选择购买商业保险或留在社会医疗保险体制内。绝大多数收入水平高于此门槛值的人群选择了后者。2009年之后，所有人群必须购买一种医疗保险，不论是社会医疗保险还是私立医疗保险[94]。在推行强制性医疗保险的过程中，政府通过社会救助体系出资帮助低收入者参保，已实现医疗保障制度的全民覆盖。

凡是年收入在一定数目以下（2009年为年收入49 500欧元以下）的国民，均须以家庭为单位参加社会医疗保险，其中儿童参保费用由联邦政府支付。收入高于该数目的人群、自由职业者和国家公务员等则可以以个人为单位自愿参加社会医疗保险，或者选择私立医疗保险。在符合参加私立医疗保险条件的人群中，大约85%继续选择留在社会医疗保险制度内。2013年，德国社会医疗保险参保人群约占全国总人口的85%；在私立医疗保险下投保的国民约占10%，主要为公务员和自营业主；另外还有5%的人口被一些特殊类型医疗保险所覆盖，如针对军人、警察的医疗保险[197]。德国医疗保障所涵盖的医疗服务内容十分广泛，几乎包括所有类型的住院服务、门诊服务和药品费用报销。因此，医疗卫生服务的可及性很强[198]。在社会医疗保险和私立医疗保险制度下，参保人均可以自由选择医疗卫生机构接受诊疗服务[185]。

（一）社会医疗保险制度

德国是世界上第一个按照福利国家理论建立起国家医疗保障制度的国家。1883年，德国第一任首相俾斯麦首先倡议建立法定（statutory）医疗保险制度，也即社会医疗保险制度[199]。1885年6月15日起，德国医疗保险法开始生效，为蓝领工人建立了强制性社会医疗保险制度，并随后扩展到德国绝大部分人口[200]。因此，德国社会医疗保险制度被称为俾斯麦模式（Bismark model），是世界上社会医疗保险制度的典型模式之一，同时被日本、法国、比利时、瑞士等国家所借鉴使用。其基本特征包括：①参保费用由雇主和雇员共同承担，通过代扣工资形式（payroll deduction）缴纳；②社会互助（social solidarity），即保险基金在代际和群际间进行重新分配；③采用现收现付制筹资模式（pay-as-you-go financing）；④强制性参保，群体性保险计划众多等[183, 185-186]。

德国政府举办的社会医疗保险称为*Gesetzliche Krankenversicherung*（GKV），是德国医疗保障体系的核心。其筹资主要通过社会医保缴费和国家补贴来完成，通过疾病基金会（sickness funds）为参保者提供医疗服务费用的补偿。参加社会医疗保险的雇员及其雇主对半承担缴费义务，保费数额根据参保人收入情况按比例缴付。2007 年，参保费用平均为收入的 13.9%[149]。目前的缴费率为 15.5%。强制性社会保险的资金来自于根据工资收入扣除的保险费用，直接支付给疾病基金会[186]。

德国法定医疗保险管理的核心原则是高度自治。政府不直接设立相应机构介入管理，而是通过颁布法律、制定政策等进行引导，由非政府组织具体负责管理。德国社会医疗保险具体由疾病基金会进行管理。疾病基金会是自我管理（self-governing）、自负盈亏（self-sustaining）和自我筹资（self-financing）的机构，是独立、非营利性的非政府部门。疾病基金会董事会成员包括参保者及其雇主代表，具有决定缴费比率的权力[185, 200]。自 1996 年起，德国国民可以自由选择疾病基金会加入法定医疗保险，此举目的在于提高疾病基金会及医疗服务提供者之间的竞争[201]。2011 年 7 月，法定医疗保险由 154 家疾病基金会运营。这些疾病基金会属于自治、非营利和非政府组织[148]。

自 2007 年起，德国推行强制性医疗保险，并已覆盖了大约 99% 的人口。自 2007 年 4 月起，德国 8200 万居民必须参加强制性医疗保险，并获得免费住院和门诊服务。当前，德国有 250 家疾病基金会，其中 49 家为私立，其余为公立。所有工作者必须选择参加一家公立疾病基金会。在年收入超过一定水平（2009 年为 49 500 欧元）时，可以自主选择参加一家私立疾病基金会。不同疾病基金会的参保费率不同，但一般为工资的 11% ~ 15%。传统上，雇主与雇员平均分担医保参保费用。2005 年起，雇员所缴纳的参保费用比雇主高 0.9%，目的在于为长期照护保险制度筹资。根据法律规定，公立疾病基金会的参保费率在 2013 年为 15.5%，其中被保险人支付其收入的 8.2%，剩余的 7.3% 由雇主支付[197]。其中公立疾病基金会的参保人口为 7200 万，而私立疾病基金会仅为 710 万。德国疾病基金会在传统上还分为初级疾病基金会和二级疾病基金会两种类型[182]。

根据 2011 年德国保险统计年鉴，德国医疗保险保费收入在 2009 年和 2010 年分别为 293.94 亿欧元和 311.85 亿欧元。在社会医疗保障制度框架内，所有参保费用都需集中到一个新设立的国家健康基金会，然后再由其根据风险调整人头公式（risk-adjusted capitation formula）分配给每一个疾病基金会[185]。自 2009 年以来，联邦政府通过税收收入提供给法定医疗保险的补贴不断增加，特别是支持法定医疗保险制度为儿童提供医疗保障。2010 年，政府补贴达到 154 亿欧元，约占法定医疗保险总收入的 8%[148]。

（二）私立医疗保险制度

德国私立医疗保险制度的保障对象主要是政府公务员和自我雇佣者。此外，法定医疗保险参保者可以自愿购买私人补充医疗保险，以获得法定医疗保险不覆盖的福利，如单人 / 双人病房、共付费用报销等。目前，有 510 万法定医疗保险参保者购买了私人补充医疗保险，占总数的 7.1%。私立医疗保险参保人数约占总人口的 10%。一般而言，私立医疗保险参保者比法定医疗保险参保者拥有更好的健康状况和更高的收入。

在私立医疗保险制度中，根据参保者在购买保险时的健康状况等风险程度确定参保费用，参保者家属的参保费用则单独划定。联邦政府对私立医疗保险实施管控，以保证被保险者在年龄增大时不会面临参保费用的大幅增加，同时在收入下降时不会面临参保费用负担过重的问题。此外，近年来政府通过立法以促进私立医疗保险机构之间的竞争。联邦政府还通过特别制定的医疗服务收费标准，划定替代和补偿性私立医疗保险对医疗服务提供者的费用补偿水平。对于补充性私立医疗保险，政府不提供补贴。2009 年，私立医疗保险费用占德国卫生总费用的 9.3%[84, 148]。

四、医院系统

几个世纪以前，德国就拥有由公立医院、私立非营利性医院和私立营利性医院组成的医院体系[202]。其中，公立医院一般由州政府、地市政府或社区设置并管理；非营利性医院由教会和非营利性组织（如德国红十字会、矿工协会）运营；营利性医院则属于独立的商业性机构，一般由医生建立[200, 203-206]。公立医院和私立营利性医院不需要缴纳公司所得税，营利性医院则需缴税。医院服务费用大约占法定医疗保险机构卫生总支出的 1/3[198]。德国 97% 左右的医院，包括私立非营利性医院和营利性医院，均被列入州医院发展规划之中，可以诊治社会医疗保险患者，并依据同样的规定进行管理。只有极少数私立营利性医院未被列入医院发展规划之中，不诊治社会医疗保险患者，也不受医院发展规划的约束[189]。

图 3-1 显示，根据临床科室类型、数目以及总床位数不同，德国医院可分为不同层次。在州医院发展规划中，有目的地建立了由不同类型服务能力医院所组成的医院体系，从而在不同类型医院之间建立并实现了医疗服务的分工。许多基本 / 常规服务型医院位于县或小镇内，仅设有外科和内科两个临床科室。常规服务型医院则在此基础上增加了妇产科、耳鼻喉科和眼科。在德国，每一个县或小镇均至少有一家基本服务型或中间服务型医院，专科和最高服务型医院的数量很少，并且仅位于大型城市中心。最高服务型医院全部为三级教

学医院，为州公立大学所拥有和运营，一般设有15个以上临床科室。一般而言，最高服务型医院拥有最出色的专科医生和最复杂的诊断及治疗设备。2003年，德国有1567家基本服务型医院，373家常规服务型医院，222家集中服务型医院，以及35家最高服务型（大学）医院。在德国医疗保险实现了全民覆盖的背景下，基层医院治疗不了的病情严重患者，自然而然地选择到最高服务型医院接受治疗[207]。

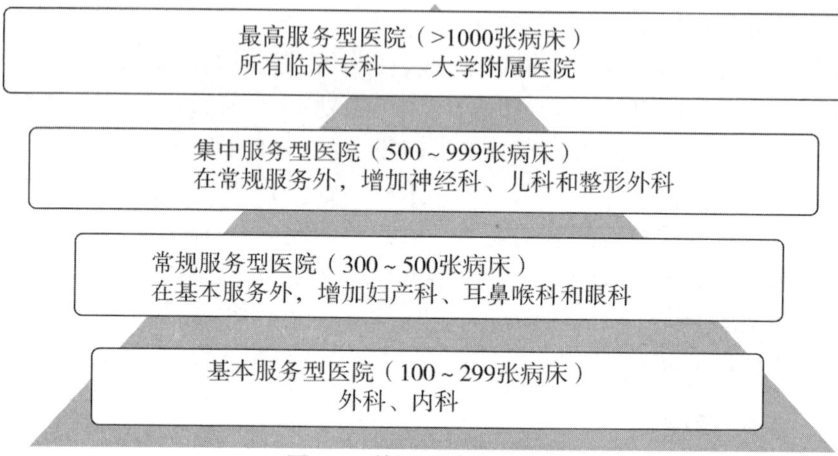

图3-1　德国医院体系构成

在德国，门诊服务和住院服务提供者之间存在严格的界限。除大学附属医院，德国医院在传统上仅提供住院服务，门诊服务则主要由独立行医的家庭医生或专科医生提供。虽然州医院发展规划中的急性病医院可以提供门诊急救服务，但是只有大学医院才设有正式的门诊科室。2004年起，部分医院获得额外授权，可以诊治需要高度专科化服务的门诊患者[189]。与此相对比，绝大多数OECD国家的医院均提供范围广泛的门诊服务[208]。

由于门诊服务和住院服务提供者之间的严格划分导致经费浪费，近年来德国致力于缩小两者之间的缝隙。例如，鼓励诊所医生与医院同行更为紧密地合作，并允许诊所医生到医院工作。同时，医院医生也被允许到门诊诊室工作，部分医院可以为特定的罕见疾病和复杂病例提供专科化门诊服务[185]。

从表3-2可见，在德国医院系统中，1991—2011年间公立医院和私立非营利性医院数量及占全国医院数比例呈下降趋势，私立营利性医院则处于上升之势。1991年公立医院占37.9%，私立非营利性医院占32.5%，私立营利性医院仅占29.6%。2011年，公立医院所占比例降至26.1%，私立非营利性医院占32.5%，私立营利性医院占41.4%。自20世纪90年代以来，德国公立医院数量减少了近1/3，私立营利性医院数量增幅则超过50%[209]。2011年，德国有

3278家医院。其中，公立医院854家，私立非营利性医院1066家，私立营利性医院1358家。与绝大多数OECD国家相比，德国医院体系中私立医院所占的比重较高[208]。

表3-2 1991—2012年德国医院数

	1991	1995	2000	2005	2010	2011
公立医院	1 360 (37.9)	1 181 (31.9)	1 058 (29.1)	979 (28.7)	852 (25.8)	854 (26.1)
私立非营利性医院	1 167 (32.5)	1 256 (34.0)	1 283 (35.3)	1 134 (33.3)	1 076 (32.6)	1 066 (32.5)
私立营利性医院	1 065 (29.6)	1 261 (34.1)	1 294 (35.6)	1 296 (38.0)	1 373 (41.6)	1 358 (41.4)
合计	3 592 (100.0)	3 698 (100.0)	3 635 (100.0)	3 409 (100.0)	3 301 (100.0)	3 278 (100.0)

注：（1）数据来源：Health at a Glance 2013：OECD Indicators, OECD；（2）括号内为构成比。

从医院病床数看，私立营利性医院病床数及所占份额不断增加，公立医院病床数减少导致全国病床总数量减少，私立非营利性医院病床数及所占比例则基本保持稳定。1995年，公立、非营利性和营利性医院病床数所占比例分别为56.0%、38.0%和6.0%；2010年，上述三类医院病床数所占比例分别变化为48.3%、35.6%和16.1%[197, 203]。据Thompson等介绍，德国私立营利性医院病床数所占比例在欧洲国家中居于第4位，仅低于西班牙、法国和葡萄牙，而比利时、英国、荷兰和北欧四国私立营利性医院病床数所占比例则处于可以忽略的水平[156]。

虽然公立医院病床数所占比例有所降低，但目前仍然在全国占主导地位。2008年，公立医院平均床位数为371张，私立非营利性医院为227张，私立营利性医院为125张。此外，病床数少于100张的公立医院和私立非营利性医院分别仅占其总数的13.5%和17.2%，而62.4%的私立营利性医院病床数不超过99张。因此，公立医院与私立非营利性医院的规模普遍大于私立营利性医院[181]。大型公立医院的员工总数一般达到数千人，是所在区域经济的重要组成部分[193]。

自1990年以来，德国医院体系的框架发生显著变化，公立医院系统出现了快速的私有化现象。很多州或地市政府把公立医院卖给了私立营利或非营利机构，公立医院数量不断减少，私立医院数目则持续增加，并且此发展趋势还在持续中[203]。由于新建医院成本过高和存在市场准入障碍，私立营利性医院主要通过公立医院私有化来扩大市场份额，其病床数的增长也主要是通过兼并公立医院实现的。1996—2005年间，私立营利性医院新增加的床位中73%来自私有化的公立医院[210]。因此，私立营利性医院数量和病床数量增长的主要原因不是新机构的建立，而是主要通过收购公立医院的形式[195]。此外，私人投资者购买公立医院的现象主要发生在德国东部。一半以上私立医院床位归属于连锁性医院[189]。除整体转制为私立医院以外，公立医院内部的“灰色私有化”现象也不断增加。也就是说，虽然公立医院产权性质没有发生变化，但私有经营现象却与日俱增。2002—2007年间，拥有私有企业的公立医院所占比例由28.3%增至56.1%[181]。同时，也有部分公立医院的管理以签约方式承包给私人公司[151]。

德国公立医院私有化的原因主要包括：①公立医院存在经营赤字。②许多地方政府的税收收入下降，为了解决财政赤字、增加收入，不得不加快公立医院私有化进程。③由于经济发展状况不佳和财政困难，政府放慢了公立医院建设步伐，公立医院投入资本中政府份额不断降低。由于医院发展需要资本投入，吸引私人资本成为自然的解决方案。④相对于私立部门内部的集体性协议，工会与公立医院之间达成协议的成本更高、更不容易变通，因此工会也不反对公立医院私有化。⑤依据法律，公立医院员工有权比私立医院同行更多地参与医院事务管理，这可能会增加他们对减少人头费用、合理化控制成本举措的抵触情绪。⑥由于人口的变化，公立医院现收现付制（pay-as-you-go）补充性退休保险制度正变得日益昂贵[189, 195, 197, 211]。

据Weil介绍，私有化对公立医院员工产生了很大影响。在公立医院被营利性机构收购变为私立营利性医院时，除护理人员以外的所有类型工作人员都被大量裁员。与此相对比，在公立医院转制为私立非营利性医院时，除了少数入门级别职位外，并没有裁员现象发生[145]。

五、公立医院管理

德国医院管理主要依赖于多个法典和法规，如社会法典（Social Code）、医院筹资条例、医院补偿条例以及各州的医院法典和贸易法典。德国联邦政府不举办医院，也不负责医院服务的组织，而是主要负责制定宏观政策和颁布法律，确定医院管理及运转的总体框架和原则，如诊断相关群组制度下薪酬政策、医疗服务质量原则等。近年来，绝大多数政策和法律是有关成本控制方面的。

16个州政府负责举办医院和组织医院服务的提供。每一个州均同时依据各自的州医院法和州医院发展规划对医院服务实施调控。州政府通过制定和实施州医院发展规划，对医院扩张和资产更新需求做出预测，采购或替代现有医疗设备并管理州政府所拥有的医院。州医院发展规划不但规定了每一家医院的分布与规模，包括医院临床科室设置和病床数等，还定期更新，以根据需求情况确保住院服务的提供[206-207]。公立医院的上级管理可分别归属于政府（如州、市、区政府）、社会团体（如工会或学会）和社会保险代办机构（如州保险机构）[181, 192]。据Thomson等介绍，绝大部分大学医院为州所拥有，市级政府则拥有全国大约一半的医院床位[148]。

近年来，德国政府进行了公立医院自治及公司化管理等改革。其特点是借鉴私营企业的管理方式，按照公司的组织结构重新组建公立医院，使其成为一个独立的法人实体；实现医疗服务购买者与提供者分离，在两者之间引进签约化的合同关系，提高医院在服务范围、人员任用和财务上的自主权，保留医院营利的权利。政府则通过管理委员会对医院的经营活动保持某种程度的控制权，实行董事会领导下的院长和科室主任负责制，聘用方式为终身合同制与短期合同制相结合[149, 152]。为了避免私有化，越来越多的公立医院将其法人身份改制为独立有限责任公司。2003年，796家公立医院中有30%以独立有限责任公司身份运营，2006年此比例升至51%[212]。

据Jacobs等介绍，德国公立医院在内部治理结构上一般维持了三权分立式管理架构，医院管理由医疗院长、护理院长和行政经理人共同分担，各负其责。不过，德国医院与英国医院有所不同，不直接由某个国家或地区管理机构控制，没有实现统一管理。因此，即使在同一个地区的两家公立医院，内部管理结构也可能有所不同[139]。

六、公立医院绩效

据Weil介绍，几个世纪以来，德国公立医院持续面临财务困难的问题，并且在可预见的未来财务状况不可能改善[145]。对德国医院盈余与债务状况的分析结果则揭示，公立医院破产和倒闭的风险远高于私立医院。根据德国医院协会数据，30%以上的德国医院处于经常性赤字状态，其中大部分为公立医院。在盈余方面表现不佳的医院中，公立医院也多于私立医院[213]。但是，德国医院的整体经济状况自2006年以来有所好转，原因主要在于医院改革法和政府经济促进计划的实施。根据2010年德国医院报告估计，2009年大约15%的医院处于赤字经营状态，只有19%的医院在该年的收入为正增长[181]。

20世纪90年代之前，德国对医院实行全成本补偿，另外医院还享受补贴，因此医院不存在拖欠付款的风险。近年来，德国采取了医疗费用预付制等改革措施，目的在于促使医院对自身的经济状况负责。此外，政府机构消除公立医院年度赤字的意愿也随时间推移不断弱化。因此，德国医院的借款违约已经偶有发生[210]。根据2001—2006年医院财务数据计算，公立医院平均借款违约率（probability of default）为1.52%，高于私立营利性医院（0.98%）和私立非营利性医院（1.47%）。对于贷款公司来说，借款违约率小于1.00%时说明借款机构可以信赖，这些机构可以以相对较低的成本获得贷款。借款违约率为1.00% ~ 2.60%时，虽然仍有可能获得贷款，但比较困难，并且成本也较高。借款违约率大于2.60%时，基本不可能获得贷款[211]。

与私立医院相比，公立医院所处的劣势还在于医院投资取决于政府决策。然而，政府决策受到医院利益以外因素的影响，如州总预算决策、下一次选举中的公众支持考虑等。增加医院投入往往意味着减少其他社会支出。因此，政府对医院的投入经常受选举压力和选民喜好的影响。此外，很多州政府债务缠身，缺乏投入到医院的资金[182]。从总体上看，公立医院所能获得的公共财政资源不断减少，因此不得不通过减少人员支出、提高医生工作负荷等手段缓解财务压力。

此外，自德国医疗保险机构于2003年采用诊断相关群组制度（diagnosis-related groups, DRG）的补偿方式以后，德国大型公立教学医院很快就经历了财务危机。截止到2006年，1/3的德国医院面临破产。一项关于技术和成本效率的研究发现，在DRG制度实施前的2001—2003年间，德国公立医院比私立医院更具有成本效率和技术效果。然而，在DRG制度实施后的2003—2006年间，公立医院与私立医院虽然在成本效率方面并没有显著差异，但营利性医院的利润率（profit margin）则高于公立医院[145]。

在德国2000余家医院中，由市政府所拥有的医院大约有600家。该国150 000名医生中大约有1/3在市立医院工作。某研究机构2011年发布的研究结果则显示，市立医院存在资金补偿严重不足、财务状况不容乐观的问题，20%以上的市立医院处于破产边缘的高风险状态。许多市政府的税收收入下降且存在财政赤字，难以在经费上为市立医院提供有力支持[211]。

七、医务人员及与公立医院的关系

德国医生以州为单位注册，可以同时在本州不同医疗机构服务。医学专家大多集中在公立医院，尤其是大学附属医院。规模较小的公立医院和私立医院则聘请这些专家作为兼职医生[28]。

德国医院医生具有明显的等级制度。还处在培训阶段的医生称为*Ärzte im Praktikum*，相当于我国的住院医师。住院医师完成所有培训即可在医院中成为低年资医师（*Facharzt*，相当于我国的主治医师），一般可以独立诊治患者，在医疗处置方面有问题时可以向高年资医师咨询；若干年后，可以晋升为高年资医师（*Oberärzte*，相当于我国的主任和副主任医师），服从科主任管理，但在医疗实践中具有相当大的自主权，并被赋予培养年轻医生及领导其他医生的职责。医生队伍金字塔的顶尖是科主任（*Chefarzt*），负责管理医院内的某个临床科室[139]。据 Hammerl 介绍，住院医师在入院之后很快就需要承担大量医疗工作和责任，高年资医师则给予低年资医师有益的帮助和支持，并把很多时间放在临床教学方面[214]。2010 年，德国医院有临床科室主任 13 065 名，高年资医师 33 705 名，低年资医师 33 556 名，住院医师 68 370 名[19]。

由于德国医院对医生实行金字塔式的等级管理制度，每个临床科室仅设一名科主任指导全部其他医生，导致过度竞争和论资排辈现象严重。与此相对比，英国医院医生等级制度十分宽松，不同职称的医生拥有不同水平的经验和胜任能力，在团队合作中的角色也十分明确，每个医生都有成为顾问医师的机会[215]。

在德国，公立医院医生均为诊治住院患者的专科医生，属于医院雇员[28, 194, 206]。此外，德国公立医院医生身份分为固定岗位制和合同制两种类型[43]。

八、小结与评价

1．德国卫生管理体制最主要的两个特点是联邦与州政府之间实行分权制，以及医疗保险机构和医疗卫生服务提供者通过社团形式实行自我管理。联邦政府不直接举办公立医院或涉足公立医院管理；州政府举办公立医院，并通过州医院发展规划对医院设置与资源配置进行调控。德国卫生管理体制的上述特点，决定了公立医院薪酬安排主要由相关社团机构谈判解决，而不是由政府主导。

2．德国医院一般仅提供住院服务，与同时提供门诊和住院服务的英国、美国、日本等国家的公立医院有明显不同。公立医院在德国医院体系中处于次要地位。总体而言，公立医院运营绩效与私立医院存在差距，相当一部分公立医院长期处于赤字状态或破产边缘。近年来，德国公立医院出现了快速私有化现象。与此相对比，英国政府则采取了给予公立医院更大自主权但保持公有属性的政策。在我国医院系统中，公立医院占绝对统治地位。几年前，一些地方也实行了公立医院私有化的政策，对医疗服务的可得性与可及性产生了不利影响。在市场竞争条件不完善的前提下，对公立医院私有化似应持审慎态度。

3．德国公立医院医生属于医院雇员，具有明显的等级制度。由于每个临床科室仅设一名科主任指导全部其他医生，因此医生之间竞争激烈，并且论资排辈现象较为严重，成为许多医生选择到等级制度相对宽松的英国医院工作的原因之一。

第二节 德国公立医院薪酬制度

一、公立医院筹资及薪酬来源

自 1972 年德国颁布医院筹资法以来，德国医院的筹资主要来自两个方面：①日常运营费用，包括薪酬支出，主要来自疾病基金会和私立医疗保险机构对患者医疗费用的补偿，一小部分医院经费来自患者自付费用。②建筑、医疗设备等固定资产投入所需经费通常由 16 个州政府提供，具体数额由各州政府决定[149-150, 152, 192, 195]。

（一）筹资渠道及方法

1．政府

德国公立医院可以从其所有者处获得补贴，在绝大多数情况下公立医院债务由政府补偿解决，因此即使有年度赤字，也可以延长生存一段时间[205, 210, 212]。

根据德国医院筹资法，不论是公立医院还是私立医院，只要被列入州政府所制定的医院发展规划，均可向医院所在地的州政府申请固定资产投入资金。所谓固定资产投入，指医院基础设施建设和耐用性医疗设备的采购。作为资源密集型机构，医院需要进行复杂、长期的固定资产投入。因此，固定资产成本补偿制度对医院的运营动机具有十分重要的影响[151, 156, 194]。州政府用于医院固定资产投入的资金原则上来自于税收收入[200]。

不同州在医院发展规划内容、医院能力建设和经费投入等方面存在很大差异。对于医院长期性固定资产投入项目，必须经过逐项审批，分为医院基础建设、资产购置或资产替换等不同类型。需要注意的是，列入州医院发展规划的医院并不具有确保获得某一项特定投入经费的权利，而是取决于政府部门的财政预算情况和政治决定。完全无法获得政府固定资产投入经费的医院，可以在很窄的范围内从疾病基金会获得固定资产建设成本的小额补偿。

州政府还曾经负责提供医院基础设施的维护和修缮费用，相关投入主要根据州政府工作重点的优先顺序支付给医院，与医院产权状况无关。自 1993 年开始，除巴伐利亚州（Bavaria）以外的所有州开始拒绝支付医院建筑维护和修缮费用。目前，疾病基金会在谈判约定的医院年度预算的基础上增加 1.1%

的经费，用于此方面开支[189, 194]。

由于财政方面的压力，近几十年来州政府对医院的公共财政资助稳步下降，迫使医院日益依靠自身力量进行固定资产投资[205]。1991年，各州政府向医院投入了约50亿欧元（2007年价格）。此后，投入数额不断下降，2008年时下降为27亿欧元。州政府投入减少导致医院投入缺口累计达到80亿～130亿欧元。因此，大约50%的建设经费需要依靠医院自身力量筹集。此外，市政府是德国公立医院最典型的拥有者。由于市政府债务不断增加，越来越难以在经费上给公立医院提供支持。因此，公立医院也日益依靠本院盈余用于固定资产投入[213]。与此同时，德国医院还可以直接从私立部门贷款用于医院建设项目。然而，贷款计划首先应获得州政府的批准。州政府主要依据卫生服务需要和贷款成本是否低于公共财政资金使用成本以决定是否批准贷款计划[156]。

2．医疗保障制度

医疗保险补偿费用是德国医院最主要的收入来源。医院运营成本由大约250个疾病基金会以及私立医疗保险公司进行补偿，其费用支付方式按照德国版DRG制度[192]执行。

（1）社会医疗保障：疾病基金会作为德国社会医疗保险的承办机构，负责对医用材料支出在内的医院日常运营成本进行补偿。疾病基金会必须与列入州医院发展规划的任何一家医院签订合同。一般而言，疾病基金会仅补偿大学医院和计划内医院的急性病医疗服务费用，但不是全成本补偿。由于医院医生都是实行工资制的医院雇员，因此人员成本也由疾病基金会负责补偿。疾病基金会同时负责平均经济寿命3年以下资产替换及部分建筑和设备维护费用的补偿[194]。德国疾病基金会不拥有医院或雇佣医生和护士。据Kamke介绍，为了获得运营成本补偿，每家医院均由其所有者出面与疾病基金会谈判，确定预算数额，单个医院也需要提前就年度预算与疾病基金会的代表达成协议[200]。

在德国，医院提供医疗服务所获得的费用补偿数额主要根据有关法律确定。因此，医院一般不能随意提高医疗服务价格或对服务合同讨价还价[198]。对于运营成本补偿，由疾病基金会和医院谈判时设立目标预算，内容包括医院应提供的服务数量及补偿标准。如果医院所提供的服务数量达到预定目标，则不对运营成本补偿数额作出调整。如果达不到，医院仅收到中间差额40%的补偿费用[151]。在每一年度，某医院可诊治的病例数由医院代表和相关疾病基金会的代表进行谈判。对于各个疾病基金会而言，只有其患者数占医院患者总数的比例不低于5%时，才有资格参与谈判。根据上一年度的医院病例数，双方代表就医院的年度预算达成一致意见，也即仅对本年度病例和服务数量实行间接控制。年度预算是疾病基金会对医院服务量进行控制的最主要工具[207]。

换言之，疾病基金会对公立医院所能获得的预算总数进行控制，即实行封顶预算（capped budget）制度，目的在于激励医院减少不必要的诊断检查和治疗，避免并发症，并实施临床路径等现代医疗管理手段[73]。

2003年，德国根据本国国情对澳大利亚DRG制度进行了修订，使其成为对医院医疗服务进行补偿的依据。一个DRG描述了一类住院病例，并总结了该类患者从入院到出院所需使用的全部医院资源。依据主要诊断、不同治疗流程、并发症、住院时间、出院原因等要素，DRG制度把所有医院住院病例分为不同群组。对于每一群组，均有相对应的补偿标准[150]。2004年起，除心理治疗和某些特定服务以外，DRG制度成为所有德国医院医疗服务费用的唯一补偿方式[194]。所有提供住院患者急性病医疗服务的医院均依据DRG制度方式，从社会医疗保险基金和私立医疗保险公司获得补偿[203]。DRG制度属于预付制补偿方式，取代了1993—2003年间德国医院内存在的按天付费（per diem）、按病例付费（per case）等后付制补偿方式（retrospective compensation system），有利于激励医院减少患者住院天数，提高治疗标准化程度[181]。

根据治疗技术和成本变化情况，德国DRG制度每年修订一次。最初，每个DRG在每家医院的补偿标准有所不同。自2009年起，DRG制度的补偿标准在每个州内获得统一。也就是说，对某个州的所有医院，不论是大学医院，还是小型的私立营利性医院，同一个DRG的补偿数额是一样的[195]。在该种支付方式下，在同一州内，不同医院对于同类患者所获得的补偿相同，因此促使低效率医院加快服务流程，降低服务成本。从某种意义上说，DRG制度实际上也属于医疗服务定价制度，在医院之间引入了激烈竞争，要求医院减少支出，提高可营利医疗服务的数量。在DRG制度下，只有最具有成本效率的医院才有可能在长期的竞争中胜出，医院提高效率将会得到收入增加的回报[102, 201]。和预期相符合，在DRG制度实施以后，德国医院平均住院日由2000年的10.1天下降为2006年的8.5天[145]。

（2）私立医疗保险：德国医院业务收入中，来自私立医疗保险机构所占比例远远小于来自疾病基金会部分[206]。对于私立保险患者，临床科室主任一般有权在医院收费的基础上另行收取费用[194]。

3．患者

德国社会医疗保险患者在医院住院期间，不必支付起付线费用，但需支付共付费用。具体而言，住院期间的共付费用为每天10欧元，每年最多不超过28天，主要用于支付医院住宿费用[194]。对于处方药品，每张门诊处方共付费用为5～10欧元。患者在遇到健康问题时，一般需要先找全科医生诊治，在必要的情况下由全科医生转诊到医院专科医生[148, 216]。如果患者没有经过全科医生转诊，直接到医院找专科医生看病，需要额外支付一定费用[140]。

（二）薪酬来源

图 3-2 显示，德国公立医院薪酬主要来源于医疗保险机构通过 DRG 方式支付给医院的医疗费用补偿和患者共付医疗费用。据 Nonnemaker 等介绍，德国公立医院薪酬费用来源于医院与疾病基金会和私立医疗保险公司年度谈判中所确定的医院预算[94]。

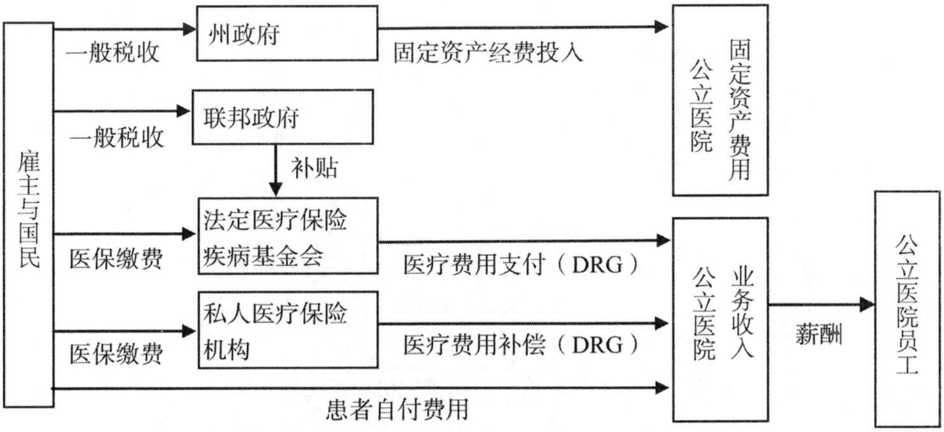

图 3-2　德国公立医院筹资机制及薪酬来源

Solbach 也指出，德国医院医生薪酬在传统意义上主要由私立疾病基金会和公立疾病基金会共同承担。两类基金会分别单独与医院签订服务合同，并依据患者和医疗服务数量补偿医院。有学者认为，德国医院应像荷兰医院一样通过单一渠道获得补偿，以帮助它们更好地计算收入。然而，2007 年以来的改革没有取消私立和公立疾病基金会在补偿医院方面的传统分割，并且这种状况在近期内也不会发生变化。不过，计算医院所获得补偿数额的方法是单一的。自 2004 年起，绝大多数医院服务的补偿标准均依据疾病 DRG 国家标准[182]。

二、薪酬安排及水平的决定因素

（一）院外决定因素——劳资谈判与集体性协议

自 1961 年以来，德国绝大多数医生的工资标准参照联邦白领雇员公共服务合同（称为 BAT）。2005 年秋季，联邦白领雇员公共服务合同停止使用，并被新的公共服务合同（称为 TVöD）所代替，成为引发医生罢工的直接诱因[217]。在 TVöD 的基础上，代表医务人员的工会组织和代表医院的雇主协会进行谈判，并签署有关薪酬的集体性协议。双方签订的集体性薪酬协议提供了医务人员薪酬待遇的框架和条件，其内容包括薪酬层级及调整、薪酬增长幅度以及薪酬构成等[218]。

图 3-3 显示，代表公立医院员工的工会组织有马堡联盟（*Marburger Bund*, MB）和联合服务联盟（*Vereinte Dienstleistungsgewerkschaft*, ver.di）等，代表公立医院的雇主协会则有德国州雇主协会（*Tarifgemeinschaft deutscher Länder*, TdL）和市立雇主协会（*Vereinigung kommunaler Arbeitgeberverbände*, VKA）。双方经过劳资谈判后，签订有关公立医院员工的薪酬集体协议。

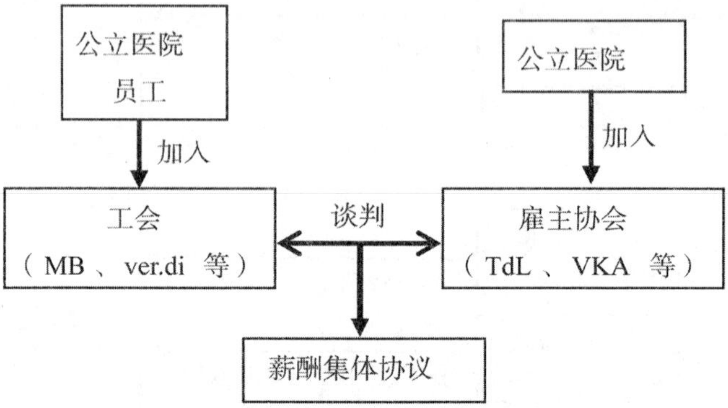

图 3-3 德国公立医院薪酬集体协议产生示意图

1．劳资谈判双方代表组织

在德国，马堡联盟是代表医生的主要工会组织之一。自 20 世纪 50 年代开始，马堡联盟曾与德国雇员工会（*Deutsche Angestelltengewerkschaft*, DAG）结成谈判联盟。德国雇员工会是为白领雇员而设置的工会组织。2001 年，德国雇员工会被合并，加入了新成立的联合服务联盟。最初，马堡联盟继续与联合服务联盟组成谈判联盟。然而，2005 年 9 月，由于马堡联盟不同意该年 2 月达成的公立部门集体性框架协议，选择退出谈判联盟。马堡联盟认为，通过单独谈判可以为医生们争取到更好的条款和待遇。联合服务联盟对马堡联盟的行动进行了谴责，并坚称自己具有代表卫生系统所有员工进行谈判的权力。

2006 年 5 月 20 日，联合服务联盟与德国州雇主协会签订了新的集体性框架协议，其中包括针对医生的特殊条款。然而，马堡联盟在此之前已拒绝了德国州雇主协会的类似条款。因此，联合服务联盟与马堡联盟之间的裂痕更为突显。对于联合服务联盟与德国州雇主协会达成的协议，马堡联盟继续抗议了一段时间，但最终接受了德国州雇主协会所提出的类似条款。

马堡联盟声称在上述争议期间，有 20 000 名新会员加入该工会，使其可以代表全德国 146 000 名执业医生中的 105 000 名医生。联合服务联盟则强调它是卫生系统所有员工的工会。一般而言，在医院护士和医技人员中，联合服务联盟的强势地位更为明显。

2．劳资谈判案例

（1）大学附属医院系统：在组织大学附属医院医生大罢工之后，马堡联盟于2006年6月16日与德国州雇主协会签订了新的薪酬集体性协议，就大学附属医院22 000名医生在2006年11月1日至2009年12月31日之间的薪酬管理做出安排。协议主要内容包括：①工作时间。新协议规定，每周的标准工作时间为42小时。医生个人可自主决定是否继续沿用以前的工作时间标准（原西德和东德地区分别为每周38.5小时和40小时），医生的月工资将根据每周工作时间进行相应调整。协议中也引入了12小时轮班制（shift），规定每两周最多轮班8次。在常规工作（regular service）需要与候诊服务（on-call service, *Bereitschaftsdienst*）相结合时，日间工作时间最长可延至24小时，其中包括8小时常规服务和16小时随时待命服务。如果把随时待命服务时间计算在内，每周平均工作时间最多可延长至58小时，特殊情况下不应超过每周66小时。在实际工作中，有关工作时间的安排需要征得当事医生的个人同意。②经济性薪酬。基于每周42小时标准工作时间，该集体性协议中也规定了新的薪酬发放标准（pay scale）。节假日和圣诞节奖金不再单独发放，而是被整合进新的绩效工资中。根据预期工作强度，值班服务将依据每小时工资标准的60%或95%发放补贴。在公共假期值班时，将在此基础上另外获得25%的奖励性补贴。此外，协议中的开放性条款规定，雇主可以在州层面加入集体性谈判，变动已达成的薪酬发放标准。如果有利于保证医生不失业的话，工资标准可降低，但下降幅度不应超过10%。如果有助于医院招聘医生或劝阻医生辞职，工资标准可提高20%甚或25%，以弥补高生活成本地区的医生生活支出。薪酬集体性协议的生效时间为2006年7月1日至2008年12月31日。原西德地区自2008年1月1日起医生工资增加2.9%，原东德地区自2008年5月1日起增加。马堡联盟与德国州雇主协会就大学附属医院医生薪酬所签订的协议，标志着长期以来卫生系统所有员工进行联合集体性谈判传统的终结[219]。

（2）市级医院（municipal hospital）系统：2011年12月，马堡联盟在与市立雇主协会进行新一轮谈判时，要求医生基本工资增加6%，提高医生值班报酬，并将医生值班次数从每月5～9次减少到不超过4次。市立雇主协会则提议医生工资在未来16个月内增加1.48%，并每人发放一次性补贴250欧元。双方首轮谈判破裂之后，马堡联盟薪酬委会员对下一步行动进行了开会表决，结果92.7%的成员赞成择期举行罢工以迫使市立雇主协会让步。市立雇主协会高层随后则表示，对薪酬委会员的表决结果不感到意外，并已做好重新谈判的准备[220]。2012年1月，双方通过重新谈判达成协议，600家市级医院50 000名医生的工资在2012年1月1日至12月31日之间增长2.9%，每名医生还将获得440欧元的一次性补贴。同时，双方还就工资支付标准（pay scale）的调整达成了一致意见[221]。

（三）院方决定因素

公立医院除通过雇主协会与工会组织进行劳资谈判，确定员工薪酬安排集体性协议外，还可以直接与工会组织进行劳资谈判。例如，太阳神（Helios）医院集团在全德所雇佣的员工大约为17 000人。2011年5月，该集团与联合服务联盟就员工的薪酬安排达成了新的集体性协议。该协议有效实施时间为2011年1月1日至2012年12月31日。根据协议，2011年太阳神医院集团员工薪酬将平均增长2%，2012年5月1日后平均增长3%。医生薪酬增长与上述安排有所不同，2011年1月1日后医生薪酬平均增长3%，2012年3月1日后平均增长2.4%。此外，医生晚上值班和候班补贴增加15%[222]。

在公立医院，工会组织还可为员工执行薪酬合同（tariff-contract）。私立医院则经常依据自己的薪酬合同或依据公立医院合同标准为员工发放薪酬[182]。

（四）个体决定因素

据Solbach介绍，德国医院医生的薪酬水平主要取决于教育水平和年龄[182]。Becker指出，每名医务人员的具体工资水平则取决于个人自身条件、当前集体性薪酬协议内容以及个人的谈判能力[218]。Kamke等则介绍，公立医院医生薪酬数额主要与医生从事的专业和工作年限有关[200]。

三、薪酬支付方式及构成

（一）经济性薪酬

德国公立医院所有员工均实行固定工资制。除基本工资外，临床科室主任可以与医院协商，获得特殊补贴[94, 155, 200]。医生还可获得随叫随到值班费、加班费、轮班附加报酬、医疗报告撰写费和私立保险患者诊治费等额外报酬[50, 223]。不过，据Hammerl介绍，医院与医生签订的绝大多数合同中，不会涉及加班费内容，因此医生加班并不总是能够获得全额加班费[214]。此外，与营利性医院相比，公立医院通常还支付员工的公共费用（public tariffs）[189]。

根据多位研究者的介绍，临床科室主任或高年资医生在工资之外，还可以通过诊治私立保险患者并依据按服务项目收费的方式获得收入，其数额多少依据医生与医院之间签订的合同决定，但部分收入应返还给医院，用于补偿对医院设施的使用[151, 224-225]。

另据 Ludwig 指出，医院的首席医生有很大的收入分配权，低年资医生往往受到不公平待遇。例如，黑森（Hesse）州医事法规定，在诊治私立保险患者所获得的收入中，首席医生必须把 80% 的收入分配给实施诊治的医生。然而，在现实中往往达不到此比例，并且这一现象在德国医院十分普遍[50]。同时，Janus 等也指出，原西德地区医生薪酬制度相对宽松，私立保险患者是医生增加收入的重要来源[43]。

综上所述，临床科室主任或高年资医生通过诊治私立保险患者，以按服务项目收费的方式获得额外收入应无疑义。由于德国各州卫生管理政策存在较大差异，同时根据 Ludwig 及 Janus 的介绍，应当存在低年资医生也诊治私立医疗保险患者并获得额外收入的可能性。

（二）非经济性薪酬

斯塔德医院是一家拥有 538 张病床的区级医院，位于汉堡市附近。该院儿科住院医师 Hammerl 为奥地利人，2002 年毕业于维也纳大学，在英国和奥地利短期工作后，选择到斯塔德医院作住院医师，接受专科医师培训。据她介绍，医院正在取消医生 24 小时轮班制，缩短医生轮班工作时间。医生可以获得带薪休假机会。在有些时候，医生轮班工作时间和随叫随到候班时间很长，不过因此获得的带薪休假时间也长[214]。

五、薪酬水平及比较

（一）院内比较

2012 年，马堡联盟代表医生就市级医院和大学附属医院医生工资与相关方面谈判，并就以下工资标准达成了协议。从表 3-3 可见，市级医院住院医师最低月工资为 3844 欧元，最高为 4809 欧元；专科医师最低月工资为 5073 欧元，最高为 6516 欧元。大学附属医院住院医师最低月工资为 4032 欧元，最高为 5044 欧元；专科医师最低月工资为 5321 欧元，最高为 6499 欧元[223]。除专科医师最高工资标准外，大学附属医院医生的最低和最高工资标准均高于市级医院同行，提示前者收入极有可能高于后者。这一点与日本的情况有所不同。

表3-3　2012年德国不同类型公立医院医生月工资标准（欧元）

	市级医院	大学附属医院
住院医师		
最低（第1年）	3 844	4 032
最高（第5年）	4 809	5 044
专科医师		
最低（第1年）	5 073	5 321
最高（第13年）	6 516	6 499

Thurm 报告了有关德国医院工资制专科医生的调查。医生收入数据包括所有奖金、可变薪酬和主任医师私人医疗业务收入。主任医师可以在医院内诊治私人患者，并直接向患者收费。从表 3-4 可见，德国主任医师（*Chefärzte*）、副主任医师（*Oberärzte*）、主治医师（*Fachärzte*）和住院医师 2010 年平均收入分别为 257 000 欧元、113 000 欧元、82 000 欧元和 50 000 欧元。如果不把住院医师包括在内，医生平均年收入为 123 471 欧元。如果把住院医师包括在内，医生平均年收入仅为 89 689 欧元[19]。另据 2013 年一篇报道，德国公立医院护士起薪税前月工资为 2190 ~ 2365 欧元[226]。

表3-4　2010年德国医院各类医生年平均收入情况

	年均收入（欧元）
主任医师	257 000
副主任医师	113 000
主治医师	82 000
住院医师	50 000

德国医院不同层级医生间收入存在较大差距，最高层年收入约是最底层的 3.1 倍[19]。在 1988—2003 年间，低年资医生仅被赋予预备执业许可，不具备签署死亡证明和医疗意见等相关权利。自 2004 年秋起，低年资医生结束医学学习之后可立即获得完全执业资格（full licensure）许可。对于在公立医院工作的低年资医生，税前年收入也相应增加了大约 29 000 欧元[189]。

据相关报道，市级医院新入职医生的月工资约为 3700 欧元，而最高级别医生约为 7000 欧元[211]。另据一家区级医院的儿科住院医师 Hammerl 介绍，该院住院医师税前月工资为3000欧元，税后为1700欧元。专科医师税前月工资为4300～5600欧元。Hammerl认为，德国医院医生不得不面临工资低、工作时间长、工作负担重等问题，但可以接受到高质量的医疗培训，并拥有大量属于自己的业余时间[214]。

（二）与私立医院比较

从薪酬水平看，德国2002年发起医院融资改革之后，公立医院医生的待遇变差[227]。一般而言，在公立医院工作收入低，在非公立医院工作收入要高一些[228]。扣除税费以后，医生净收入大约是毛收入的50%[223]。2009年包括工资和私人诊疗业务报酬在内的公立医院医生（不含住院医生）平均年毛收入为121 097欧元，低于私立医院医生（160 253欧元）[19]。Mache等的研究也得出了类似结论，即德国私立医院医生的薪酬水平和福利好于公立医院同行[229]。

另有报道则指出，在属于私立非营利性医院的教会医院，医生薪酬水平低于公立医院同行，医生加班也经常不能获得加班费。2007年12月，教会医院医生甚至上街游行示威，要求像公立医院一样增加医生工资[230]。

公立医院护士工作强度低于私立医院。根据德国联邦统计办公室数据，2008年公立医院每名护士平均需要负责449张病床和55名患者，而私立医院每名护士平均需要负责511张病床和59名患者[181]。Mache等的研究却发现，德国公立医院医生工作时间显著长于私立医院同行。就每医生班次平均工作时间而言，公立医院为9小时48分钟，私立非营利性医院为9小时6分钟，私立营利性医院仅为8小时52分钟。公立医院医生工作时间长的主要原因在于文案及管理工作占用了大量时间[204]。

（三）与诊所医生比较

在德国，所有私人诊所医生都可以诊治私立医疗保险患者，并依据按服务项目收费的方式收取较高的医疗服务费用。与此相对比，为了诊治疾病基金会参保患者，私人诊所医生必须获得相应授权并同意费用、管理等方面的特殊规定[141]。

德国诊所医生薪酬主要按服务计点方式支付。医生协会按照事先制定的统一医疗服务计点标准，对医生提供的服务进行审核并计算总点数，再据此支付报酬。对单个医生来说，提供的服务越多，则获得的点数越多，报酬可能越多，有激励医生多提供医疗服务的倾向。但如果所有医生的总点数增加，每点的单价就会下降，收入也会减少[149]。据Nonnemaker等介绍，德国公立医院医生收入低于诊所医生[94]。

（四）国际间比较

对于德国医生的薪酬水平，Freeman 在其 2000 年版《欧洲卫生政治》一书中认为，如果与职工平均工资进行比较的话，德国医生是欧洲获得最好薪酬的群体之一[139]。Nonnemaker 等却认为，德国公立医院医生薪酬制度存在问题。平均而言，公立医院医生收入低于其他西方国家的同行[94]。据 Kopetsch 介绍，2002 年德国公立医院医生年收入为 35 000 ~ 56 000 美元，而同期英国与美国医生年收入分别为约 127 285 美元和 165 000 ~ 268 000 美元[51]。在选择去英国工作的德国医生中，其薪酬可以达到在本国时的 3 倍[50]。

根据 Simmgen 的研究，在刚开始工作的早期阶段，英国医院医生收入高于德国同行。在德国，2004 年初级住院医师的基本工资为 10 000 英镑，原东德地区还要再低 10%，并且没有免费住房。与此相对比，英国初级住院医师的基本工资是 19 000 英镑。在高级住院医师和专科注册医师水平，德国医生基本工资水平与英国同行相当。2003 年，德国医院医生工资增长了 2.3%，而英国则增长了 3%[215]。

六、薪酬满意度

（一）总体情况

在德国，工作条件差、收入过低使医院医生产生很大的不满情绪。根据近年来多篇媒体报道，医生们已多次进行罢工，要求提高工资和改善工作条件，部分医生则选择到英国等其他国家工作以获得更高的收入，或者选择改行[50, 230-232]。根据在英国工作的德国医生 Simmgen 介绍，虽然德国医院有近 5000 个医生职位空缺，但有 2350 名德国医生选择到英国工作。德国医生是在英国工作的欧洲医生中最大的一个群体。自 1999 年以来，每年约有 350 名德国医生选择到英国工作，其主要原因包括获得更好的薪酬待遇和工作条件[215]。

根据一项挪威和德国两国医院医生工作满意度比较研究的结果，德国医院医生工作满意度低于挪威同行，特别在“薪酬水平”和“工作时间”满意度方面，两国之间的差距最大。另据研究者介绍，过去几年来，德国为了降低医院成本，在控制医生薪酬和增加工作量方面采取了多项措施，导致医生满意度进一步下降。2006 年，德国医院医生常规工作时间从每周 38.5 小时提高至 40 或 42 小时，而固定工资却没有相应提高。此外，医生加班一般被认为是理所当然的，不能获得加班费。总体而言，德国医院医生固定工资相对下降，实际薪酬水平也低于许多欧洲国家同行，而加班又不能获得相应报酬，导致医生的满意度不高。研究发现，工作时间过长和薪酬水平不高是德国医生转行或去其他国家执业的最主要原因 [40]。

此外，德国医院医生普遍认为工资分配的公平性正变得越来越差。首先，德国公立医院医生薪酬制度存在地区差异。在原东德地区，由于人口密度和居民人均收入低，不但招聘医生存在困难，而且薪酬制度十分严苛，医生一般没有机会通过私人诊疗服务获得额外收入。在原西德地区，医生薪酬制度不像原东德地区那样严苛，私立保险患者是医生增加收入的摇钱树（cash-cow）。另据调查，公立医院不同身份医生的满意度也存在差异。固定岗位制医生对工作“非常满意”者占 23.0%，而合同制医生对工作“非常满意”者仅占 12.1%，说明前者的工作满意度明显高于后者 [43]。

（二）罢工

2006 年，代表医院医生的工会组织了大学附属医院医生罢工，抗议一项增加医生工作周数的提议 [94]。在这一年，大学附属医院医生为争取增加工资和改善工作条件举行了数次警告性罢工，并最终于该年春季举行了由 22 000 名医生参加的长达 13 周的罢工，成为第二次世界大战以来德国国内持续时间最长、规模最大的罢工 [219]。2011 年 9 月，德国大学附属医院的医生进行了一系列为期 2 小时的罢工活动，并就无限期罢工计划进行投票，以迫使联邦及州管理当局同意增加工资。该项罢工可能有数万名医生参加，但管理当局同意了新的医生薪酬方案，从而在最后一分钟避免了罢工。与此同时，护士也声称工作强度过大、薪酬水平过低，并进行了多次罢工 [211]。

柏林夏洛特（Charité）医院是欧洲最大的大学附属医院，是隶属于柏林州政府的公立医院。该院员工总数大约为 13 000 人。员工工资比德国平均水平低 14%，并且后勤管理外包给 CFM 公司，导致大约 2500 名 CFM 员工每小时工资仅为 5.5 欧元，并且没有集体性工资协议。该州政府由社会民主党和左翼党（left party）联盟共同组成。然而，社会民主党要求的每小时最低工资为 8.5 欧元，左翼党为 10 欧元。此外，该院工作条件极其恶劣。以上因素导致 92.91% 的员工投票同意举行罢工。

由于工资低和工作条件差，夏洛特医院员工自 2011 年 5 月 2 日起举行无限期总罢工，要求工资每月增加 300 欧元，并于 5 月 3 日在柏林举行了游行示威。在游行示威时，工会官员说，只有员工诉求得到考虑并且由员工和工会共同决定之后，罢工才有可能停止。由于罢工，该医院的所有病房被关闭，数百张病床空置，仅有急诊外科手术还正常进行。罢工导致的损失高达每天 500 000 欧元 [231]。

2006 年 6 月 26 日，马堡联盟在与代表市级医院的市级雇主协会的谈判破裂之后，号召市级医院系统举行罢工，以争取更高的薪酬和更好的工作条件。该项提议得到了全德市级医院医生和其他医务人员的强烈支持[219]。2006年夏天，700名地方医院的医生也举行了为期8周的罢工，以抗议加班不能获得加班费、工资水平过低等。然而，上述罢工均未取得成功[217]。

2011年9月，马堡联盟代表市级医院医生与市级医院协会、市级雇主协会开始新一轮谈判，但是2个月后谈判破裂，市级医院医生们拒绝了16个月内薪酬增加1.8%和一次性发施250欧元的建议。据马堡联盟官员说，这一增长幅度还赶不上通货膨胀增长速度，而且市级医院盈余在2011年前9个月增加了4.2%，因此上述建议具有嘲弄意味。2012年1月26日，600家市级医院的近50 000名医生在马堡联盟组织下走上街头进行罢工，要求医院将其薪酬水平提高6%并减少随时待命次数。市级医院一半以上的医生每月需保持随时待命状态9次。医生们争辩说工作强度过大，要求减少到4次。罢工导致患者无法住院治疗、医疗服务提供受限、手术推迟等严重后果。对于此次罢工，市级雇主协会声称愿意与医生进行谈话以避免罢工。马堡联盟则宣布，虽然希望避免罢工，但是在市政府做出实质性让步之前，将不会重新回到谈判桌[211]。

七、小结与评价

1．德国公立医院薪酬费用主要来源于法定或私立医疗保险机构通过DRG方式支付给医院的医疗服务补偿费用和患者共付医疗费用，而不是由政府财政直接提供。

2．根据医院类型不同，德国在公立医院薪酬安排方面设有集体性协议。协议内容一般由代表医院员工的工会与代表院方的雇主协会经过谈判确定。为了争取更好的薪酬待遇，近年来工会多次组织公立医院员工进行罢工，对医疗服务提供与安全产生了比较大的影响。从社会发展和稳定角度看，通过罢工这种极端方式争取薪酬待遇的做法并不一定可取，但却具有警示作用。由于公立医院员工罢工这一现象在德国最为突出，除薪酬待遇需要提高以外，可能也与该国的卫生管理体制有关。

3．在薪酬支付方式上，德国公立医院所有员工均实行固定工资制。此外，政策允许高年资医生通过提供私人诊疗服务获得额外收入，这一点与英国的做法类似，即都允许具有一定资质的医生多点执业。与美国、英国等国家相比，德国医生收入处于较低水平。由于很多医生选择到国外执业以获得更高收入，造成较为严重的人才流失问题。

第四章　美国公立医院薪酬制度研究

第一节　美国卫生体制

一、卫生体系主要特点及指标

市场化是美国卫生体系的主要特点，医疗卫生领域的市场竞争相当激烈。与其他发达国家相比，美国政府对卫生服务管理的介入较为有限，私立部门在医疗卫生服务提供中处于垄断地位，政府力量则处于从属地位。与此同时，美国卫生体系十分复杂，拥有种类繁多的医疗保险机构、医疗卫生服务提供者和医疗费用补偿方法，缺乏卫生服务筹资、补偿与提供方面的中央管理机构，与英国、德国、日本等国家相对单一的卫生体系形成了鲜明对比[73, 198, 233-234]。对美国卫生体系的整体评价，存在两种截然相反的观点。一方面，有人认为受过良好训练的医生队伍、尖端的医疗技术、现代化医疗卫生设施是美国卫生体系的鲜明特征，因此美国人拥有“世界上最好的卫生保健体系”；另外一种观点则认为，美国卫生体系存在严重的整合不足、低效率等问题，虽然医疗卫生费用高于世界上任何其他国家并且增长速度超过通货膨胀率，但仍然存在卫生资源分布和医疗服务质量不均衡、不同人群间存在明显的健康及卫生服务利用差异、医疗保险未实现全民覆盖且保障力度不足（underinsurance）、管理费用浪费和居民健康状况指标不突出等问题[49, 141, 235-243]。

根据 OECD 数据，2012 年美国人均国内生产总值按购买力平价计算为 51 689 美元，人均国民总收入为 52 547 美元。总人口 3.14 亿，在全球范围内居于中国和印度之后，排在第 3 位。65 岁以上老年人口占 13.7%[244]。从未来角度看，由于美国出生率高于绝大多数高收入国家，因人口老龄化产生的社会保障预算压力应低于绝大多数高收入国家。

在世界范围内，美国人均卫生总费用和卫生总费用占 GDP 的比例均远高于其他国家[21, 245]。2011 年，美国人均卫生总费用经过购买力平价调整后为 8508 美元，在 OECD 国家中居于首位，是 OECD 国家平均值（3322 美元）的 2.5 倍以上，比居于第 2 位的挪威和第 3 位的瑞士高 50% 以上。美国卫生总费用占 GDP 的比例为 17.7%，同样在 OECD 国家中居于首位，几乎是 OECD 国家平均值（9.3%）的2倍。2000—2009年间，卫生总费用年增长率为4.4%。2009—2011年间，卫生总费用年增长率下降了一半以上，为2.1%。在绝大多数国家，卫生费用的筹资渠道主要为税收或社会保障基金，私人保险和患者自付费用一般仅占次要地位。然而，美国和墨西哥、智利等少数OECD国家一样，卫生总费用中政府支出所占比例小于50%。2011年，美国卫生总费用中政府支出仅占47.8%，远低于OECD国家平均值（72.2%）。

美国在医疗卫生领域投入巨大，但是卫生资源配置状况并不突出。例如，2011年美国每千人口医生数为2.5人，低于OECD国家平均水平（3.2人）；每千人口护士数为11.1人，仅略高于OECD国家平均水平（8.7人）。2010年，美国每千人口医院床位数为3.1张，也低于OECD国家平均水平（4.8张）。从医疗服务利用角度看，美国患者住院和门诊次数也低于绝大多数发达国家。与绝大多数OECD国家一样，美国医院病床数在过去25年中呈下降趋势，平均住院日则不断减少，日均外科手术数量明显增加[16]。Weil研究认为，2009年美国医院病床使用率为68.2%，平均住院日为5.4天，与英国、德国一样存在医院和病床数量过剩的问题[145]。

一般而言，较高的人均卫生支出往往带来较高的预期寿命和较低的死亡率，但这一规律并不完全适合美国的情况。根据一些关键健康指标衡量结果，美国居民的健康状况低于其他OECD国家。2011年，美国人口的出生预期寿命为78.7岁，其中男性76.3岁，女性81.1岁。美国人口出生预期寿命大约比OECD国家中位数少2年，在28个高收入OECD国家中居于倒数第6位。绝大多数OECD国家人口的预期寿命在近几十年内有了明显延长。虽然美国人口预期寿命也有所增长，但是增长速度明显落后于其他OECD国家，其主要原因在于美国相当一部分人口没有医疗保险且难以享受到适宜的初级卫生保健、卫生习惯不佳和居住环境差等。1960—2011年间，美国人口的出生预期寿命增长了9岁，但同期内日本增长了15岁，OECD国家平均增长了11岁。1960年，美国人口的出生预期寿命比OECD国家平均水平高1.5岁；到2011年，反而比OECD国家平均水平约低1.5岁。目前，瑞士、日本、意大利和西班牙等国人口出生预期寿命已超过82岁。美国与上述国家在预期寿命方面的差距不断变大。例如，2011年，美国男性出生预期寿命比瑞士男性少4.2年，但1970年时两国相差3年；美国女性出生预期寿命比日本女性少4.8年，但1970年时两国之间没有差距。在过去30多年中，婴儿死亡率在工业化国家中稳步下降，但美国的婴儿死亡率却在有记录以来首次超过OECD国家平均值[246]。2011年，美国婴儿死亡率为6.1‰，高于OECD国家平均值（4.1‰），在所有31个高收入OECD国家中处于最高水平，是捷克、芬兰、冰岛、日本、爱尔兰等国家的2倍以上[49, 247]。美国低出生体重儿比率为8.1%，也高于OECD国家平均值（6.8%）。不过，美国成人中自我评价健康状况良好者占89.5%，在OECD国家中居于首位，明显高于OECD国家平均水平（69%）[16]。然而，由于人们对健康状况的评价在很大程度上受语言和文化的影响，因此很难完全理解此方面国际间比较的意义。一项关于工业化国家可避免死亡的研究发现，2002—2003年间，美国每10万人口可避免死亡为110人，在所研究的19个工业化国家中处于倒数第1位，几乎是处于第1位的法国的2倍。如果美国卫生体系绩效与排名前三位的国家相似，将可每年避免75 000 ~ 100 000美国人的不必要死亡[248]。

综上所述，美国卫生体系存在严重的低效率问题，巨额投入与居民健康状况的改善不成比例。在世界卫生组织的《2000年世界卫生报告》中，虽然美国卫生体系反应性在该组织成员中位居第1位，但卫生体系整体绩效排在第37位，卫生效果排在第24位，卫生服务筹资公平性排在第55位[141]。

二、卫生管理体制

美国属于联邦立宪制国家，政府部门分为联邦（federal）、州（state）和地方（local）政府3个层级。联邦政府的权力和职责限于美国宪法所赋予的内容。美国有50个州，各州均拥有主权、宪法，并不属于联邦政府的亚单位。对于教育、社会保障等公共事业，一般由联邦政府制定特定法律并提供资金，由州政府在遵循联邦政府指导原则的前提下负责具体实施与管理。通过此种方式，联邦政府获得了对各州行为产生影响的权力。在很多情况下，州政府需要提供匹配资金才有资格获得联邦政府资金。在各州内部，设有更低一级的地方政府，包括市、县、镇、学区（school district）和特别行政区（special-purpose district）。州政府所制定的政策不能与联邦法律发生冲突，地方政府也必须遵守州宪法和法令[49, 249]。

与其他工业化国家相比，美国在卫生管理方面的整合和协调力度较弱。各级政府、医疗保险机构、医疗服务提供者、公立与私立管理者均在美国卫生体系中发挥重要作用。卫生服务质量、可及性和成本控制等目标的实现由各级政府和私立部门共同参与。医生和医院由联邦政府、州政府相关部门以及全国性的非政府管理机构进行管理。从政府角度看，美国卫生管理主要发生在3个层次，即联邦政府、州政府和地方政府[234]。卫生领域管理权力由联邦政府和州政府共享。药品、医疗设备的管理由联邦政府负责，州政府则负责许多公共卫生职能的资助与管理、制定医疗保险政策等。有些医疗卫生服务由联邦政府和州政府共享决策权力。例如，针对低收入个体和家庭的Medicaid项目，由联邦政府和州政府共同提供资金支持，州政府负责管理，但需要遵守联邦政府的相关规定[49]。

（一）联邦政府

在卫生管理领域，联邦政府建立了一系列监管与资助机制。例如，1965年建立了 Medicare 与 Medicaid 制度。同时，还建立了以现役军人、退伍军人等为服务对象的医疗卫生服务制度。此外，联邦政府还负责制定国家卫生服务预算、设立 Medicare 与 Medicaid 患者的补偿标准和医疗机构建设标准[234]。

法律是联邦政府对卫生事务进行管理的关键手段。美国国会通过相关法律法规的制定与实施，对医疗卫生服务和医疗保障领域产生重要影响。国会所通过的《斯塔克法》（Stark law）、《反佣金法》（Anti Kickback Statute）、《民事欺诈索赔法》（Civil False Claims Act）等是医院在医生薪酬安排中必须严格遵守的法律条文[250-252]。2010 年，美国国会还通过了《医生报酬阳光法》（Physician Payment Sunshine Act），要求医生与行业之间的特定财务关系向社会披露和公布，以阻止两者之间可能导致卫生资源不合理利用及卫生费用过快增长的利益交换。其主要内容包括两个方面：药品、医疗设备、生物制品或医疗用品制造商必须记录给予医生和教学医院的特定报酬或其他价值转移，并报告给 Medicare 与 Medicaid 服务中心（Centers for Medicare & Medicaid Services, CMS）；制造商和团购组织（group purchasing organization, GPO）必须记录医生及其亲属所拥有的特定所有者权益或投资权益，并且报告给 Medicare 与 Medicaid 服务中心。其中，特定报酬和价值转移包括咨询费、讲课费、礼物、娱乐、特定食物和饮料、研究项目及教学活动补贴等。Medicare 与 Medicaid 服务中心要求制造商上报的内容包括医生姓名、单位地址、专业、医疗服务提供者国家标识码，报酬或价值转移的数额及支付日期、形式（如现金、实物或服务）及性质（如咨询费、礼物、食品与饮料等）。在收到相关报告后，Medicare 与 Medicaid 服务中心将对信息进行整理，并择期在对外网站上公布[253]。

在联邦政府行政管理部门中，卫生和人口服务部（Department of Health and Human Services, DHHS）是负责卫生管理职能的关键部门，在执行国会和白宫有关卫生服务筹资、规划 / 协调、管理和监督以及提供等方面担负广泛的责任，包括监督卫生与医疗保险项目、发布法规以及执行联邦政府的相关卫生政策[254]。卫生和人口服务部部长由美国总统任命，并需获得参议院同意，是内阁成员。其下属政府机构包括 Medicare 与 Medicaid 服务中心（CMS）、卫生保健研究与质量局（AHRQ）、疾病预防与控制中心（CDC）、食品与药品管理局（FDA）和国立卫生研究院（NIH）等。作为美国医疗服务的最大购买者，Medicare 与 Medicaid 服务中心对医疗服务市场具有巨大的影响力，医院等医疗服务提供者对 CMS 的相关举措十分敏感[150]。印第安人卫生服务局也隶属于卫生和人口服务部，属于联邦水平的卫生服务体系，负责为联邦政府所确认的印第安和阿拉斯加原住居民提供医疗卫生服务。

成立于 1930 年的退伍军人事务部是独立于卫生和人口服务部的联邦政府部门，负责监督退伍军人卫生管理局（Veterans Health Administration, VHA）为大约 790 万名退伍军人及其家属提供医疗卫生服务[49, 255-256]。退伍军人卫生管理局局长称为首席医务官（chief medical director），直接向退伍军人事务部部长汇报工作[257]。在退伍军人事务部所获得的预算中，大约一半用于医疗卫生服务的提供，2005 年约为 300 亿美元。退伍军人卫生系统是美国最大的整合型卫生服务体系，包括 153 家退伍军人医院（医学中心）、135 家护理院、43 家康复中心和 795 家社区门诊诊所[255, 258]，雇员占联邦政府文职雇员的 14%，其中大约 1/2 为各类医护专业人员[259]。

（二）州及地方政府

在联邦政府框架内，州及地方政府也在卫生管理方面发挥了重要作用。目前，美国 50 个州政府在 Medicaid、精神卫生服务、公立医院、市县卫生局等的筹资、规划、管理、监督等方面与联邦政府分享权力。州政府还负责医生、护士和其他卫生工作者的资格准入，并调控医疗保险的销售。各州一般依据联邦政府卫生管理机构设置原则设立了相对应的部门，绝大多数州设有保险管理局、卫生和人口服务局或社会服务局。Medicaid 与 SCHIP 项目均由州政府管理，主要覆盖人群为贫困母亲及其孩子。州和地方政府还通过一系列相关举措，使低收入以及其他弱势个体和家庭有可能获得卫生服务。例如，举办公立医院，通过州及地方卫生行政部门及其所属的诊所和社区卫生服务中心提供医疗和疾病预防服务，监管餐馆食品安全等其他公共卫生服务活动[49]。在理论上，医院运营、医生执业及私立医疗保险均应由各州负责监管。然而，实际情况却比较复杂[254]。在卫生管理的某些方面，州政府可能走在了联邦政府前面。例如，马萨诸塞州在 2006 年就实现了医疗保险的全民覆盖[246]。地方政府则主要负责运营联邦政府和州政府所设立的卫生项目[234]。

（三）社会性组织

私立医疗保险机构、医疗卫生机构、医生、护士等在国家层面均各自设有专业性组织，以代表其共同利益、表达观点并在国会游说政策制定者，以促使有利于自身利益的政策出台。例如，美国医疗保险计划（America’s Health

Insurance Plans）是代表 1300 余家私立医疗保险公司的全国性组织[49]，代表医院的则是美国医院协会（American Hospital Association），代表医生利益的为美国医学协会（American Medical Association）以及无数个亚专业团体，代表护士的为美国护士协会（American Nurse Association）[148]。

在州层面，社会性组织对卫生政策的制定也产生影响。例如，加利福尼亚州议会在 1999 年通过法案要求该州医院实施执照护士最低配置标准后，一系列利益相关者就最低配置标准的水平提出了相差甚远的建议。加利福尼亚护士协会建议最低配置标准应设为 1∶3，即每 3 名患者配置 1 名护士。加利福尼亚医院协会则建议最低配置标准设为 1∶10，即每 10 名患者配置 1 名护士。经过长时间激烈的公共讨论，最终选择的方案为分步实施：2004 年 1 月起，最低配置标准为 1∶6，到 2005 年 3 月应达到 1∶5[260]。

三、医疗保障制度

与世界上绝大多数国家一样，美国医疗保障制度实行私立医疗保险（也称为商业医疗保险）与社会医疗保障制度相结合的办法（表 4-1）。私立医疗保险是美国医疗保障制度的主体，绝大多数美国人参加了私立医疗保险计划，这一点在世界范围内是比较独特的[49, 261]。不过，没有一个社会或私立医疗保障制度能够在美国占绝对统治地位。

2010 年，0 ~ 64 岁美国人中有 1.65 亿参加了私立医疗保险制度，占全国人口的 56%。其中 90% 由雇主支持购买，剩余 10% 由个人购买并且一般没有补贴。27% 的美国公民参加社会医疗保障制度。其中，14% 参加 Medicare 制度，参保总人口为 4600 万；12% 参加 Medicaid 制度，参保总人口为 4400 万；1% 参加军人医疗保险项目。针对低收入家庭儿童的 SCHIP 保险制度，在 2009 年覆盖了 770 万名儿童。2007 年，大约 890 万美国人同时参加了 Medicare 和 Medicaid 制度，另有部分人同时参加了社会医疗保障和私立医疗保险制度[49, 148]。

不同于大多数工业化国家，美国尚未实现医疗保障制度的全民覆盖，是世界上唯一没有实现全民医保的发达国家[243]。1987—2010 年间，无医疗保险者从 3100 万人增至 5000 万人，占总人口的比例也从 12.9% 升至 16%，不论是绝对数还是相对数均呈增加之势[148, 242]。2011 年，在美国 65 岁以下成年人群中，大约每 6 个人中就有 1 人没有医疗保险。即使对于拥有医疗保险者，仍然面临高昂自付费用的障碍，并不总是可以及时接受到医疗卫生服务。据估计，大约 60% 的个人破产是由于高额医疗费用所致[49]。

表4-1　美国医疗保障制度简表

性质	名称	主要特征	资金来源
公立	Medicare	保障对象为65岁以上老年人和部分残疾人，由联邦政府管理	联邦政府税收收入、雇主与雇员分担的工资税、个人缴费
	Medicaid	保障对象为低收入人口和残疾人，是联邦政府和州政府共建项目，由50个州与哥伦比亚特区依据联邦政府指导原则负责具体管理	由各州及联邦政府通过税收收入共同承担。对于州政府提供的资金，联邦政府至少按1：1比例进行匹配
	SCHIP	保障对象为不符合Medicaid参保条件但又无力购买私立医疗保险家庭的儿童。管理体制与Medicaid类似	与Medicaid类似
	VA	保障对象为退伍军人，由联邦政府管理。由政府所拥有的退伍军人医院和诊所等提供医疗卫生服务	政府税收收入
私立	雇主资助保险	雇主向其雇员提供的医疗保险，在美国占主导地位。可由营利性（如Aetna、Cigna）或非营利性（如Blue Cross/Blue Shield）私人医疗保险公司管理，也可由企业自主管理	雇主支付绝大部分参保费用，雇员支付剩余部分
	非群体保险	保障对象为自我雇佣者、退休人员及无法通过雇主获得医疗保险者。由私立医疗保险公司管理	参保人自付保险费用，其数额仅依据参保人健康状况确定

（一）社会医疗保障制度

美国最主要的社会医疗保障制度是成立于 1965 年的 Medicare 和 Medicaid 制度，这也是该国历史上第一次由国家介入的卫生活动 [199]。其中，Medicare 制度的保障对象为 65 岁以上老年人，属于社会医疗保险制度。目前，Medicare 几乎覆盖了所有 65 岁以上老年人、残疾人和晚期肾病患者。与 Medicare 不同，Medicaid 属于社会福利制度，只有收入低下并且满足一定资格要求的人（如 18 岁以下儿童、有孩子的成年女性）才可参加，参加者一般可获得免费医疗服务。Medicaid 的覆盖人群还包括残疾成年人、破产后需要长期照顾者，同时也与 Medicare 项目一起为低收入老年人提供医疗保障。该项制度的经费由联邦政府和州政府联合提供，由各州具体负责组织和管理，但必须遵守联邦政府的相关规定。由于各州在参保资格、保障内容、补偿标准等方面的规定有所不同，因此 Medicaid 在各州之间存在较大差异 [262]。Medicaid 是美国医院、护理院（nursing home）和其他长期照顾服务机构（long-term care services）费用的最主要支付者[24, 49]。

从表4-2可见，在2000—2009年间，Medicare与Medicaid住院患者占全美住院患者的比例呈上升之势。2000年所占比例为56.7%，此后逐年上升，2009年所占比例为62.0%[263]。由此可见，Medicare与Medicaid已成为美国医院住院服务的最大购买者。在俄勒冈州，58家社区医院为Medicare和Medicaid患者提供的服务量占总服务量的56.8%。在上述医院的业务收入中，Medicare与Medicaid补偿费用所占比例由2007年的50%上升至2011年的57%。在同期内，商业医疗保险补偿费用所占比例则由44%下降至37%。不过，俄勒冈州社区医院治疗Medicare患者所花费的每1美元仅能获得81美分的Medicare补偿费用，治疗Medicaid患者所花费的每1美元仅能获得86美分的Medicaid补偿费用[264]。由于长期以来Medicare与Medicaid对医疗服务的补偿水平低于服务提供成本，导致美国医院面临经济困难或不得不把部分成本转嫁到私立医疗保险机构等其他服务购买者身上，其为美国卫生体系的重要问题之一[236, 265]。

为了向无医疗保险家庭的儿童提供医疗保障，美国于1997年设立SCHIP保险制度。随后，其保障对象扩大为不符合Medicaid参加资格的中等收入家庭儿童。不过，每个州对SCHIP的参保资质均有各自的规定。对于参保儿童所利用的门诊、住院、免疫接种、急救等医疗卫生服务，由SCHIP支付相关费用，儿童所在的家庭仅需支付很少费用或不需支付费用[236]。

表4-2　美国Medicare与Medicaid住院患者所占比例

年份	住院患者占全美住院患者比例（%）		
	Medicare	Medicaid	二者合计
2000	41.0	15.7	56.7
2001	41.1	16.2	57.3
2002	41.2	17.1	58.3
2003	40.7	17.6	58.3
2004	41.3	18.0	59.3
2006	41.6	18.6	60.2
2007	41.6	18.9	60.5
2008	41.7	19.2	60.9
2009	42.1	19.9	62.0

美国国防部的 TriCare 是以现役军人、退伍军人及其家属为保障对象的医疗保险制度，其特点与管理保健制度（managed care）有相似之处，主要通过军事医疗机构提供医疗服务，并且使用民用医疗机构作为补充。老年退伍军人在参加 Medicare 制度之后，仍可同时参加终身型 TriCare（TriCare for life, TFL）。后者可提供自付费用报销、附加收益等不在 Medicare 保障范围之内的服务。对于同时参加 Medicare 和 TriCare 的退伍军人，在每次利用医疗卫生服务时，必须选择其中一个支付服务费用。Medicare 可以支付退伍军人卫生系统所收取的共付费用，但退伍军人卫生系统不支付已在 Medicare 保障范围之内的服务费用[49]。

（二）私立医疗保险

美国有超过 1200 家非营利性和营利性医疗保险公司，在州保险管理局的管理下提供私立医疗保险[148]。私立医疗保险主要由雇主作为薪酬福利的组成部分提供给雇员，同时也可以通过群体或个人从保险公司直接购买。个人直接购买私立医疗保险者大约占总人口的 10%[49, 150]。

美国的私立医疗保险制度主要分为三种类型，即健康维护组织（health maintenance organizations, HMOs）承担、优先提供者组织（preferred provider organizations, PPOs）承担和高起付线保险计划（high-deductible plans）。健康维护组织指通过某医疗卫生服务网络并主要在费用预付制的基础上为参保人员提供或签约提供医疗卫生服务。在绝大多数情况下，除急诊服务以外的所有医疗卫生服务均必须由网络成员提供。优先提供者组织也通过与某医疗卫生服务网络签约为其参保者提供服务，但对医生所采用的薪酬支付方式主要为按服务项目支付制，并且参保人员在网络以外就医相对容易。2012 年，在拥有医疗保险的雇员中，56% 选择了优先提供者组织，仅有 25% 选择了健康维护组织，剩余人员主要选择了高起付线保险计划[24, 49]。

四、医院系统

美国医院可根据医疗服务类型、产权、规模和住院日等特征分为不同类型。美国医院协会的分类体系首先把医院分为联邦政府医院和非联邦政府医院，非联邦政府医院又分为社区医院（community hospital）和非社区医院，最后社区医院又根据服务内容分为不同类型。其中，联邦政府医院是联邦政府所举办的医院，包括现役军人医院、退伍军人医院和印第安人医院（Indian Health Service, IHS）等，不对普通公众开放。社区医院是对普通公众开放的非联邦短期医院，短期意味着患者平均住院日在 30 天以内。社区医院是美国医院的主体，所拥有的病床数也在全美医院病床数中占绝大多数。社区医院又可分为综合医院和专科医院。非社区医院指不对地方公众开放的医院，如监狱医院和州立精神病院。根据产权状态不同，美国医院协会还把所有社区医院分为非营利性、营利性、州和地方政府医院。其中，非营利性医院由宗教组织和共济会等非营利性组织控制，营利性医院则由个人、合伙企业或公司所拥有，州和地方政府医院由州和地方政府所拥有[49]。此外，如果医院的住院医师数超过 20 名，则被美国医院协会定义为教学医院[266]。与德国医院仅提供住院服务不同，美国医院同时提供门诊和住院服务，并且门诊服务所占比重日益增加。1990年，美国医院收入中大约 20% 来自于门诊服务；2011 年，此比例增至 43%。

在美国，公立医院为各级政府所拥有，一般由政府或慈善组织所建立的救济院发展而来。具体而言，美国公立医院包括联邦政府医院、州和地方政府医院。联邦政府医院主要因特殊目的或为特殊人群设立，如退伍军人医院、印第安人医院、联邦监狱医院、空军医院、陆军医院、海军医院等[24]。由于联邦政府医院均不对普通公众开放，因此有些研究仅把州和地方政府医院定义为公立医院。2011 年，全美有 152 家退伍军人医院，负责为特定群体退伍军人提供长期照顾服务，残疾退伍军人在获得服务方面享有优先权[236]。美国约有520 万印第安及阿拉斯加原住居民，占总人口的 2% 以上。他们可以从联邦政府设立的印第安人医院中接受到内容广泛的医疗服务。在 50 个州中，有 35 个州设有印第安人医院，主要位于印第安人居住地、农村社区或其附近，绝大多数印第安人医院位于美国西海岸和阿拉斯加州。州和地方政府医院则包括州立大学医院、县市政府医院等[49]。

从表 4-3 可见，2012 年美国共有医院 5210 家。其中，公立医院 1248 家，占 23.9%；非营利性医院 2894 家，占 55.5%；营利性医院 1068 家，占 20.5%。就医院数量而言，私立非营利性医院占统治地位，其次为公立医院。在公立医院中，联邦政府医院数量为 211 家，占全国医院数的 4.0%；州和地方政府医院 1037 家，占全国医院数的 19.9%[267]。2008 年，公立医院病床数占全国医院病床数的 25.4%，私立非营利性医院病床数占 60.5%，营利性医院病床数占 14.0%。就医院员工而言，公立医院合计占全国医院员工数的 24.4%，私立非营利性医院占 66.1%，营利性医院占 9.5%[268]。总体而言，公立医院病床和员工数均约占全国的 1/4，说明美国医院系统的主体为私立医院。

在美国医院系统中，虽然公立医院、私立非营利性医院和私立营利性医院的分类看起来是相互排斥和不变的，但实际上并非如此。许多非营利性医院拥有营利性机构或分院。另外一方面，营利性医院经常管理非营利性医院和公立医院。此外，医院可以选择改变其机构状态，如从公立医院或非营利性医院转变为营利性医院。在一些州，地方政府在确定所属公立医院如何运营方面拥有很大权限，公立医院则借此机会与私立医院展开越来越激烈的竞争[150]。

表4-3　美国各类医院病床及员工所占比例

	医院类型	医院数[a]	病床[b]	员工[b]
公立医院	联邦政府医院	211（4.0%）	4.9%	6.9%
	州和地方政府医院	1 037（19.9%）	20.5%	17.5%
	小计	1 248（23.9%）	25.4%	24.4%
私立医院	非营利性医院	2 894（55.5%）	60.5%	66.1%
	营利性医院	1 068（20.5%）	14.0%	9.5%
	小计	3 962（76.0%）	74.5%	75.6%
合计		5 210（100.0%）	100.0%	100.0%

注：[a]2012年数据，[b]2008年数据。

20 世纪 80 年代以来，由于医院补偿方式的变化和管理保健制度的崛起，医院合并和倒闭现象时有发生，导致美国医院数量显著减少。Medicare 等医疗保险制度的费用补偿方式从后付制改为预付制，以及管理保健制度缩短患者住院天数等措施，都加剧了医院之间的竞争，并恶化医院财务状况，促使医院合并以应对或被迫关闭，其中以公立医院最为显著。此外，私有化也是公立医院数量减少的原因之一。在社区医院中，已有 20% 的公立医院转制为私立营利性医院[145]。从表 4-4 可见，2006—2010 年间，公立医院数从 1594 家减少为 1526 家，占全国医院数比例从 27.7% 下降至 26.5%，在同期内营利性医院数量及所占比例则有所上升[269-270]。

表4-4　2006—2010年美国医院数

	2006	2007	2008	2009	2010
公立医院	1 594 (27.7)	1 582 (27.7)	1 573 (27.1)	1 552 (26.8)	1 526 (26.5)
私立非营利性医院	3 067 (53.4)	3 058 (53.6)	3 063 (52.7)	3 055 (52.7)	3 031 (52.7)
私立营利性医院	1 086 (18.9)	1 068 (18.7)	1 179 (20.3)	1 188 (20.5)	1 197 (20.8)
合计	5 747 (100.0)	5 708 (100.0)	5 815 (100.0)	5 795 (100.0)	5 754 (100.0)

注：（1）数据来源：Health at a Glance 2013：OECD Indicators, OECD；（2）括号内为构成比。

从表 4-5 可见，2008 年美国公立医院所拥有的平均病床数为 125.9 张，比私立非营利性医院平均病床数（190.4 张）约少 65 张。从病床数上衡量，州和地方政府医院平均规模小于私立非营利性医院。在公立医院中，医疗集团医院所占比例为 26.1%，明显低于私立非营利性医院中医疗集团医院所占比例（61.1%）。在美国医院中，护士一般是医院的雇员。就护士配置水平而言，公立医院每千住院床日护士数为 3.5 人，略低于私立非营利性医院（3.8 人）。从另外一个护士配置水平评价指标——每护士患者数看，公立医院为 1.4 人，高于私立非营利性医院（1.0 人）。与此同时，公立医院执业护士队伍中注册护士所占比例（79.8%）低于私立非营利性医院（88.8%）。总体而言，公立医院护士配置水平低于私立非营利性医院[271]。

表4-5　2008年美国公立医院与私立非营利性医院和全部社区医院的比较

	公立医院	私立非营利性医院	全部社区医院
医院数	1 131	2 944	5 162
占社区医院比例（%）	21.9	57.0	100.0
床位数（均值）	125.9	190.4	159.4
医疗集团医院所占比例（%）	26.1	61.1	57.2
住院医师培训项目中所占比例（%）	10.7	22.9	16.7
每千住院床日护士数	3.5	3.8	4.0
每护士患者数	1.4	1.0	1.0
执业护士中注册护士所占比例（%）	79.8	88.8	85.9

注：公立医院指非联邦政府公立医院，即州和地方政府医院。

就医院所在地区而言，大约 1/3 的州和地方政府医院位于城市地区，其余 2/3 位于农村或半农村地区[272]。从表 4-6 可见，1998—2005 年间，公立医院在城市医院中所占比例平均为 16.91%，在农村医院中所占比例平均为 41.34%，后者是前者的 2 倍以上。由此也可以看出，美国公立医院主要位于农村地区。从发展趋势看，公立医院在城市和农村医院中所占比例均呈下降趋势。在城市医院中，1998 年公立医院占 17.91%，2005 年下降至 15.60%，减少了 2.31 个百分点；在农村医院中，1998 年公立医院占 43.17%，2005 年下降至 38.24%，减少了 4.93 个百分点[273]。

表4-6 1998—2005年美国城市和农村地区不同类型医院所占比例（%）

年份	城市地区			农村地区		
	公立医院	私立非营利性医院	私立营利性医院	公立医院	私立非营利性医院	私立营利性医院
1998	17.91	64.46	17.63	43.17	47.63	9.20
1989	17.69	64.79	17.52	43.16	47.81	9.03
1990	17.67	65.22	17.10	43.13	48.02	8.85
1991	17.39	65.94	16.67	43.58	47.71	8.71
1992	17.83	65.62	16.54	43.73	48.41	7.85
1993	18.27	65.05	16.67	43.60	48.74	7.66
1994	18.11	64.51	17.37	42.05	50.35	7.60
1995	17.61	64.60	17.79	43.00	48.84	8.16
1996	17.64	64.36	18.00	42.83	48.94	8.23
1997	16.87	63.81	19.32	41.50	49.98	8.52
1998	16.28	64.89	18.83	40.68	50.67	8.65
1999	16.34	65.68	17.98	40.33	51.10	8.56
2000	15.72	66.01	18.27	39.76	51.83	8.41
2001	15.98	65.72	18.30	39.52	52.11	8.37
2002	15.93	65.69	18.38	38.76	52.67	8.57
2003	15.75	65.24	19.00	38.64	52.27	9.09
2004	15.79	64.58	19.63	38.43	52.00	9.57
2005	15.60	65.18	19.22	38.24	51.95	9.81
平均	16.91	65.08	18.01	41.34	50.06	8.60

注：表中数据不包括退伍军人医院、印度安人医院、司法部监狱医生及其他联邦政府医院或具有限制用途的医院。

从表 4-7 可见，2008 年，16.5% 的公立医院位于城市，19.5% 位于中小城镇，64.0% 位于农村地区。也就是说，绝大多数公立医院位于农村地区。在农村医院中，公立医院所占比例大约是在城市医院中所占比例的 2 倍[274]。不过，一般而言，农村公立医院规模较小。例如，城市和中小城镇公立医院平均病床数分别为 285.0 张和 211.5 张，明显大于农村公立医院平均病床数（58.9 张）。城市和中小城镇公立医院每千住院床日护士数分别为 4.2 人和 3.8 人，也高于农村公立医院（3.2 人）。就每护士患者数而言，城市公立医院最低（0.8 人），中小城镇公立医院居中（1.2 人），农村公立医院最高（1.7 人），说明农村公立医院护士需要照顾更多的患者。此外，城市和中小城镇公立医院执业护士中注册护士所占比例分别为 85.6% 和 84.6%，高于农村公立医院（76.9%）。上述三个指标说明，农村公立医院护士配置水平低于城市和中小城镇公立医院[271]。

表4-7 2008年美国不同地区公立医院特征

	城市公立医院	中小城镇公立医院	农村公立医院
医院数	187	220	724
占公立医院数比例（%）	16.5	19.5	64.0
占社区医院数比例（%）	3.6	4.3	14.0
病床数（均值）	285.0	211.5	58.9
医院集团医院所占比例（%）	28.0	39.3	21.5
每千住院床日护士数	4.2	3.8	3.2
每护士患者数	0.8	1.2	1.7
执业护士中RN所占比例（%）	85.6	84.6	76.9

注：公立医院指州与地方政府医院。

五、公立医院管理

退伍军人医院由美国联邦政府实行统一管理。根据美国法典（U.S. code）第 38 章规定，退伍军人医院应设有董事会，负责评估相关专业人士的资质，并就其任命、分工、级别及薪酬水平提出建议。此外，医院管理者在人力资源管理、减少阻碍人员招聘及留职的行政程序方面获得了更大的权限和责任[257]。

州和地方政府医院的管理模式则呈现多样化。图 4-1 显示，根据美国国家公立医院协会（National Association of Public Hospitals and Health Systems, NAPH）对其成员医院的调查，大约 45% 的医院由州政府（或大学）或地方政府直接管理。这种管理模式的灵活性很小，并且经常受到行政部门要求、采购法规、阳光法规等方面的约束，公立医院几乎没有自主性，不利于在竞争环境中积极采取应对措施。因此，很多公立医院纷纷选择可以有更大自由度的管理模式。其中，46% 的公立医院作为单独设置的公共机构存在，所采取的管理模式主要包括：①政府实体内单独设立的董事会，即医院或公共卫生董事会负责医院的日常运营；②医院管理局，为单独设置的公共部门，独立于地方政府之外，在地方政府参与下由单独设立的董事会管理；③公益法人，是一种独特的公共法人实体，为所在州居民提供公益性医疗服务。对于公益法人的管理，虽然有些州有适用的法律主体，但这种管理模式一般通过专门立法进行授权，以满足特定医院的需要。剩余 9% 的公立医院以非营利法人形式存在。在此种管理模式下，公立医院一般被构建为免税法人，在与地方政府签订的合同框架内为无医疗保险者等弱势群体提供医疗服务。在一些情况下，地方政府在董事会成员任命等方面保留了部分控制权[268]。

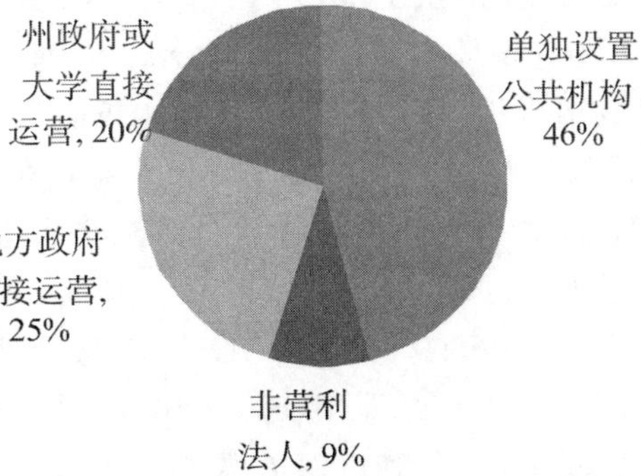

图 4-1　2003 年美国国家公立医院协会成员医院管理模式分布

在医院管理的微观层面，公立医院实行董事会管理下的院长负责制。20 世纪 80 年代初，美国公立医院吸收公司治理结构的特点，对董事会结构进行了改革。董事会是医院的决策机构，成员由来自不同阶层、职业和社会背景的人员组成，如工商界人士、大学教授、退休政府官员等。医院董事会的职责主要包括：参与制定医院的战略规划，审批医院重大人事与薪酬政策和财务政策，聘任和考评医院首席执行官（chief executive officer, CEO）或院长（president）审批医院年度财务预算，监督医院资源使用情况[158]。

首席执行官或院长是医院的最高行政负责人，由董事会任命，全面主持医院的各项管理工作并对董事会负责。首席执行官在遵守政府法律法规的同时全面管理医院员工，组织医疗卫生服务提供以及预算管理，并负责管理医院财务、人事及公共关系等处室。绝大多数医院还设有首席运营官（chief operating officer，COO）、首席财务官（chief financial officer，CFO）、首席医务官（chief medical officer, CMO）、首席护理官（chief nursing officer, CNO）、首席信息官（chief information officer, CIO）等。其中，首席运营官负责管理某些具体处室，首席财务官则负责指导医院各类财务活动。由于医院雇员众多，因此一般还设有人力资源部，由一名人力资源副院长牵头管理[57, 262, 275]。

六、公立医院绩效

公立医院在城市、郊区、小镇、农村等全美各地提供医疗服务，特别在保证医疗服务对弱势群体的可及性方面发挥重要作用。公立医院的大部分患者为低收入者、无医疗保险者、Medicaid 患者、少数民族、无家可归者等弱势人群，也收治了很多私立医院不愿治疗而转诊来的贫困患者。据统计，2004 年无医疗保险者在公立医院门诊患者中占 37%，在住院患者中占 23%[276]。由于上述患者往往无力支付医疗费用，因此公立医院为其所提供的医疗服务往往最终成为无补偿医疗服务（uncompensated care），即这些服务的费用不能获得任何补偿 [49, 271, 277-279]。由于为弱势群体患者提供了大量无补偿医疗服务，导致一些公立医院经济状况不佳或出现倒闭现象 [280-281]。相比较而言，公立医院被关闭现象明显多于其他类型医院，导致一些主要区域公立医院数目下降。1975—1995 年间，联邦政府、州和地方政府医院的数量分别减少了 10% 和 30%，而非营利性医院和营利性医院则分别减少了 8% 和 3%。同期，联邦政府、州和地方政府医院病床数分别减少了 260% 和 34%，非营利性医院病床数仅减少了 8%，营利性医院病床数则增加了 45%[272]。1996—2002 年间，公立医院数在城市和郊区分别减少了 16% 和 27%，营利性医院数则在城市和郊区均减少了 11%，非营利性医院在城市和郊区分别减少了 11% 和 2%[282]。

（一）联邦政府医院

退伍军人医院经费主要来自联邦政府拨款，但是同样存在资金紧张的现象，缺乏足够资源，导致很多退伍军人不能或不能及时地获得医疗服务。截止到 2004 年，在每 8 个 65 岁以下退伍军人中就有 1 人无法接受到退伍军人医院的服务。

资金不足也是印第安人医院所面临的最主要困难之一。由于缺乏足够资金，很多印第安人医院仅能提供零星服务，难以满足所有印第安及阿拉斯加土著人的卫生服务需求。研究显示，印第安人医院在数个绩效指标方面低于 Medicare 和 Medicaid 医疗机构。据估计，印第安人医院服务补偿不足水平在 50% 左右 [49]。

（二）州和地方政府医院

为了保障医疗服务对贫困和无医疗保险患者的可及性，美国自 20 世纪 80 年代开始组建国家卫生服务安全网（health care safety net），州和地方政府医院是主体组成部分 [271, 283-285]。根据美国《急救医疗处置与紧急分娩法》（Emergency Medical Treatment and Active Labor Act, EMTALA），对于有急救需求的患者，医院应提供医疗服务以稳定病情，而不应考虑患者是否有支付能力 [283, 286]。对于无医疗保险或无力支付医疗费用者，州和地方政府医院还必须为其提供救济性医疗服务（charity care）。除此之外，州和地方政府医院在社区健康教育、疾病筛查、突发卫生事件处理、社区贫困患者诊所服务、对社区组织的现金与项目捐赠、社区活动的协调及物品场地支持、医学教育教学、精神创伤治疗等领域发挥至关重要的作用，即提供了一系列同样无法获得补偿的社区公益（community benefits）服务[49, 271, 278, 287]。

美国政府问责办公室（Government Accountability Office，GAO）的专题研究发现，州和地方政府医院用于无补偿医疗服务的费用明显高于非营利性医院和营利性医院。从表4-8可见，在所研究的5个州中，州和地方政府医院无补偿医疗费用在3个州的无补偿医疗费用总额中所占比例最大。其中，加利福尼亚州为57.0%，佐治亚州为47.0%，得克萨斯州为43.0%。从表4-9可见，在所研究的5个州中，有4个州的州和地方政府医院医疗费用中无补偿医疗费用所占的平均比例最大，高于私立非营利性医院和营利性医院。其中，得克萨斯州为18.0%，加利福尼亚州和佛罗里达州均为12.9%，佐治亚州为11.2%[287]。

表4-8　2003年无补偿医疗费用及在不同类型医院的分布

	无补偿医疗费用总额（百万美元）	不同类型医院无补偿医疗费用所占比例（%）		
		州和地方政府医院	非营利性医院	营利性医院
加利福尼亚州	2 307.0	57.0	34.0	9.0
佛罗里达州	1 561.0	34.0	46.0	20.0
佐治亚州	830.0	47.0	43.0	10.0
印第安纳州	342.0	17.0	79.0	3.0
得克萨斯州	2 101.0	43.0	39.0	18.0

表4-9　2003年不同类型医院医疗费用中无补偿医疗费用所占比例（%）

	州和地方政府医院	非营利性医院	营利性医院	所有医院
加利福尼亚州	12.9	3.2	3.4	5.6
佛罗里达州	12.9	5.5	4.3	6.4
佐治亚州	11.2	6.9	5.4	8.2
印第安纳州	3.7	4.3	2.0	4.1
得克萨斯州	18.0	6.7	4.8	8.3

根据美国国家公立医院协会对其成员医院的调查，公立医院诊治了不同医疗保障情况的门诊和住院患者。图4-2显示，商业医疗保险患者分别仅占门诊患者的21%和住院患者的19%。一半以上的门诊患者（占57%）和住院患者（占54%）为无医疗保险者或Medicaid患者（即低收入患者），Medicare患者在公立医院门诊患者和住院患者中分别占18%和24%。

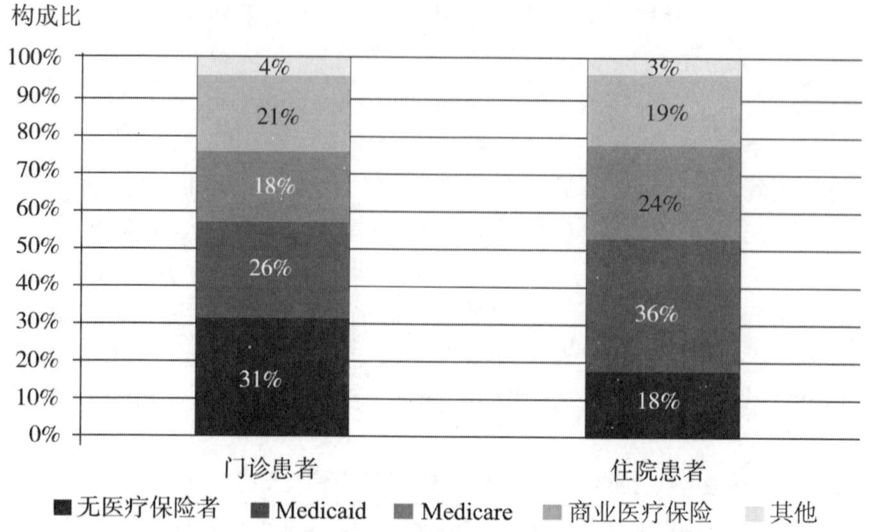

图 4-2 2009 年美国国家公立医院协会成员医院门诊患者及住院患者医疗保障情况组成

根据美国国家公立医院协会对其成员医院的调查，公立医院 2009 年医疗服务支出中，16% 未获得补偿，高于全国平均水平（6%）。虽然该协会成员医院仅占全美医院数的 2%，但提供的无补偿医疗服务却占全国的 20%。图 4-3 显示，公立医院利润率（financial margin）低于其他类型医院。2009 年，国家公立医院协会成员医院的平均利润率为 2.5%，低于全国所有医院的平均利润率（5.0%）。如果没有 Medicaid 不成比例分担医院项目补助（disproportionate share hospital, DSH），成员医院的平均利润率将降至 –5.5%；如果同时没有 Medicaid 其他补充性补偿（称为 upper payment limit, UPL），平均利润率将降至 –11.7%[288]。

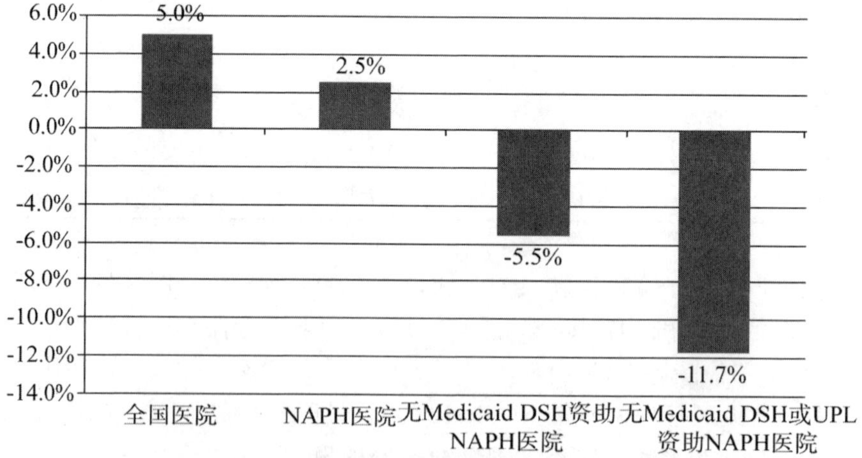

图 4-3 2009 年美国国家公立医院协会（NAPH）成员医院利润率

从表4-10可见，2008年美国社区医院住院患者总数约为3988.5万。其中，州和地方政府医院住院患者数占全国的14.1%，明显低于私立非营利性医院（72.8%）。州和地方政府医院每院平均住院人次数为5300人次，也明显低于私立非营利性医院（9700人次）。州和地方政府医院病床使用率为51.9%，略低于私立非营利性医院（58.9%）。州和地方政府医院平均住院日（4.8天）略高于私立非营利性医院（4.6天）。此外，州和地方政府医院住院患者中来自最低收入社区者占34.5%，高于私立非营利性医院（25.7%）。州和地方政府医院院内死亡率（2.1%）与私立非营利性医院差别不大（2.0%）。在州和地方政府医院住院患者中，大约1/3（32.5%）为Medicare患者，1/4（24.5%）为Medicaid患者；私立非营利性医院的Medicare和Medicaid住院患者分别占37.8%和17.3%。此外，州和地方政府医院无医疗保险者所占比例（8.3%）高于私立非营利性医院（4.7%）。

表4-10　2008年州和地方政府医院与私立非营利性医院、社区医院医疗服务特征的比较

	州和地方政府医院	私立非营利性医院	全部社区医院
住院患者总数	5 618 500	29 028 300	39 885 100
住院患者所占比例（%）	14.1	72.8	100.0
每院平均住院人次数	5 300.0	9 700.0	7 700.0
病床使用率（%）	51.9	58.9	55.8
平均住院日（天）	4.8	4.6	4.6
最低收入社区住院患者所占比例（%）	34.5	25.7	27.6
院内死亡率（%）	2.1	2.0	2.0
预期主要服务购买者所占比例（%）			
Medicare	32.5	37.8	37.4
Medicaid	24.5	17.3	18.4
私立医疗保险	29.2	37.2	35.4
无医疗保险者	8.3	4.7	5.3

从表4-11可见，在所有公立医院住院患者中，城市、中小城镇和农村公立医院住院患者数分别占43.3%、36.0%和20.7%。虽然农村公立医院数占全国公立医院数的2/3，但其住院患者数仅约占全国公立医院住院患者数的1/5。

表4-11　2008年美国不同地区公立医院医疗服务特征比较

	城市公立医院	中小城镇公立医院	农村公立医院
住院患者总数	2 433 100	2 020 600	1 164 800
住院患者占全国住院患者比例（%）	6.1	5.1	2.9
住院患者占公立医院住院患者比例（%）	43.3	36.0	20.7
每院平均住院人次数	13 454	9 774	1 765
病床使用率（%）	60.7	59.7	47.2
平均住院日（天）	5.3	4.8	3.9
最低收入社区住院患者所占比例（%）	25.9	35.1	51.7
院内死亡率（%）	1.9	2.2	2.3
预期主要服务购买者构成（%）			
Medicare	25.3	34.6	43.8
Medicaid	27.2	23.3	20.1
私立医疗保险机构	30.1	29.8	26.4
无医疗保险者	10.7	6.9	5.8

注：公立医院指非联邦政府公立急性病医院，即州和地方政府医院。

表4-11还显示，城市公立医院和中小城镇公立医院平均住院人次数分别为13 454和9774人次，明显高于农村公立医院（1765人次）。城市和中小城镇公立医院病床使用率分别为60.7%和59.7%，也明显高于农村公立医院（47.2%）。城市公立医院平均住院日为5.3天，比中小城镇公立医院（4.8天）多0.5天，比农村公立医院（3.9天）多1.4天。此外，农村公立医院住院患者中一半以上（51.7%）来自最低收入社区。与此相对比，城市公立医院和中小城镇公立医院住院患者中来自最低收入社区者分别占25.9%和35.1%。就院内死亡率而言，城市、中小城镇和农村公立医院分别为1.9%、2.2%和2.3%。在城市公立医院，Medicaid与无医疗保险患者分别占27.7%和10.7%；农村和中小城镇公立医院住院患者则主要为Medicare患者，分别占各自总数的43.8%和34.6%[271]。

七、医务人员及与公立医院的关系

在美国所有卫生人员中，医生所需要接受的正规教育和培训最多。医生通常需要完成4年的大学本科学习，然后在经过认证的医学院接受为期4年的医学教育，毕业后还需要进行 3 ～ 8 年的实习和住院医师培训。绝大多数的医院专科医生拥有医学博士（doctor of medicine, M.D.）学位，部分拥有骨科博士学位（doctor of osteopathy, D.O.）。所有州均要求，医生需要通过执业资格考试并获得执照后才可执业。医生和护士等卫生技术人员的执业资格准入与认证由各州负责，执业资格在绝大多数州而不是所有州互认[49, 289]。需要指出的是，美国医院医生并不像英国、德国和中国同行一样存在年资或职称分级制度。在美国医院，所有医生经过住院医师（resident）阶段后，均称为主治医师（attending physician）[277]。

在欧洲，医院医生基本上为全职、工资制医生，以医院雇员身份为诊所医生（office-based physicians）转诊而来的患者提供住院医疗服务。与此相对比，美国绝大部分医生为诊所医生。他们不但提供门诊服务，而且也在其患者入院后随之提供住院服务[143]。在美国，70% 以上的医生在门诊机构工作，并且绝大部分医生单独、合伙或通过某医生组织拥有自己的诊所。2005 年，仅有 12% 的医生作为专科医生或医务人员主管在医院工作[49]。这一点与我国医生主要在医院特别是大医院工作存在很大不同。

在典型意义上，美国医院主要基于“开放”模式运营。绝大多数医院医生以独立签约者（independent contractor）身份与医院合作提供医疗服务[89]。在此模式下，诊所医生可以自由地在任意多家不同医院诊治其患者，只要该医院赋予其收治患者住院的权利即可。仅有很小一部分医生是医院的工资制雇员，并且主要在学术医学中心[143]。在公立医院，医生作为一支独立的自治力量存在，他们更多的是遵守医师协会的规章制度而不是医院的行政管理，绝大部分医生不是医院的雇员[158]。

Dor 在其发表于 1995 年的文章中也指出，美国绝大部分医生不是医院的雇员，其与医院仅是合作关系。医院负责提供医疗服务所需的医疗设备、实验室检查、手术室、病房等，医生则被赋予收治患者以及在医院内外管理患者的权利。对于患者所接受的医疗服务，医院和医生分别就其负责的部分开出账单，患者或保险机构则分别对医院和医生作出补偿[290]。根据 Madison 的介绍，美国医院协会将医院与医生之间的制度安排分为以下 7 种类型：独立执业协会（independent practice associations, IPAs）、医生 - 医院组织（physician-hospital organizations, PHOs）、管理服务组织（management services organizations, MSOs）、整合型工资模式（integrated salary models, ISMs）、医疗基金模式（medical foundations）、公平模式（equity models）和无围墙群组开业（group practices without walls, GPWWs）。其中，整合型工资模式是指医院雇佣医生并支付固定工资，由医生负责提供医疗服务。上述制度安排可能在法律架构、整合程度和所提供服务的性质等方面有所不同，但每一种都包含了医院与医生之间的互动，超越了常见的医院与医生关系。此外，IPA 和 PHO 模式通常被划为低度整合模式，其他类型则被划为高度整合模式。在高度整合模式中，医院和医生之间更可能存在积极的协调性行为 [266]。

另据 Berenson 等介绍，一般而言，医生在医院中处于相对独立地位，一般把医院作为提供专业服务的“车间”。医生使用医院的设施诊治患者并获得收入，作为交换则承担医院的部分职责，如担任医院质量和利用评估委员会委员、在需要时参与急诊科的抢救等。然而，由于越来越多的医院服务可以在门诊环境下安全而方便地提供，医生对医院的依赖程度降低，两者之间合作的意愿不断降低。很多医生成为门诊医疗机构的所有者，转而直接与医院展开竞争，导致两者之间的关系日益紧张，被近一半（46%）的医院首席执行官列为医院所面临的前三位压力之一 [291]。

近年来，为了应对卫生改革，美国医院已开始加速直接雇佣医生。2011 年一项调查显示，大约 3/4 的医院表示在未来 12 个月增加医生数量 [292]。根据目前美国卫生改革走向预测，医院医生在 2011 年起的未来 5 年内将增加 10% ～ 25%[29]。Kocher 及 Sahni 在其发表于 2011 年的文章中指出，美国超过一半的执业医生由医院或整合型卫生服务体系直接雇佣。虽然直接雇佣医生可能是一项明智的长期投资，但医院在经济上却有损失。在雇佣一名医生的最初 3 年里，医院每年损失 15 万～ 25 万美元，主要原因在于医生成长所造成的断层期以及医生们需要时间适应管理方面的转变，给医院带来的收入减少。3 年以后，损失将降低 50%，但会一直存在。相比较而言，新入职初级卫生保健医生给医院带来的收入比成熟的同行少 15 万美元；就专科医生而言，该方面的差距为 20 万美元。在雇佣一名医生 3 年之后，医院才可能从中获得利润，但主要来自病房医生，门诊医生一般很少能给医院带来利润 [293]。

在退伍军人医院工作的医生一般为全职医生，属于联邦政府雇员。由于医生薪酬方面的原因，退伍军人医院在医生招聘与留职上面临挑战。多项调查显示，退伍军人医院越来越难以招聘到年轻、美国本土培养的医生，不得不日益依靠与非联邦医生签订合作合同以保证医疗服务的提供，或者招聘国际医学毕业生（international medical graduates, IMGs）[257, 294]。

Lane 等在研究中也指出，在州立医院和地方政府医院所属的社区医院中，绝大部分医院不直接雇佣医生，仅在急诊科、放射科、麻醉科等雇佣少部分医生 [24]。另据美国杜普林综合医院首席执行官 Yarbrough 介绍，为了保证有足够数量的医生在农村工作，很多医院被迫与医生签订雇佣合同并保证提供固定收入 [265]。不过，另外一些公立医院则选择雇佣医生，并且在所附属的医学院中为医生提供学术任职，从而建立起了一支强大的医生队伍。与私立医院相比，公立医院员工的种族背景则更为多样化，有利于为社区不同种族的居民提供医疗服务[295-296]。

护理人员依据执业资格分为注册护士（registered nurse，RN）和执照操作护士（licensed practical nurse，LPN）两种。对注册护士的教育要求比较复杂，一般需要接受 2 ～ 4 年的大学教育，并需要通过国家注册护士执照考试。在典型意义上，可通过三个教育途径成为注册护士，即获得专科学历、护理副学士（associate degree in nursing, ADN）和护理学学士学位。此外，如果要成为一名高级执业注册护士（advanced practice registered nurse, APRN），如临床专科护士、麻醉护士、助产护士，一般需要护理学科学硕士学位（master of science in nursing，MSN），目前护理实践博士学位（doctor of nursing practice, DNP）也越来越普遍。注册护士是美国最大的卫生从业人员群体，62% 的注册护士受雇于医院。从医院角度看，注册护士也是美国医院雇员的最大群体。2007 年，综合医院员工中 28% 为注册护士[297]。注册护士在医院中从事专职护理、管理、患者交流与教育等工作，在护理工作全过程中起着指导、协调和监控作用[49, 298]。

执照操作护士一般在高中毕业后接受 12 ～ 16 个月的护理课程训练，并通过国家操作护士执照考试方可从业。执照操作护士在注册护士的指导下开展初级护理工作，并执行注册护士制订的护理计划，主要偏重于护理技术操作。具有护理学硕士及博士学位的注册护士通过国家考试后，获得开业护士（nurse practitioner，NP）资格。开业护士享有处方权，可以申请独立工作经营执照，进行私人开业，也可以在各类医疗机构从事护理科研、教学与管理工作[298]。在州或地方政府医院，护士及其他工作人员属于州或地方政府的公职人员（public employee）[299]。

八、小结与评价

1．在全球范围内，美国卫生体系是实行市场化管理的典型代表。与其他发达国家相比，美国政府对卫生管理的介入较为有限，市场力量在医疗卫生服务提供中处于垄断地位，政府力量则处于从属地位。相应地，美国卫生体系十分复杂，拥有种类繁多的医疗保险机构、医疗卫生服务提供者和医疗费用补偿方法，与英国、德国、日本等国家相对单一的卫生体系形成了鲜明对比。美国卫生体系的上述特点将不可避免地在公立医院薪酬制度上有所反映。

2．美国是世界上唯一没有实现医保全民覆盖的发达国家，其医疗保障制度实行私立医疗保险与社会医疗保障制度相结合的办法，并且前者占主导地位。

3．美国公立医院主要包括联邦政府医院、州和地方政府医院。其中，联邦政府医院的服务对象为特定人群，一般不对普通大众开放。就医院、病床和员工数量而言，公立医院都大约占全国的1/4，因此在全美医院系统中处于从属地位。不过，公立医院在保证医疗服务对弱势群体的可及性方面发挥了很大作用，这也导致很多公立医院经营状况不佳。

4．在美国公立医院工作的医生身份可分为政府雇员、医院雇员和合作者等不同类型，两者关系较为复杂，也造成薪酬制度安排方面存在很大差异。

第二节　美国公立医院薪酬制度

一、公立医院筹资及薪酬来源

（一）联邦政府医院

联邦政府医院一般只为军人、退伍军人、土著居民等特定人群提供服务，而不是对社会开放、诊治所有类型的患者，这也意味着联邦政府医院不能从私立医疗保险机构、Medicare 等渠道获得医疗服务费用补偿[143]。因此，联邦政府医院资金基本上全部来源于政府通过税收收入提供的财政拨款。

在每一年度，退伍军人卫生系统大约为520万退伍军人提供医疗卫生服务，其所需资金基本上全部来自政府一般税收收入[255, 258]。退伍军人卫生系统在地理上划分为22个退伍军人整合服务网络（Veterans Integrated Services Networks, VISNs）。每一个退伍军人整合服务网络在获得联邦政府预算后，负责在其下属的退伍军人医院、诊所、护理院等医疗卫生机构内公平分配预算。2007年，整个退伍军人卫生系统所获得的联邦政府预算超过300亿美元[236]。

退伍军人医院经费也来源于联邦政府税收收入。由于退伍军人医院在共和党和民主党两党内部都有广泛的支持者，国会对退伍军人医院所批准的政府拨款数额一直高于美国总统所要求的预算数额[49, 277]。用于医生工资发放的联邦预算，则在退伍军人公平资源分配经费（Veterans Equitable Resource Allocation）中统一拨付，而不是作为专项资金单独划拨。2006年5月，退伍军人卫生管理局已获得7500万美元预算用于支付医生薪酬。据估计，该年医生薪酬总支出将达到2.15亿美元[257]。此外，退伍军人医院还与152家医学院或口腔学院有教学和学术联系，超过一半的美国执业医生曾在退伍军人医院接受过培训，教学科研机构通常会向退伍军人医院医生提供补充性工资[294, 300]。

（二）州及地方政府医院

在美国，公立、私立医疗保险机构以及个人都是医疗服务的购买者。与私立医院一样，州及地方政府医院可以诊治任何类型患者（包括商业保险患者），也可以接受任何渠道的补偿。概括而言，州及地方政府医院服务的筹资渠道可分为三大类，即政府部门、私立部门（包括商业医疗保险机构和企业）、患者（医保或无医保患者所自付的费用）。其中，政府部门经费可来自联邦政府，如联邦政府与州政府共同举办的Medicaid制度、联邦政府举办的Medicare制度、退伍军人管理局等；也可以来自州及地方部门，如Medicaid项目相关补贴等[269-270]。

图4-4显示，州及地方政府医院资金来源渠道包括三个方面：①个人自付/共付医疗费用、企业为其员工直接支付的医疗费用；②政府通过Medicare、Medicaid、SCHIP、VA等社会医疗保险计划支付的参保人医疗费用或补助费用；③私人保险机构支付的参保人医疗费用[235]。其中，Medicare按项目付费制往往是私立保险机构医生薪酬支付方式的基础，私立保险机构的薪酬支付标准一般高于社会医疗保险。不过，如果Medicare患者仅占医生服务对象的一小部分，则Medicare通过薪酬制度影响医生行为的能力有限[94]。需要特别指出的是，州及地方政府医院医生中仅有一少部分为医院工资制雇员，其薪酬来源符合图4-4所显示的内容。使用州及地方政府医院设施诊治患者的医生中，绝大多数并不是医院雇员，其薪酬一般直接来自于医疗保险机构支付的医疗服务补偿费用。

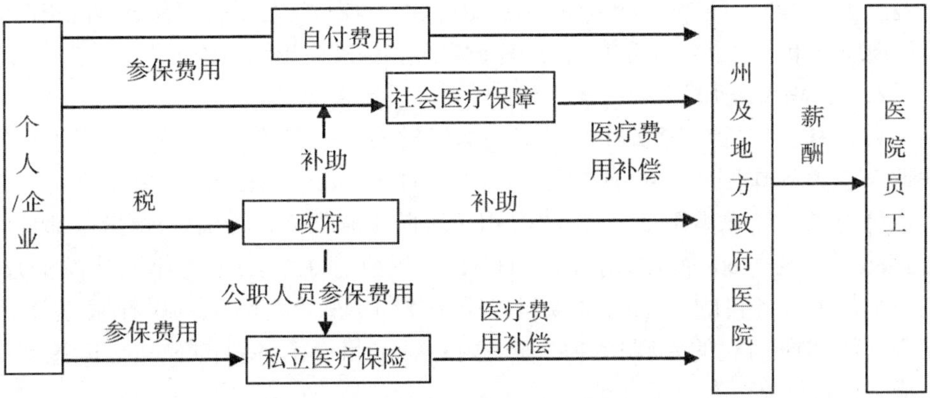

图4-4 美国州及地方政府医院筹资机制及薪酬来源示意图

1．政府

在美国，联邦和各州政府大约负担了55%的医院医疗服务费用[150]。州及地方政府医院在执行社区公益服务使命中为无医疗保险者、低收入人群等提供医疗服务，可以从不同渠道获得政府补助，以弥补慈善医疗服务提供、坏账（bad debt）、低收入患者诊疗服务等所产生的成本[283, 287]。

一方面，州政府和市、县、税区（tax district）等地方政府直接向公立医院提供资金支持，以补贴其所提供的未补偿医疗服务[24]。例如，在科罗拉多州丹佛总医院，市政府补贴大约占其业务预算的10%[295]。政府直接补助所采取的形式通常为一次性补助或定期补助，补助数额并不与服务量或无补偿医疗服务金额相挂钩。另一方面，公立医院还可以得到州及地方政府的间接补助。例如，公立医院可从烟草收入转让基金、无补偿医疗服务基金、急救医疗服务补助基金等特殊收入项目中获得补助。2009年，美国国家公立医院协会成员医院所获得的无补偿医疗服务补偿资金中，32%来自州和地方政府，在不同来源资金中所占比例最大[287-288]。

联邦政府和州政府还为Medicare和Medicaid提供财政支持。其中，Medicaid经费完全由联邦政府和州政府共同承担，不需要参保人交费。Medicare由卫生和人口服务部下属的卫生服务筹资管理局（Health Care Financing Administration, HCFA）管理。A部分（Part A）覆盖绝大部分医院服务，由薪资税（payroll taxes）提供经费支持。B部分覆盖医生服务和A部分中未覆盖的其他医院门诊服务费用，经费来源于参加人所缴纳的保费和一般税收收入[24, 236]。

最后，根据1946年的希尔-波顿（Hill-Burton）法案，联邦政府还为医院提供建设资金以提高全国卫生服务能力。作为使用资金的交换条件，医院应提供一定数量的免费医疗服务。希尔-波顿资金通过地方和州卫生规划委员会拨付，并慢慢演变为需求证书（certificate of need, CON）项目，目的在于保证医院资源的最优地理分布。为了获得希尔-波顿建设资金，医院应出示需求证书[49, 254]。

2．医疗保障机构

（1）社会医疗保障机构：在美国医院筹资中，社会医疗保障制度正在发挥越来越大的作用。在所有住院患者中，Medicare与Medicaid患者所占比例已超过60%[263]。美国联邦和州政府用于医院医疗服务的费用，相当一部分经由Medicare与Medicaid服务中心（CMS）提供，主要用于老年人住院治疗。每一个州还有各自的Medicaid项目，用于支付穷人和残疾人的医疗服务费用。在联邦法律所确立的宏观指导原则之内，每个州设定各自的Medicaid患者医疗费用支付标准[150]。

根据美国国家公立医院协会在2003年和2009年对成员医院的调查，Medicaid补偿费用是公立医院最主要的单个筹资渠道[268, 288]。Medicaid住院患者费用的补偿方式在不同州有所差异，但主要的补偿方式有两种：一种为DRG；另外一种为按天补偿方式，即患者每住院一天，就补偿医院固定数额的费用，而不管医院所花费的实际成本或所提供的服务内容。此外，许多州的Medicaid制度已经开始通过管理保健制度向参保者提供住院服务。在此模式下，不管Medicaid参保者利用了大量住院医疗服务或根本没有利用，Medicaid每个月均就每一个参保人向某家私立管理保健机构支付相同数额费用。这种补偿方式也即按人头支付制。对医院进行补偿的责任则由管理保健机构承担，补偿标准由双方在合同中约定。Medicaid对医院门诊服务的补偿方式因州而异，最常用的方法为按服务项目支付制和基于成本补偿制[24]。Medicaid存在补偿标准过低且有所下降的问题。2000年，Medicaid补偿数额为实际治疗成本的94.5%，到2009年则下降为89.0%[263]。

除向公立医院补偿患者的医疗服务费用外，Medicaid还通过不成比例分担医院调整补助制度和其他补充性补助项目为公立医院提供资金支持，目的在于减轻公立医院因诊治Medicaid患者所面临的财务压力，并部分补助公立医院向无医疗保险者所提供的医疗服务。如果没有上述机制，2009年美国国家公立医院协会成员医院因治疗Medicaid患者所导致的损失将高达32亿美元。即便如此，仍有40%的医院在治疗Medicaid患者时不能获得全成本补偿[288, 295]。

对于诊治了大量Medicaid和/或低收入或无医疗保险患者的医院，可以通过Medicaid不成比例分担医院调整补助制度从政府获得相关补助。该项制度由美国国会在1981年设立，补助资金由中央政府和州政府共同提供，由各州政府发放。各州在补助资金分配、补助条款制订等方面拥有很大的自主权。在每一年度，各州决定应在有资质医院中所分配的资助数额。然后，根据每一家医院向Medicaid患者和无医疗保险者提供服务所占比例，分配补助资金。最后，各州在每一年必须向联邦政府上报详细方案，汇报其资金分配方案以及各医院所获得的补助数额。Medicaid不成比例分担医院调整补助是美国医院的无补偿医疗服务所能获得的最大财政支持之一[24, 287]。2009年，美国国家公立医院协会从该渠道获得的资金占所有无补偿医疗服务补偿资金的22%，仅次于州和地方政府在此方面开支所占比例[288]。

Medicare补偿费用也是公立医院收入的主要来源之一。为了控制卫生费用的增长，美国国会于1983年批准Medicare对住院服务使用DRG制度，对医院医疗费用的补偿方式从基于成本的后付制转变为基于患者病情诊断的固定预付制。在此制度下，医院治疗一个Medicare患者所获得的补偿数额根据DRG计算。根据主要病情诊断、外科手术类型、有无并发症及其他相关标准，患者被分为不同DRG。根据群组内治疗患者的平均成本，每个DRG都被赋予了一个补偿权重。对于每一个DRG的住院服务，不管患者住院时间长短，Medicare均向医院支付一次性总额费用。如果医院的成本较低或能够减少患者住院时间，则可从中获取利润。如果医院的成本较高或患者住院时间较长，则可能在经济上有损失。对于某一特定DRG，除了有地区差异的调整外，Medicare对美国每所医院所补偿的数额是相同的[24]。由于医院治疗每一位患者所获得的补偿数额是预先设定的，因此Medicare与Medicaid服务中心（CMS）希望该制度能够减少医院在治疗过程中使用不必要资源的可能性。在该项制度实施之前，美国医院平均住院日保持稳定已长达7年。该项制度实施之后，平均住院日立即下降。DRG制度被认为是美国在控制医疗费用方面所制定的最成功的政策之一，不但一直为Medicare所使用，而且每个州的Medicaid制度及很多商业医疗保险制度也复制、使用该制度[254]。近年来，美国对DRG制度进行了相应的改进。例如，2010年制定的《可负担医疗服务法》（Affordable Care Act）规定，对患者所接受的单项治疗（如心脏搭桥手术和关节置换术）实行捆绑式补偿方式，旨在鼓励医生、医院和其他卫生服务机构在患者住院期间和出院之后都能更好地合作、协调，为患者提供连续性服务，以期改善患者健康、促进服务质量并降低成本[150]。

不过，医院和医生经常抱怨Medicare补偿水平过低，不足以弥补医疗服务提供成本。美国医院协会一项研究显示，2009年Medicare补偿数额仅占实际治疗成本的90%，差额总计达到250亿美元，并且随时间推移显著增长[49]。Guerin-Calvert等的研究也得出类似结论，2000年Medicare补偿数额为实际治疗成本的99.1%，到2009年则下降为90.1%[263]。

Medicare制度下也有不成比例分担医院调整补助机制，但补助金额却远小于Medicaid的不成比例分担医院调整补助。1986年，美国国会批准实施Medicare不成比例分担医院调整补助制度，原因在于低收入患者通常健康状况更差并有更多的并发症，医院诊治这些患者需要花费更高的运营费用和人力费用。医院是否有资格获得此项补助取决于诊治的低收入患者比例。对于有资格获得Medicare不成比例分担医院调整补助的医院，补助资金数额取决于多个因素，包括急性病病床数、低收入患者就诊天数以及医院地点（农村或城市）等。平均而言，不成比例分担资助以及Medicare公共经费等在1997年占美国医院收入的13%[24, 287]。

公立医院一般为教学医院，拥有数量充足的全职指导医生（attending physician）和住院医生（resident）[277]。州政府所拥有的医院则基本上全部是公立大学教学医院[285]。Medicare还专门设有医学教育专项补助（indirect medical education payments, IME），以补偿公立医院因教学活动所产生的较高成本[288]。

此外，Medicare对医院还有坏账补助制度（Medicare bad debt reimbursement）。对于Medicare患者未支付的起付线和共付费用，在医院已尽一定努力收取这些费用但仍未收到后，Medicare 将对坏账进行部分补偿，补偿标准为坏账数额的 70%。因此，Medicare 和 Medicaid 均通过各自的不成比例分担医院项目向诊治了大量低收入患者的医院提供补助。此外，Medicare 坏账补偿制度则部分补偿医生在诊治 Medicare 患者过程中所产生的坏账 [287]。

（2）私立医疗保险机构：美国医院服务的第二大资金来源渠道为各类私立医疗保险机构，统称为第三方付费者（third-party payors）。它们通常直接与医院签订合同，为其参保患者提供住院服务，服务价格由双方直接谈判约定。对于住院患者，最常用的费用支付方式包括按天付费（per diem）、按病例付费（per case）和按诊疗费用折扣付费（discounts-off-charges）三种形式。在按天付费方式下，第三方付费者按患者的每一天住院治疗支付给医院固定费用，而不管患者的实际病情诊断或医院在治疗过程中所消耗的资源。在按病例付费方式下，第三方付费者对某一种特定类型病例支付给医院固定的住院费用，而不管患者的住院天数或医院在治疗过程中所消耗的资源。按费用折扣付费方式也称为按费用比例付费，即第三方付费者按患者住院费用的一定比例支付给医院费用。在有些情况下，私立医疗保险机构直接采用 Medicare 的 DRG 费用补偿方式，或使用 DRG 作为与医院进行住院费用补偿谈判的参考价格。因此，它们在与医院的谈判中，或者约定住院费用的具体折扣水平，或者比照 Medicare 或 Medicaid 服务中心对特定治疗项目的补偿数额约定费用支付标准。对于门诊患者，通常使用按门诊费用比例付费或按项目付费方式 [150]。

一般而言，私立医疗保险制度的补偿标准高于社会医疗保障制度，特别是高于 Medicaid 补偿标准。根据患者所参加的医疗保险制度的组合不同，医院所获得的费用补偿及收入存在极大差异。

3．患者

在美国 2009 年卫生总费用中，患者通过医保共付机制和直接支付的自付医疗费用占 12%，人均为 976 美元 [148]。私立医疗保险制度，如健康维护组织（HMO）和优先提供者组织（PPO）等，在参保人利用医疗服务时，一般有共付费用的要求，其主要形式有起付线（deductible）、按一定数额共付费用（co-payments）、按一定比例共付费用（co-insurance）等。对于 Medicaid，美国联邦政府法律不允许各州向绝大多数参保人收缴参保费用。然而，近年来一些州获得豁免，可以向 Medicaid 扩展参加人员收缴高额参保费用。与此同时，起付线、按一定数额共付费用、按一定比例共付费用等费用分担机制（cost-sharing）也在 Medicaid 中得到越来越多的使用 [141]。

此外，部分患者需要自掏腰包才能接受医院服务，如无医疗保险者等，统称为自付费患者（self-pay patients）。一些州要求医院不得向满足特定条件的自付费患者收费，另外一些州则由医院自主确定相关政策[24]。

4．医院收入构成

根据美国国家公立医院协会的调查，2009年每家公立医院平均总收入为4.92亿美元。图4-5显示，公立医院收入中大约2/3来自联邦、州及地方政府补偿或资助渠道。其中，35%来自Medicaid，21%来自Medicare，12%来自州及地方政府。此外，公立医院收入中25%来自商业保险患者医疗费用，4%来自无医疗保险者所支付的医疗费用。最后，3%的收入来自其他患者群体所支付的医疗费用，如退伍军人和职工抚恤保险（workers' compensation）患者。从以上数据可以看出，Medicaid是美国公立医院最大的筹资来源，其次为商业医疗保险制度，Medicare则居于第3位。与此同时，公立医院依赖于联邦、州及地方政府资助以保持财务活力。在公立医院所提供的未补偿医疗服务中，22%通过Medicaid不成比例分担医院调整资助项目获得补偿，33%由州及地方政府资助进行补偿[288]。

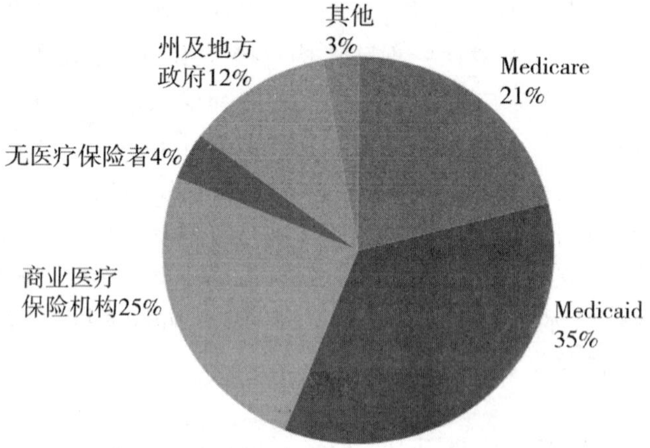

图4-5　2009年美国国家公立医院协会成员医院收入构成

二、薪酬安排及水平的决定因素

（一）院外决定因素

1．法律因素

美国公立医院在医生薪酬安排方面需要遵守复杂的法律法规以及州和联邦政府的所有相关规定。对公立医院医生薪酬制度设计有重要约束力的法律包括联邦《斯塔克法》《反佣金法》以及美国国税局（Internal Revenue Service, IRS）相关规定。总体而言，这些法律要求医院基于公平市场价值（fair market value, FMV）为医生所提供的服务支付合理薪酬[250-252]。

《斯塔克法》以国会议员彼德·斯塔克命名，要求医院为雇佣医生提供的薪酬应反映该名医生服务的公平市场价值，具有商业合理性（commercial reasonableness）且不应考虑转诊的数量和价值[301-302]。所谓公平市场价值，《斯塔克法》定义为一般市场价值，指“充分了解相关信息的协议签订各方根据真实并具有可比性的服务协议，经过真诚谈判所商定的服务协议中应包括的薪酬”。《斯塔克法》是一部零容忍法（zero tolerance law），其执行十分严格，也就是说即使对该法规看起来是微不足道的背离，也将被联邦政府视为违法行为，会导致严重处罚，包括归还该名医生转诊服务所产生的 Medicare 补偿费用。为了满足《斯塔克法》对公平市场价值的要求，医院应寻找合适并具有可比性的数据，以反映获得薪酬的医生所提供服务的性质。例如，医院医生的薪酬构成中应没有股东分红等私人开业医生可能获得的报酬[250]。Medicare 与 Medicaid 服务中心（CMS）还依据《斯塔克法》，禁止医生把 Medicare 患者转诊到与该名医生或其直系亲属有经济关系的医疗机构去接受将由 Medicare 支付费用的特定卫生服务，医院在确定医生公平市场价值时也不得考虑患者转诊数量和价值因素[303-304]。所谓经济关系，是指任何直接或间接产权、投资权益或薪酬安排。特定的卫生服务则定义为临床实验室服务、医院住院和门诊服务等[252]。

美国国税局相关规定则禁止公立医院等免税单位使用慈善资产使医生等私人受益，同时也要求公立医院向所雇佣的医生支付具有公平市场价值的薪酬。一般而言，国税局要求医生总薪酬在所在地区和专科之内是合理的。在此处，总薪酬包括基本工资、奖金、附加福利（fringe benefits）、递延补偿（deferred compensation）以及其他任何形式的报酬。同时，国税局相关规定还建议雇主适当使用能够反映医生所提供的服务、薪酬构成要素、所在地区劳动力市场状况等具有可比性的信息设定医生薪酬基准。

由于公立医院医生所提供的服务需要从政府项目（如 Medicare、Medicaid 或 TriCare）获得补偿，因此公立医院在医生薪酬发放方面还必须遵守联邦《反佣金法》。在医生雇佣真实的前提下，《反佣金法》比《斯塔克法》相对灵活，允许医生薪酬可以是任何数值，而没有限制为不能超过公平市场价值。然而，其他类型医生的薪酬安排，如独立签约者的薪酬，应根据公平市场价值发放[250]。

在上述法律法规的执行中，焦点在于医院是否有能力证明医生薪酬安排是基于公平市场价值和商业合理性的标准[252]。医院在薪酬制度安排方面如果违反了这些法律法规，会面临数额巨大的罚款和严重处罚，如被剥夺参加 Medicare 和 Medicaid 项目的资格，医院领导者则面临被指控犯罪的风险[29, 304]。

虽然《斯塔克法》《反佣金法》和国税局相关规定中均没有明确阐明什么是公平市场价值，但《斯塔克法》中指出“评估公平市场价值的谨慎做法是参考多方面的、客观的、独立发布的薪酬调查数据”[305]。除了临床工作，医生还可能通过其他工作获得报酬，如作为医院院长或从事其他管理工作。同时，医生还可能获得附加报酬，如质量奖金、入职奖金、留职奖金等。所有以上薪酬要素都应被考虑进公平市场价值范畴之内。即使每一个薪酬要素本身看起来是合理并在公平市场价值范畴之内的，这些薪酬要素的总和也会对整体薪酬安排的合理性产生重要影响[250]。在《斯塔克法》和《反佣金法》中，也没有具体的商业合理性的定义。不过，Medicare 与 Medicaid 服务中心在一个评注中，将商业合理性定义为“即使不存在潜在的患者转诊，相关各方认定的合情合理的、慎重的商业协议”[252]。

在联邦政府医院员工工资发放方面，所涉及的法律主要包括 1949 年颁布的《职业分类法》（Classification Act）和 1990 年颁布的《联邦雇员薪酬比较法》（Federal Employees Pay Comparability Act）。后一部法律规定，联邦雇员的工资标准应与同地区相同工作水平的非联邦政府部门具有可比性。联邦政府医院医务人员工资依据联邦政府所制定的各类工资标准（salary schedule）发放，工资水平一般按照岗位类型以及工作人员资质、工作经验、工作表现、工作地点不同而异。其中，最为常用的工资发放标准为工资总标准（general schedule），共设有 15 个工资等级（pay grade），每一个工资等级内又设有 10 个分级。随着员工个体工作时间的增加，工资等级一般根据其工作经验和表现相应提高。对于工作表现出色的员工，工资晋级可以快于平均水平；对于工作表现较差的员工，可能会被拒绝工资晋级。不过，绝大多数员工的工资都能正常晋级。相关福利则主要根据公式计算，一般取决于医务人员的年工资额或每小时工资标准、服务年限以及相关法律要求等[259]。

对退伍军人医院薪酬制度具有重要影响的法律条文为杜鲁门总统在 1946 年签署的第 79-293 号公法（public law），目前被编入美国法典（U.S. code）第 38 章。该法将退伍军人卫生系统医生分为 6 个等级，并规定了各个级别全职医生的工资范围。从表 4-12 可见，医生级别从高到低分为首席、高级、中级、全职、副职和初级 6 个等级。初级医生的年工资范围为 3640 ～ 4300 美元（2006 年值为 37 053 ～ 43 772 美元），首席医生的年工资范围为 8750 ～ 9800 美元（2006 年值为 89 071 ～ 99 759 美元）。此外，首席医务官还获得授权，可以裁定一名医生是否为医学或外科专科医生。对于被认定为医学或外科专科医生者，可以在其基本工资基础上获得 25% 的补充工资，但总额不能超过 11 000 美元（2006 年值为 111 974 美元）[257]。

表4-12　1946年美国法典第38章批准的退伍军人卫生系统医生级别及薪酬等级

医生级别	1946年值（美元）		2006年值（美元）	
	工资等级	+25%专科医生补贴	工资等级	+25%专科医生补贴
首席（chief）	8 750～9 800	10 938～11 000	89 071～99 759	111 343～111 974
高级（senior）	7 175～8 225	8 969～10 281	73 038～83 727	91 300～104 655
中级（intermediate）	6 320～7 070	7 788～8 838	63 418～71 969	79 278～89 966
全职（full）	5 180～6 020	6 475～7 525	52 730～61 281	65 912～76 600
副职（associate）	4 300～5 180	5 375～6 475	43 772～52 730	54 715～65 912
初级（junior）	3 640～4 300	4 550～5 375	37 053～43 772	46 317～54 715

由于退伍军人卫生系统薪酬水平一度与私立部门存在差距，有可能对雇佣合格医生产生不利影响。因此，美国国会于 2004 年通过了《退伍军人事务部卫生服务人事促进法》（Department of Veterans Affairs Health Care Personnel Enhancement Act），规定医生薪酬包括基本工资（base pay）、市场工资（market pay）和绩效工资（performance pay）三部分内容。据估计，在该法通过后的 25 年之内，退伍军人卫生系统的薪酬安排将不会发生大的变化。研究发现，该法通过并实施后，在不同程度上使退伍军人卫生系统医生的收入有所增加[257, 306]。

从表 4-13 可见，《退伍军人事务部卫生服务人事促进法》规定，退伍军人卫生系统医生基本工资分为 15 个不同级别（step）。在退伍军人卫生系统内的服务年限每增加 2 年，基本工资上调 1 级，年基本工资则相应增加 3000 美元。各级基本工资可以随生活成本的增加而修订、上调。市场工资的数额则取决于多方面因素，包括专科服务经验、退伍军人卫生系统内服务经验、资格证书、地方医疗机构对专业人员的需求情况以及其他市场因素。最后，医生在达到管理者所设定的特定目标或绩效指标时，可获得绩效工资。绩效工资在下一年度 3 月 31 日前一次性发放，数额不得超过 15 000 美元或年收入的 7.5% 两者之间的较小值。

表4-13　退伍军人卫生系统医生基本工资方案

级别	服务年限	年基本工资（美元）
1	<2	90 000
2	2～4	93 000
3	4～6	96 000
4	6～8	99 000
5	8～10	102 000
6	10～12	105 000
7	12～14	108 000
8	14～16	111 000
9	16～18	114 000
10	18～20	117 000
11	20～22	120 000
12	22～24	123 000
13	24～26	126 000
14	26～28	129 000
15	>28	132 000

对于每一个临床医学专业的退伍军人卫生系统医生，又依据不同责任水平设立了四个不同等级（tier）：Ⅰ级为职员医生，Ⅱ级为地方项目经理医生，Ⅲ级为网络项目经理医生，Ⅳ级为全国项目经理医生。对于每个专业的四级医生，均设置了薪酬范围。在确定薪酬范围时，应参考至少两个全国性医生薪酬调查的结果。不同等级的薪酬范围应至少每两年重新评估一次，并将评估结果在《联邦公报》（Federal Register）上发布。退伍军人医院医生年收入超过适用收入范围最大值或275 000美元工资封顶线时，需要得到卫生副国务卿（Under Secretary of Health）的特别批准，能否获得批准主要依据高水平医生招聘或留职的需要进行考虑[257]。

2．政策因素

医疗保险政策对医生收入水平也有影响。例如，基于资源的相对价值等级（resource-based relative value scale，RBRVS）补偿方式的Medicare费用标准（Medicare fee schedule）被许多第三方付费者所采用后，医生薪酬水平受到影响[307-308]。此外，Medicare住院患者预付制（inpatient prospective payment system, IPPS）中的工资系数（wage index）制度对公立医院收入及员工薪酬水平也产生重要影响[309-312]。对于每一笔 Medicare 补偿费用，其部分数额根据医院所在区域的工资系数计算，该系数代表区域内平均每小时医院工资与全国平均数的比值。Medicare 建立该制度的主要目的在于对医院独特的劳动成本进行补偿。由于不同类型区域的工资系数不同，医院可以向 Medicare 提出申请以变更本院所在区域的类型[313]。据 Ferman 介绍，工资系数每变化 10%，医院住院服务收入变化 6.2% 或 6.9%，门诊服务收入变化 6.0%[314]。

3．市场因素

除法律、政策因素的影响外，市场因素对公立医院员工的薪酬水平也有重要影响。一般而言，当人才的市场供给不足或需求上升时，医院会通过提高薪酬水平吸引人才；当人才的市场供给过剩时，医院会降低或维持现有薪酬水平[315]。例如，加利福尼亚州议会在 1999 年要求州卫生部设立医院护士最低配置标准，使该州医院需要配置更多的护士以满足最低配置标准的要求，造成市场中的护士供给不足，使护士工资水平提高。在 2000—2006 年间，加利福尼亚州城市地区注册护士工资增长速度比州外城市地区高 12 个百分点[260]。

对于公立医院首席执行官的年薪，医院董事会一般在考虑其他医院首席执行官的年薪情况之后确定[275]。退伍军人医院医生的市场工资则部分取决于退伍军人系统对每个特定专业医生的需求程度以及潜在市场需求。在支持通过《退伍军人事务部卫生服务人事促进法》的证言中，退伍军人管理局领导层则阐明，退伍军人卫生系统医生的基本工资、市场工资和绩效工资将以美国医学院学会中副教授相关薪酬的 50% 为基准发放[306]。

4．工会 / 集体性劳资谈判组织

与德国、英国的情况有所不同，美国医务人员工会或集体性劳资谈判组织在薪酬安排方面发挥的作用有限。据 2007 年和 2008 年两项全美范围内的调查，手术室护士工作环境中有工会或集体性劳资谈判组织者均仅占 9.5%。不过，在有工会组织环境内工作的护士年均收入比无工会组织者高 5600 美元[316-317]。Thompson 及 Salmon 对美国一家公立医院医生参与集体性谈判驱动因素的研究发现，希望获得发言权是医生愿意参加工会的首要原因。平均而言，倾向于参加工会的医生工资相对较低，对其收入水平更为不满[318]。由此可以看出，美国公立医院医生也希望通过工会 / 集体性劳资谈判方式提高薪酬待遇。

（二）院方决定因素

在薪酬管理方面，公立医院一般设有薪酬委员会（remuneration committee 或 compensation committee），由董事会主席、一名董事会成员、医院财务官、一名执行理事会成员等组成。经医院董事会特别授权后，薪酬委员会负责制订并管理医院执行官及其他关键人物的薪酬方案。在医院首席执行官招聘时，薪酬委员会或执行理事会在比较类似医院首席执行官的年薪及构成后，向董事会提出该名首席执行官的薪酬安排提案。然后，由董事会投票作出决定[275]。在决策最高管理层薪酬时，薪酬委员会成员面临日益增大的风险，其中包括外部监管者的审查以及所设计的薪酬方案应足以吸引、留用和激励最有能力的领导者[319]。在薪酬委员会首先建立医院执行官们的薪酬框架之后，再由他们确定中层管理者的薪酬方案，以为医护工作者提供一个有意义的工作场所。因此，薪酬委员会对整个机构具有实际而重要的影响[320]。

首席执行官工资一般取决于工作 - 绩效目标，奖金数额则结合医院绩效或医疗服务质量情况，由董事会根据首席执行官经验、预期目标、预算和具体要求等决定[275]。根据 Ballou 及 Weisbrod 的研究，在公立医院首席执行官中，奖金数额取决于医院财务绩效指标者占 9%，所使用的财务指标主要有医院净收入、资产回报率、运营效率、收入增长情况等。公立医院首席执行官的奖金数额取决于医疗服务质量者占 3%①。概括而言，公立医院与私立非营利性医院和营利性医院一样，更倾向于使用财务绩效指标而不是医疗服务质量指标来确定首席执行官的奖金数额[321]。不过，患者满意度、医生加盟（physician alignment）、坏账、社区公益活动等的变化情况，均对医院首席执行官所能获得的激励性薪酬数额有影响。一般而言，医院绩效越好，医院执行官和管理层的激励性薪酬越高[320]。此外，在不同类型医院，首席执行官的薪酬水平及变化情况也不同。与单独设置医院的首席执行官相比，集团医院首席执行官的薪酬水平较低，而且奖金占薪酬的比例较大[322-324]。2007 年，单独设置医院首席执行官的基本工资中位数为 396 900 美元，现金性收入中位数为 437 000 美元；集团医院首席执行官基本工资中位数为 288 000 美元，现金性收入中位数为 355 200 美元[325]。可以看出，单独设置医院首席执行官的基本工资和现金性收入中位数均高于集团医院同行。

退伍军人医院在确定每一名医生的薪酬水平时，要成立包括医生同事在内的薪酬专家小组（compensation panel），由该专家小组结合医院实际情况评估当事医生的资质。除确定每名医生的等级工资，薪酬专家小组还需向相关管理负责人建议该名医生的市场工资具体数额或范围。根据专家小组的建议，管理负责人将对该名医生的市场工资作出最终决定。除非医生选择对等级工资的划

---

① 作者指出被调查者对此问题的回答率很低，存在大量缺失值。

分提出异议，对该名医生的薪酬安排将不会再有进一步的讨论[257]。

州和地方政府医院可以制定各自的薪酬制度。例如，科罗拉多州丹佛医院在治理结构改革后为医生和其他员工制定了具有市场竞争力的薪酬安排[295]。在美国，医生薪酬和医院补偿在传统上是分离的。不过，医院在招聘医生时，首先应提出保证工资或收入水平以吸引候选人。不论医生被医院直接雇佣、被医疗执业团体雇佣或者在社区内作为单独个人行医，医院通常需要保证一定的工资或收入水平，以吸引医生到特定区域行医。根据专业不同，医院向医生所许诺的保证工资或收入也不同。平均而言，2002 年内科医生保证工资或收入为 14.8 万美元，妇产科医生为 21.9 万美元，普通外科医生为 22.1 万美元，肠胃病科医生为 22.6 万美元，泌尿科医生为 24.5 万美元，心脏病科医生为 27.3 万美元，麻醉科医生为 27.8 万美元，放射科医生为 28.6 万美元，整形外科医生为 29.5 万美元[72]。近年来，美国医院越来越多地使用更为复杂的医生薪酬方案。例如，针对医生的经济激励不但基于工作效率，而且还与患者满意度和医疗服务质量有关。在典型意义上，与医生工作表现相关联的薪酬仅占总薪酬的 3% ～ 5%。不过，据估计此比例将提高到 7% ～ 10%[292]。

护士工资与医院类型、规模及所在地区有关。一般而言，大医院护士收入高于小医院，州政府医院所雇佣护士的工资水平较高、福利较好[316, 326-327]。农村地区护士年收入比城市同行少 6000 ～ 7000 美元[316, 328-331]。Roberts 等发现农村地区护士年收入大约比城市地区少 7200 美元。在不同城市也存在较大差异，如波士顿市护士每小时工资为 36.95 美元，而林肯市仅为 24.29 美元[332]。在有些医院，根据学历、工作经历等将注册护士、执照操作护士和护理助理人员从低到高分为Ⅰ～Ⅳ级，以此确定对应的工资等级[298]。薪酬支付方式对护士的工资水平也有影响。一项 2008 年的全国调查显示，年薪制护士年均收入比时薪制护士高 3500 美元[316]。

（三）个体决定因素

公立医院首席执行官的年薪数额与其工作表现、经验、技能等直接相关[275]。在联邦政府医院，工资水平与医务人员的受教育程度、工作年限、职业、性别等相关。工资增长则一般依据个人的工作表现、资历等情况[259]。其中，退伍军人医院医生的基本工资由其在退伍军人系统内工作时间的长短决定，市场工资则部分取决于医生的相关工作经验，绩效工资由个人工作表现决定[306]。

医生所从事的专业对其收入水平有很大的影响。根据美国医学组织协会（American Medical Group Association）数据，2009 年内科医生年收入中位数为 197 756 美元，普通外科为 339 700 美元，泌尿科为 410 045 美元，儿科为

195 707 美元，急救科为 258 461 美元[329]。此外，医生收入还与性别有关。平均而言，女医生收入低于男医生。主要原因在于女医生平均工作时间和诊治患者数少于男医生，在高收入专业中女医生所占比例也较低[308, 333-334]。

护士工资水平与护士的工作年限、岗位（title）、教育与培训背景、工作单位地理位置等有关。一般而言，护士工资随工作年限的增加而增长。除从事护理工作外，护士还有可能在管理工作岗位上工作，如护理经理。随着管理职责增加和直接护理职责减少，护士工资一般有所增长[316, 328-331]。此外，随着护士身份和教育背景的变化，工资也会发生变化。例如，执照操作护士起薪为 28 000 ～ 32 000 美元，大专学历注册护士起薪为 35 000 ～ 42 000 美元，本科学历注册护士起薪为 40 000 ～ 50 000 美元，硕士学历注册护士起薪为 50 000 ～ 62 000 美元。在外科手术室、外科重症监护病房、儿科重症监护病房、新生儿重症监护病房等工作的专科护士，由于需要接受更多的培训，因此工资比一般护士高，大专学历注册护士起薪为 45 000 ～ 55 000 美元[326]。此外，有专业资格证书者的工资高于无证书者，护理专业学位水平越高者收入也越高，男性护士收入高于女性，可随时值班者收入也较高等[327]。McGinnis 等发现，种族状况对注册护士薪酬水平也有影响。在纽约市医院中，黑人、西班牙后裔、拉丁美洲后裔、亚裔等少数民族注册护士的收入水平低于非西班牙裔白人注册护士。少数民族护士即使拥有从事护理工作年限较长的优势，也难以获得同等收入水平[297]。

三、薪酬支付方式

在传统上，美国医生的薪酬支付方式主要有两种：完全不考虑医生工作效率的固定工资制和在基本工资制基础上对医生工作效率给予少量考虑。在后一种方式中，医生报酬（如奖金）一般根据医生所产生医疗服务收入的一定比例计算[124]。

美国医院对直接雇佣的医生（hospital-based physician）一般实行工资制，但绝大部分医生不是医院雇员，其薪酬依据按服务项目支付方式的某种形式发放[24, 155]。在医院与医生之间存在雇佣关系时，计算依据主要为工作相对价值单元（relative value units, RVUs）。也就是说，对医生操作或服务赋予 RVU，以反映每一项服务所涉及的时间和工作强度[124]。根据一项 4700 余名医院医生和独立行医医生薪酬支付方式的调查，最常用的方式为绩效调整工资制（performance adjusted salary），占总数的 43%，其次为固定工资制（占 25%），再次为业务收入分成（占 20%），按班次、小时或其他基于工作时间的薪酬支付方式占 6%，其他支付方式也占 6%[335]。据研究，美国医生薪酬支付方式包括按 RBRVS 支付等按服务项目付费方式以及按人头付费和工资支付等类型，并在此基础上演化成为复杂的混合支付方式[89, 336]。

绝大部分退伍军人医院医生和几乎全部其他人员均实行工资制[236, 255, 262, 277]。州和地方政府医院医生的薪酬支付方式则比较复杂，与医生身份和患者的医疗保险制度类型有关。部分医生是州和地方政府医院的工资制雇员，但绝大部分医生不是，其收入直接来自第三方（如医疗保险机构）和患者付费，不与医院业务收入挂钩[148]。基于 RBRVS 是 Medicare 于 1992 年采用的医生薪酬支付方式，主要对医生提供的 Medicare 的 B 部分服务（门诊服务）支付报酬，以取代之前使用的基于收费数额进行补偿的制度[24, 49]。对于每一个当前操作专门用语（Current Procedural Terminology, CPT）代码，在 RBRVS 支付方式内都依据医生工作量、操作成本和医疗保险参保费用成本赋予了“相对价值”。上述每项内容都依据地理区域进行了调整，然后与一个转换因子（conversion factor）相乘，以便把 CPT 代码的总单位价值转换为美元货币值[337]。

20 世纪 90 年代，美国医生在提供住院服务时，最主要的薪酬支付方式为按项目支付制，医生从住院服务提供中所获得的收入仅受医疗保险机构费用标准的限制[143]。然而，传统的按服务项目支付制在很大程度上正逐渐消失。当前，最受关注的薪酬支付方式为工作相对价值单元（RVU）与依据患者满意度和质量评价指标发放的奖金相结合的混合支付方式。其中，相对价值单元由 Medicare 与 Medicaid 服务中心（CMS）设定，并依据医院地理位置不同进行了调整[108]。

公立医院护理人员主要实行工资制，分为年薪制与时薪制两种形式，对于某位护理人员具体采取何种方式主要取决于基本薪酬水平。根据 2006 年、2007 年和 2008 年的三项全美范围内调查，大约 66% 的手术室护士为年薪制，34% 为时薪制[316, 330, 332]。

四、薪酬构成

（一）不同类型人员薪酬构成

1．首席执行官

公立医院首席执行官薪酬一般由工资、奖金、福利、津贴、退休金及其他相关报酬组成[275, 325, 338-339]。从表 4-14 可见，公立医院首席执行官可能获得的经济性薪酬包括现金性收入、法定保障、健康保险参保费用、人寿保险参保费用、残疾保险参保费用、退休及储蓄计划报酬等[340]。

表4-14 公立医院首席执行官可能获得的薪酬待遇

类型	项目
现金性收入	基本工资、激励性奖金、签约或留职奖金、离职/控制权变更报酬（change in control payment）、对未使用的休假/病假的补贴
法定保障	社会保障、Medicare、失业保险、职工抚恤保险
健康保险参保费用	医疗、牙科、视力、处方药物、长期照顾、退休人员医疗等保险的参保费用
人寿保险参保费用	基本人寿保险、补充人寿保险、家属人寿保险、团体寿险、个体人寿保险、关键雇员人寿保险、院长或高级人员人险、执业过失保险
残疾保险参保费用分担	短期残疾保险/续薪/长期残疾保险、执行官个体长期残疾保险
退休、储蓄计划报酬、未来既定离职报酬	限定型确定收益养老金计划费用、限定型确定缴费养老金计划费用、非限定型补充执行官退休/延迟补偿计划、上述未包括的其他退休金（包括保费分担、资产累积账户）、延迟经济性激励/奖金、未来既定离职报酬
其他福利/津贴	● 汽车（公车或补贴）、乡间/午宴俱乐部会员 ● 健康补助（体育训练俱乐部、医疗费用补偿）、住房或住房补贴 ● 法律/财务规划、家属学费、家用计算机、电话 ● 利息/本金、贷款（学费、住房及其他）、利息费用的免除 ● 税收补偿费、配偶旅游、停车补贴、其他

从表4-15可见，就2002年年均奖金占基本工资的比例而言，公立医院首席执行官为15.8%，首席运营官为9.2%，首席财务官为17.9%，患者照顾高级执行层（top patient care executive）为11.6%。相比较而言，年均奖金在公立医院执行官基本工资中所占比例明显低于非教会非营利性医院和教会非营利性医院同行，说明公立医院执行官的薪酬更多来自基本工资，而不是奖金[320]。

表4-15 2002年医院执行官年均奖金占基本工资比例（%）

	所有医院	公立医院	非教会非营利性医院	教会非营利性医院
首席执行官	65.8	15.8	33.5	29.4
首席运营官	39.2	9.2	23.6	20.5
首席财务官	37.5	17.9	23.7	20.6
患者照顾高级执行层	34.2	11.6	16.9	14.7

与基本工资相对比，公立医院执行官的奖金并不是固定发放的。图 4-6 显示，根据合益集团（Hay Group）及美国卫生人力资源管理学会（American Society for Healthcare Human Resources Administration）对全美 800 余家医院薪酬状况的调查，公立医院执行官奖金发放率为 49%，低于营利性医院（56%）和非教会非营利性医院（67%），大约是普通行业执行官奖金发放率（96%）的一半。从以上比较也可以看出，公立医院在执行官薪酬制度安排中较少使用奖金这一形式[320]。根据 Ballou 及 Weisbrod 的研究，公立医院首席执行官中可获得奖金者占 28%，明显低于营利性医院（占 85%）、教会非营利性医院（占 43%）和非教会非营利性医院（占 67%）[321]。

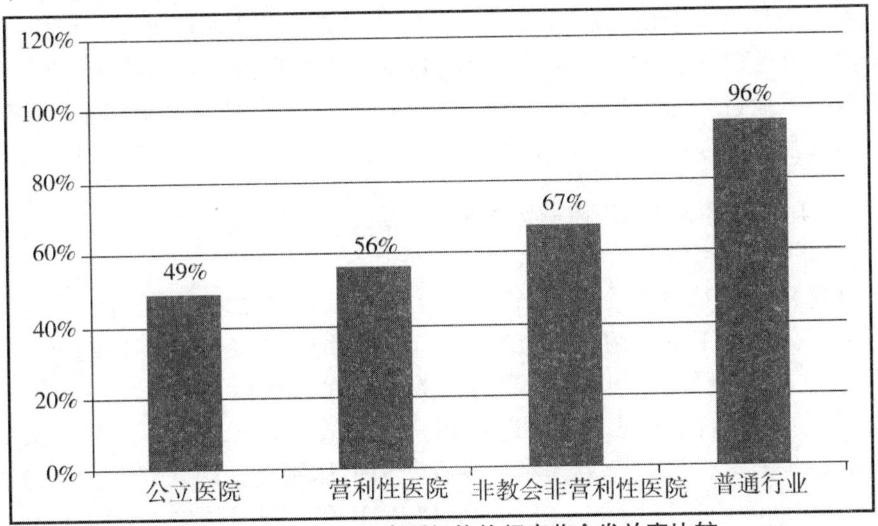

图 4-6 1992 年不同类型机构执行官奖金发放率比较

2．医生

美国医院所雇佣的医生均有基本工资，其作用在于提供稳定、可预见的收入水平。基本工资是为医生所提供的临床服务、参加医院相关委员会及其他关键活动所支付的报酬。基本工资数额一般取决于医生所从事专业、岗位职责、技能、工作表现及总现金性薪酬方案。此外，医生还可能获得激励性奖金，其数额取决于医生工作效率、医疗服务质量和患者满意度等因素。

由于美国医生数量不足，导致医生劳动力市场竞争激烈，从而出现了一些较为独特的薪酬内容，如入职奖金（sign-on bonus）和留职奖金（retention bonus）。据调查，57% 的卫生机构在 2010 年向其所招聘的医生提供入职奖金，而 2008 年此比例为 47%。2010 年发放医生留职奖金的卫生机构占总数的 11%[29]。

急诊服务是美国公立医院的一项重要服务内容。即使不在上班时间之内，一些医生也需要保持随叫随到（on-call）状态，以在需要之时可以马上赶到医院提供急救服务。然而，由于越来越多的医生不愿意在没有报酬的条件下处于随叫随到状态，因此近年来美国医院已考虑设立相关补贴[305, 341]。

3．护士

对于护士而言，除基本工资外，其收入还可能包括随叫随到补贴（on-call compensation）、入职奖金（hire bonus）、午后/夜间工作差别补贴。根据全美范围内护士薪酬调查，护士还可能获得的福利待遇包括医疗保险、牙科保险、人寿保险、带薪休假、奔丧假（bereavement leave）、应急工作补贴、401（k）养老保险费用、学费报销、长期残疾保险、免费或折扣收费停车、短期残疾保险、养老金计划、会议差旅费报销、介绍员工奖金、执业证书考试费用报销、减免税年金计划（tax-sheltered annuity plan）、折扣药品、灵活工作计划、激励性奖金、执业过失保险、搬家援助、留职奖金、儿童/老人照顾补贴、生活服务（如衣服干洗等）[342-346]。

（二）不同类型公立医院薪酬构成

1．联邦政府医院

根据相关法律规定，退伍军人医院医生工资在2006年1月1日之后由基本工资、市场工资和绩效工资组成。其中，绩效工资每年不应超过15 000美元[306]。除工资外，美国联邦政府还为退伍军人医院医务人员等全职联邦雇员提供非现金性福利，包括退休账户（retirement account）、医疗保险部分缴费等。美国联邦政府为其雇员设有两项退休制度，即联邦雇员退休制度（Federal Employees Retirement System, FERS）和文职退休制度（Civil Service Retirement System, CSRS）。其中，1983年以后为联邦政府工作的人员只能参加联邦雇员退休制度，该项制度正逐步取代文职退休制度。在两种退休制度下，雇员的绝大部分退休金均由联邦政府提供，其数额取决于雇员的工资、为联邦政府服务的时间以及退休年龄等。此外，绝大部分人员有资格通过联邦雇员健康福利制度（Federal Employees Health Benefits）购买医疗保险，部分特定退休人员在退休以后仍有资格享受该制度的保障。平均而言，联邦政府通过该制度支付了大约70%的医疗保险参保费用。对于从工资中所需缴纳的社会保障、Medicare、工人抚恤医疗保险、失业保险等费用，由联邦政府和雇员共同承担。此外，联邦政府还提供教育补贴、交通补贴等[259]。在退伍军人医院，院长被授权可以为医生提供留职补贴（retention allowance），以激励医生们留在退伍军人系统内工作[306]。

绝大部分联邦政府医院员工每年享有10个带薪节假日。根据在联邦政府部门服务时间长短，每年还可享有 13 ~ 26 天的带薪休假。此外，绝大部分人员有资格享有每年不超过 13 天的带薪病假[259]。

2．州及地方政府医院

州及地方政府医院员工也享有各类保险待遇。从表 4-16 可见，美国劳工部劳动统计调查局的全国性调查发现，州及地方政府医院为员工提供的保险福利高于全国医院平均水平。例如，州及地方政府医院员工中有资格享受退休保险和医疗保险待遇者分别占 95% 和 94%，均比全国医院平均水平高 5 个百分点。州及地方政府医院中有资格享受人寿保险者占 90%，也高于全国医院平均水平（86%）。

表4-16　2013年3月州及地方政府医院员工保险福利与全国医院的比较（%）

	州及地方政府医院		全国医院	
	可参加率	实际参加率	可参加率	实际参加率
退休保险	95	89	90	86
医疗保险	94	84	89	78
人寿保险	90	97	86	98

从表 4-17 可见，美国劳工部劳动统计调查局的全国性调查发现，州及地方政府医院员工个人医疗保险缴费中，雇主承担 87%，高于全国医院平均水平（82%）。州及地方政府医院员工家属医疗保险缴费中，雇主承担 71%，略低于全国医院平均水平（74%）。

表4-17　2013年3月州及地方政府医院员工医疗保险缴费承担情况及与全国医院的比较（%）

	州及地方政府医院		全国医院	
	雇主承担比例	员工承担比例	雇主承担比例	员工承担比例
个人医疗保险	87	13	82	18
家属医疗保险	71	29	74	26

在州及地方政府医院工作的医务人员，一般也可以享受到带薪病假、休假及节假日等福利。图 4-7 显示，美国劳工部劳动统计调查局的全国性调查发现，州及地方政府医院员工中可享受带薪假期的比率高于全国医院（不含联邦政府医院）平均水平。具体而言，93% 的州及地方政府医院员工可享受带薪病假，全国医院平均水平为 87%；93% 的州及地方政府医院员工可享受带薪休假，全国医院平均水平为 90%；94% 的州及地方政府医院员工可享受带薪节假日，全国医院平均水平为 91%[347]。

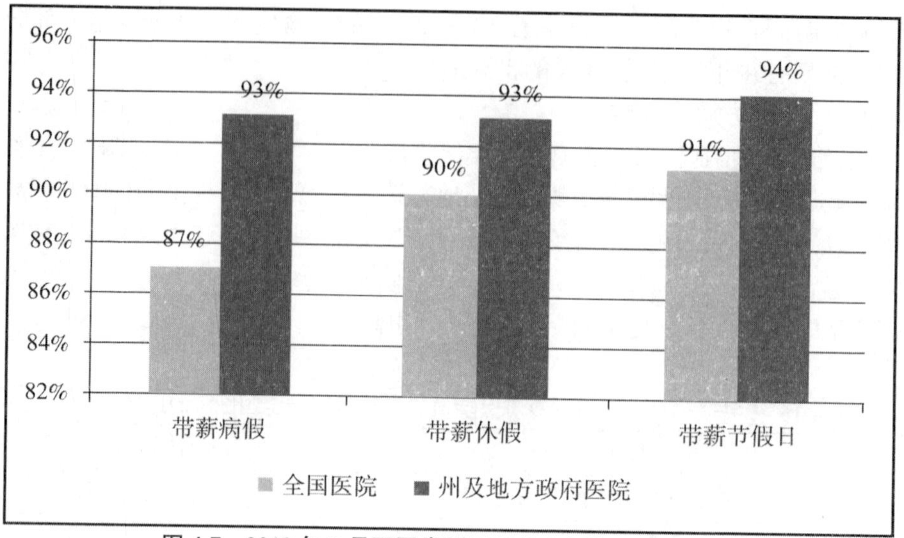

图 4-7　2013 年 3 月不同类型医院带薪假期可及率比较

五、薪酬水平及比较

（一）院内比较

根据一项代表全美不同地区、规模和服务类型医院首席执行官的薪酬调查，2003 年首席执行官平均年收入为 277 800 美元，2005 年增至 301 500 美元[315]。在医院执行管理层中，虽然首席护理官管理的员工数最多，但薪酬却最低，与首席执行官、首席运营官、首席财务官、首席信息官等的薪酬水平存在明显差距[57]。

医生是收入水平最高的群体之一。根据美国劳工部数据，医生年收入因所从事专科不同而存在差异。例如，2012 年儿科医生年收入仅为 158 170 美元，而麻醉科医生为 187 199 美元。在典型意义上，医生年基本工资中位数为 183 170 美元[289]。2003 年医院专科医生年收入为 235 820 美元，其中开业医生（medical practitioner）平均年收入为 211 200 美元，外科医生平均年收入为 271 652 美元。

就护士而言，年薪制护士年收入比时薪制护士多 3900 美元。2007 年护士平均年薪为 60 400 美元，绝大多数护士认为自己的收入偏低，与工作付出和压力等不相称[332]。就全美而言，注册护士年平均收入在 2003 年为 51 230 美元，2005 年为 56 880 美元；执照操作护士年平均收入在 2003 年为 33 210 美元，2007 年为 36 210 美元[315]。2009 年，全美注册护士工资均数为 66 530 美元，中位数为 63 750 美元[329]。在联邦政府所雇佣的近 6.3 万名注册护士中，80% 在退伍军人卫生系统工作，平均年工资为 77 780 美元。州政府和地方政府卫生部门所雇佣注册护士的平均年工资分别为 62 310 美元和 62 680 美元。由此可以推断出，联邦政府医院注册护士工资应高于州和地方政府医院同行。

（二）与私立医院比较

Ballou 及 Weisbrod 研究了美国不同类型医院首席执行官的薪酬。从表 4-18 可见，1992 年公立医院首席执行官平均工资为 12.64 万美元，低于教会非营利性医院同行（13.93 万美元）和非教会非营利性医院同行（14.19 万美元），高于营利性医院同行（10.27 万美元）。公立医院首席执行官奖金均值为 0.69 万美元，比其他类型医院首席执行官均低，仅约为营利性医院首席执行官奖金（4.39 万美元）的 1/6。把以上两项相加可计算出，公立医院首席执行官年均收入为 13.33 万美元，比非营利性和营利性医院首席执行官年均收入都低，其中教会非营利性医院首席执行官年均收入为 14.74 万美元，非教会非营利性医院首席执行官年均收入为 15.21 万美元，营利性医院首席执行官年均收入为 14.66 万美元。不过，研究者指出，现有收入数据没有包括首席执行官们的其他可能收入，如营利性医院首席执行官的股票收入和非营利性医院首席执行官的隐性股票收入等[321]。

表4-18　1992年美国不同类型医院首席执行官薪酬比较

	公立医院	教会非营利性医院	非教会非营利性医院	营利性医院
年均收入（万美元）	13.33	14.74	15.21	14.66
其中：基本工资（万美元）	12.64	13.93	14.19	10.27
其中：奖金（万美元）[a]	0.69	0.81	1.02	4.39
有资格获得奖金比例（%）	28	43	67	85
基于财务绩效确定奖金（%）	9	15	30	1
基于服务质量确定奖金（%）	3	11	13	1
上一年在现岗位比例（%）	34	47	37	77
工作点数	1 796.09	1 540.17	1 635.01	1 244.58
医院病床数（张）	295	252	258	162
记录数	64	122	326	218

注：[a]1991年数据。

在全美，医院首席执行官的平均年薪为 50 万美元[275]。根据 2008 年的一项研究，10 名非营利性医院首席执行官的薪酬从 330 万美元到 1640 万美元不等。

2006年，5家收入最高的营利性医院首席执行官的平均年薪为740万美元[348]。从表4-19可见，在医院净收入低于2亿美元时，公立医院首席执行官基本工资和现金性收入中位数均低于非教会非营利性医院（secular not-for-profit hospital）和营利性医院同行。在医院净收入达到2亿美元或更多时，公立医院首席执行官基本工资中位数（33.0万美元）分别高于非教会非营利性医院同行（32.50万美元）和营利性医院同行（30.70万美元）；公立医院首席执行官现金性总收入中位数（33.00万美元）则低于非教会非营利性医院同行（37.32万美元），高于营利性医院同行（30.70万美元）[320]。

表4-19　2002年不同类型医院首席执行官基本工资及现金性总收入中位数（万美元）

医院净收入	公立医院		非教会非营利性医院		营利性医院	
	基本工资	现金性收入	基本工资	现金性收入	基本工资	现金性收入
2 500～4 900	16.70	16.70	17.56	20.01	19.07	19.07
5 000～9 900	19.78	20.38	22.30	24.65	22.81	22.81
10 000～19 900	23.50	24.66	28.50	31.15	26.34	26.34
20 000或更多	33.00	33.00	32.50	37.32	30.70	30.70

从表4-20可见，2007年公立医院员工每小时平均工资为21.05美元，大约比私立非营利性医院（22.15美元）低4.97%，但比私立营利性医院（20.48美元）高2.78%。公立医院注册护士每小时平均工资为26.99美元，分别低于私立非营利性医院（27.57美元）和私立营利性医院（27.24美元）。对于注册护士以外的执业人员，公立医院每小时平均工资为24.98美元，大约比私立非营利性医院（24.42美元）高2.29%，比私立营利性医院（22.33美元）高11.87%。公立医院大学学历以上非执业人员每小时平均工资为25.48美元，低于私立非营利性医院（27.19美元），但高于私立营利性医院（25.01美元）。就大学学历以下非执业人员每小时平均工资而言，公立医院为14.62美元，分别高于私立非营利性医院（14.42美元）和私立营利性医院（13.45美元）。Schumacher的研究还发现，在控制个体特征变量以后，公立医院员工工资比私立非营利医院同行低4%，比私立营利性医院同行低2%。不过，注册护士工资在不同类型医院之间没有显著性差异[349]。

表4-20　2007年不同类型医院每小时平均工资比较（美元）

	公立医院	私立非营利性医院	私立营利性医院
所有员工	21.05	22.15	20.48
注册护士	26.99	27.57	27.24
注册护士以外的执业人员	24.98	24.42	22.33
大学学历以上非执业人员	25.48	27.19	25.01
大学学历以下非执业人员	14.62	14.42	13.45

注：（1）公立医院包括联邦、州及地方政府医院；（2）注册护士以外的执业人员包括除注册护士、医生、牙医等以外的健康诊断人员、健康评估人员等。

丹佛总医院的首席执行官 Gabow 也指出，公立医院员工工资经常低于私立医院同行，工作环境也较差。公立医院的建筑一般比私立医院陈旧，患者强度和医疗、社会经济方面的需求也超过私立医院 [295]。

退伍军人医院医生和护士的薪酬曾长期低于私立部门。1997 年，美国审计署在研究报告中称，“对于选定的临床医学专业（包括普通外科），我们对私立部门医生与联邦医生薪酬的比较发现，私立部门医生的薪酬水平一般较高。在某些临床医学专业（包括胸外科），私立部门医生薪酬水平显著高于联邦医生”。在 20 世纪 90 年代中期，严重的医生数量不足使私立部门医生薪酬大幅上升，导致退伍军人医院与私立医院医生之间的收入差距变得更大 [257]。另据退伍军人外科医生协会第 38 届主席 Itani 介绍，在 2006 年之前，退伍军人医院医生的工资水平难以吸引美国本土医生申请者，因此退伍军人医院不得不转而招聘国际医学毕业生，也说明退伍军人医院薪酬水平低于私立医院 [294]。在一项针对退伍军人卫生系统皮肤病医生的调查中，43% 的被调查者认为工资低下是在退伍军人卫生系统工作的主要劣势之一，在被列举的前三位劣势中处于首位 [255]。

根据美国劳工统计局（Bureau of Labor Statistics, BLS）数据，2012 年 3 月该国医院员工平均时薪为 38.81 美元。其中，工资占 1/3，医院福利占 1/3，平均每小时为 12.93 美元。州及地方政府医院员工平均时薪为 38.67 美元，略低于私立医院员工（38.83 美元）[350]。

从表 4-21 可见，根据美国《护理管理》杂志对 1400 名处于管理岗位护士的年均收入调查①，2004 年和 2005 年在退伍军人 / 军队医院工作者年均收入分别为 71 070 美元和 75 040 美元，在不同类型医院中处于中低水平 [331]。

① 调查结果反映了美国全部 9 个地理分区护士管理人员年均收入情况，但部分被调查者来自加拿大。

表4-21　不同类型医院管理岗位护士年均收入（美元）

	2004年	2005年
大学医院	80 900	80 070
私立非营利性医院	76 890	75 660
退伍军人/军队医院	71 070	75 040
社区非营利性医院	73 350	74 890
社区营利性医院	72 660	74 610
私立营利性医院	73 170	73 760

美国手术室注册护士协会（Association of Perioperative Registered Nurse, AORN）对其成员 2008 年薪酬状况的调查发现，私立营利性医院护士平均收入水平低于其他类型医院 [317]。该组织在随后几年的调查结果显示，退伍军人医院等联邦政府、州及地方政府医疗机构手术室护士（perioperative nurse）年均收入高于私立医疗机构同行。两者之间的差值在 2009 年为 6600 美元 [343]，2010 年为 9700 美元 [344]，2011 年为 8900 美元 [345]，2012 年为 6800 美元 [346]。

另据研究，州及地方政府医院护士等所属的公职人员平均工资高于私立部门同行，但其主要原因在于公职人员平均教育水平高于私立部门同行。在教育背景、工作岗位和其他特征相似的前提下，公职人员工资大约比私立部门同行低 4% ~ 11%。在高收入组中，两者之间的收入差距更大。在中等收入组中，公职人员工资大约比私立部门同行低 4%。在低收入组中，公职人员工资略高于私立部门同行。虽然公职人员退休金和医疗保险等待遇一般好于私立部门同行，但即使把工资和退休金、医疗保险等福利计算在内，公职人员收入仍比私立部门同行低 4%[299]。

（三）与初级卫生保健医生比较

在美国，虽然初级卫生保健医生收入在 20 世纪 90 年代有所改善，但与医院专科医生相比仍然存在差距。1992 年，Medicare 与 Medicaid 服务中心采用 RBRVS 补偿方式以后，初级卫生保健医生收入相对有所改善。与此同时，管理保健制度重新调整了医生薪酬制度，也使初级卫生保健医生获得了更好的收入。然而，在 20 世纪晚期管理保健制度发展势头趋缓，初级卫生保健医生收入也相应下降，与专科医生之间的收入差距变大 [49]。

美国医疗集团管理协会（Medical Group Management Association, MGMA）的调查显示，初级卫生保健医生在 2000 年平均收入为 147 232 美元，而专科医生为 256 494 美元 [351]。2003 年，初级卫生保健医生的年平均收入为 146 405

美元，而专科医生为 235 820 美元。与其他 10 个 OECD 国家相比，美国专科医生与初级卫生保健医生收入的比值处于第 2 位，仅次于荷兰。由于医院专科医生和初级卫生保健医生的收入水平存在很大差异，导致美国全科医生相对缺少[147]。除收入水平低于专科医生外，初级卫生保健医生通常还需要工作更多时间、承担更多随叫随到和夜班工作，在社会中的职业声望也低于专科医生[49]。不过，近年来初级卫生保健医生收入增长速度有所增加。根据美国医疗集团管理协会 2010 年的调查，在初级卫生保健医生中，内科医生薪酬中位数为 205 379 美元，家庭医学医生为 189 402 美元，儿科医生为 192 148 美元。在专科医生中，整形外科医生薪酬中位数高达 514 659 美元，泌尿科医生为 372 455 美元，放射 / 诊断科医生为 471 253 美元。2006—2010 年间，初级卫生保健医生中家庭医学医生的薪酬中位数增加了 15.5%，内科医生增加了 13.3%，儿科医生增加了 10.3%。同期，专科医生中整形外科医生薪酬中位数增加了 15.2%，泌尿科医生增加了 4.15%，放射 / 诊断科医生增加了 5.5%[352]。该组织 2011 年对全美 62 000 余名医生薪酬状况的调查发现，在初级卫生保健医生中，家庭医学医生收入中位数为 200 114 美元，内科医生为 215 689 美元。与上一年度相比，家庭医生收入增加了 5.65%，增长速度略高于内科医生（5.02%）[353]。

根据美国劳工部数据，2003 年医生平均年净收入约为 203 000 美元，外科医生平均年净收入则高达 272 000 美元，分别比初级卫生保健医生高 39% 和 86%[354]。另据研究，2008 年美国初级卫生保健医生平均年收入为 186 582 美元，整形外科医生平均年收入为 442 450 美元，前者仅是后者的 42%。与此相对比，加拿大、法国、德国初级卫生保健医生平均年收入大约是各自国家整形外科医生平均年收入的 60%[355]。2002 年，美国全科医生收入为 154 573 美元，低于专科医生（265 257 美元）[356]。

（五）国际间比较

美国医护人员薪酬水平在世界各国医护人员中居于前列。2004 年 OECD 国家医护人员薪酬数据显示，美国护士和专科医生薪酬水平在 OECD 国家同行中分别居于第 1 位和第 3 位[21]。Duffin 对美国和加拿大医生收入的比较发现，在 1920—2000 年之间的 80 年中，美国医生的收入几乎总是高于加拿大医生。加、美两国医生收入比值在 0.4 至 1.1 之间波动[357]。

六、薪酬变化情况

在 2000—2009 年间，美国医院医生、护士、医疗技术人员及其他人员的工资与福利支出呈上升之势[263]。然而，近年来经济衰退使医院面临的财务压力增加，很多医院不得不实行减薪或冻结增长政策[358-359]。图 4-8 显示，2004—2007 年间，退伍军人卫生系统①全职医生平均年收入逐渐增加。2007 年增至 183 765 美元，是 2004 年平均年收入（156 995 美元）的 1.17 倍，4 年间的增长率为 17.05%。

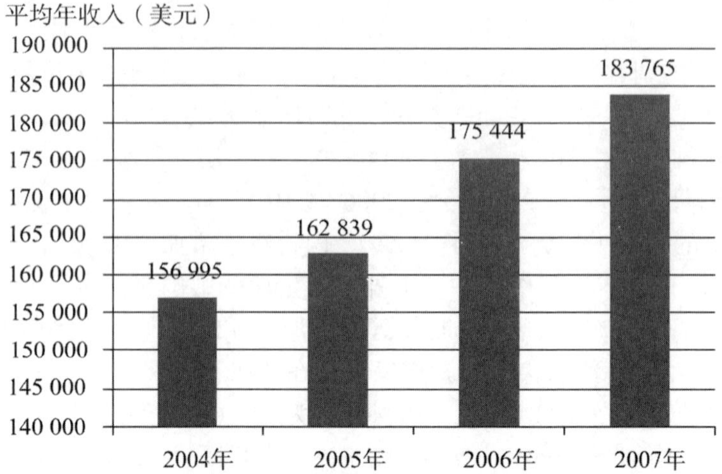

图 4-8　2004—2007 年退伍军人卫生系统全职医生平均年收入

七、薪酬满意度

虽然美国公立医院管理层与医生的薪酬水平已很高，但仍然存在不满情绪。医院执行官和管理者继续认为他们的薪酬水平应当更高。总体而言，收入增长并没有消除他们日益增长的不满情绪。根据梅迪卡斯公司（Medicus Firm）2011 年对 50 个州 2399 名医生薪酬状况的调查，61% 的医生对其 2010 年收入表达了一定程度的不满，6% 甚至为此考虑退出医生行业[33]。不论在表现出色的医疗机构，还是在表现一般的医疗机构，所有护士均对其薪酬水平不满意[320]。在以美国卫生体系为对象的多项研究中，研究者也质疑经济性薪酬对医护人员满意度的重要性[43]。

八、小结与评价

1．美国不同类型公立医院的薪酬来源存在明显不同。其中，联邦政府医院薪酬支出基本上来自政府财政补助。州及地方政府医院的薪酬费用主要来自

① 包括退伍军人医院、诊所等。此处数据可能低估了退伍军人医院医生收入。

业务收入，一小部分来自政府对公立医院公益性服务的财政补助。概括而言，美国对州及地方政府医院所应提供的公益性服务有明确要求，也设立了相应的财政补助机制。与此相对比，我国在此领域还存在很大欠缺。虽然提高公立医院公益性是我国医药卫生体制改革的核心内容之一，但是对于公立医院应提供哪些公益性服务却无明确要求，更没有建立相应的激励与奖惩机制。

2．法律在美国公立医院薪酬安排方面产生重要影响。对于退伍军人医院等联邦政府医院，美国国会通过相关法律明确规定了医生薪酬发放标准及晋升制度；对于州及地方政府医院的医生薪酬安排，则有多部法律法规提出了具有指导性的约束原则。长期以来，我国在医院管理领域主要采用政府文件的方式对医院行为进行规范与指导，较少使用立法这一手段。随着多元化办医政策的深入实施和全球化影响，私立医院和具有国际化背景的医院极有可能在我国医疗服务提供领域发挥越来越大的作用。在此背景下，政府文件的约束力对某些情况可能有限，因此在医院管理中应加大对立法这一手段的使用。

3．美国公立医院员工的薪酬水平与该国私立医院同行不相上下。众所周知，美国医院薪酬水平远高于其他国家，一方面吸引了大量外国医护人员到美国执业，缓解了该国卫生人力资源不足的窘境；另一方面，也吸引了最优秀的生源攻读医学类专业，为保证美国医疗技术水平的领先地位提供了人力支撑。但是，美国医护人员的高收入也成为该国卫生费用居高不下并保持快速增长的原因之一。

第五章　日本公立医院薪酬制度研究

第一节　日本卫生体制

一、卫生体系主要特点及指标

日本卫生体系的主要特点包括：①卫生体系建立在德国俾斯麦模式社会医疗保障制度之上；②疾病治疗服务由私立、公立医疗机构共同提供，其中私立医疗机构占主导地位，主要由医疗保险机构提供费用补偿；③实现了医疗保险的全民覆盖；④政府通过制定全国统一的医疗服务收费标准对医疗服务提供者行为产生重要影响；⑤政府极少干预医疗卫生服务的组织，医生可任意选择地点和医疗专业执业，中央政府对医院也不进行控制；⑥没有建立全科医生“守门人”制度，患者可以在任何时间自由选择诊所或医院就医并且享受医疗保障，大医院存在候诊时间长、就诊时间短的问题[360-372]。

按可比价格计算，2011 年日本人均国内生产总值为 35 190 美元，人均国民总收入为 36 306 美元[16]。2012 年日本总人口为 1.28 亿。人口老龄化速度很快，1970 年 65 岁以上老年人口仅占 7.1%，2012 年升至 24.1%。据预测，到 2030 年 65 岁以上老年人口所占比例将达到 30% 左右，成为高收入国家中老年人口所占比例最大的国家[373]。2005 年，日本总人口绝对数在该国历史上首次出现了下降。根据日本劳动厚生省的数据，2005 年死亡人口数超过出生人口数，一年之内总人口数减少了 21 408 人。人口预测显示，2050 年日本总人口将降至 1.01 亿，65 岁以上老年人口所占比例将升至 35.7%。人口下降和老龄化将对日本经济社会特别是社会保障工作产生深远影响[360, 374]。2011 年，日本人口出生预期寿命为 82.7 岁，其中男性 79.4 岁，女性 85.9 岁。出生预期寿命在 OECD 国家中位居第 2 位，仅低于瑞士（82.8 岁）。2011 年婴儿死亡率为 2.3‰，2010 年孕产妇死亡率为 4.1/100 000，均在世界范围内处于极低水平[369, 375-376]。

虽然日本是拥有世界上最多老年人口的国家之一，并且居民健康状况位居世界前列，但经购买力平价调整后的人均卫生费用在 2010 年仅为 3213 美元，低于 2011 年 OECD 国家平均水平（3339 美元），也远低于美国在 2009 年的水平（7960 美元）。2000—2009 年间，日本人均卫生费用增长率为 2.9%，也低于同期内 OECD 国家平均水平（4.8%）。不过，最近几年日本用于卫生方面的支出快速增加，与绝大多数 OECD 国家卫生总费用增长速度下降形成对比。2009 年和 2010 年，日本卫生总费用分别比上一年度增加了 5%。2010 年，日本卫生总费用占 GDP 的比例为 9.6%，在历史上第一次超过 OECD 国家平均值（2011 年为 9.3%）。2010 年，日本卫生总费用中政府卫生支出所占比例为 82.1%，高于 OECD 国家平均水平（72.2%）。

日本每千人口护士数为 10 人，高于 OECD 国家在 2011 年的平均水平（8.7 人）[16]。然而，日本医院也存在护士不足的问题。2009 年，劳动厚生省建议有 300 张病床以上的医院，患者与护士比应达到 7 : 1。根据此标准，2008 年日本医院尚缺少 70 000 名护士[377]。2011 年，日本每千人口医院床位数为 13.4 张，高于其他任何 OECD 国家，大约是 OECD 国家平均水平（4.8 张）的 3 倍。其中，绝大部分为长期照护病床。因此，日本医院住院服务的主要特征之一是患者住院时间长，收治了大量老年患者是其中原因之一。虽然日本医院平均住院日自 2000 年以来显著下降，但 2006 年为 19 天，高于任何其他 OECD 国家，大约是 OECD 国家平均值（7 天）的 3 倍[360]。2011 年平均住院日下降为 18 天，在 OECD 国家中仍然位居首位，是 OECD 国家平均水平（8 天）的 2 倍以上[16]。此外，日本人平均每年看医生 14 次，大约是其他发达国家的 3 倍[371]。

根据世界卫生组织的《2000 年世界卫生报告》，日本在健康状况（伤残调整预期寿命）和卫生目标总体实现程度方面排在世界首位，卫生体系反应性排在第 6 位，卫生体系整体绩效排在第 10 位[141, 360]。由于人口健康状况突出、卫生费用水平不高、卫生服务公平性和可及性强等因素，日本卫生体系被列为世界上最为成功的卫生体系之一[370, 378]。然而，麦肯锡公司的 Henke 等研究认为，日本卫生体系在成功的表象之下已经面临严峻挑战，可持续性令人担忧。例如，医生等卫生资源配置中存在的问题，导致患者越来越难以在合适的时间和地点得到需要的医疗服务。医疗服务的质量存在巨大差异，一些成本控制措施实际上破坏了日本卫生体系的成本效果[371]。此外，患者对医疗服务的过度利用导致可及性降低。据统计，日本人均医院数是美国的 3 倍，日本患者到医院的平均就诊次数是美国的 4 倍。由于大量患者因小病小伤到医院就诊，造成某些地区医疗资源相对不足。特别是在东京，这一问题更为严重。有报告称，日本全国急诊患者中被拒绝 3 次以上才最终能够入院治疗者高达 14 000 人。根据日本政府 2007 年的一项调查，一位老年患者先后被 14 家医院拒绝入院，在死亡前 90 分钟才最终被一家医院接受入院。另有一位孕妇主诉有剧烈头痛，先后被东京地区 7 家医院拒绝入院后不久，因不明脑部出血死亡，引起社会各界对医院的一致谴责[372]。

二、卫生管理体制

（一）中央政府

在中央层面，日本的最高行政机关为内阁，由内阁总理大臣（首相）和分管各省、厅（部委）的大臣组成。日本卫生体系主要由中央政府负责监督管理，都道府县及大城市政府发挥次要作用。具体而言，中央政府负责制定医疗保险政策、设定对医疗服务提供者的补偿标准、规定社会医疗保障制度的保障内容并设立医疗卫生机构建设标准，包括人力配置、建筑、必需设备等。1985年以来，中央政府还公布了地方卫生规划指导原则[360]。此外，中央政府负责制定相关卫生法律，对卫生体系的所有方面进行管理，同时也授权都道府县政府和主要自治体政府对卫生人员和医院等进行管理[372]。中央政府制定的管理全国卫生体系的主要法律有两部，分别为《医疗法》和《医疗保险法》。前者主要适用于卫生服务的管理，包括卫生人力、资产等卫生资源管理，后者则用于管理卫生服务筹资[379]。

日本卫生与医疗保障政策的基本框架由议会制定，医疗保险法规等具体政策由劳动厚生省等相关部委制定。劳动厚生省是中央政府内分管卫生和医疗保险事务的政府部门，对全民医保体系下的费用框架具有强有力的控制。其主要相关司局包括医政局、健康局、医药食品局、老健局、保险局等。其中，医政局负责卫生体系的管理和战略规划，包括卫生经济、研究和信息；保险局负责医疗保险制度的监督、管理与制度改进。与此同时，内务交通部负责监督医院业绩。财政部通过为内阁制定年度医疗保险预算，对卫生政策也有重要影响[360]。

在全民医疗保险框架之内，医院和诊所等的监督与管理几乎由中央政府垄断，具体内容包括医疗卫生机构医疗保险合同的签署与撤销。在中央政府内，劳动厚生省负责与每一家医疗机构签订医疗保险服务合同，社会医疗保险患者只能选择到签订了合同的医疗机构就诊[379]。合同中会注明：①医院同意全民医疗保险制度下的服务价格和服务项目；②医生同意遵守政府的执业规则。所有合同内容依据法律制定，没有私人谈判的空间。几乎所有医院及其他医疗卫生机构必须和政府建立合同关系，原因在于日本全民医疗保险制度不会补偿任何不建立合同关系的医疗服务提供者。绝大多数医疗卫生机构发现，如果不和政府建立此合同，几乎无法正常运行。只要医疗机构没有违反相关法律，合同签订之后就不会终止。不过，政府相关部门将监督并评估医疗机构的费用申请

(claim)，当发现有欺诈和滥用现象时，将快速终止合同。由于日本医疗服务的绝大多数经费来自医疗保险，这种终止在很多情况下将会导致医疗机构的关门停业。2004 年，政府取消了与 27 家医院和诊所的合同。政府终止与医疗机构的合同并不一定伴随取消医生们的执业资格，但很多医生会被处以取消执业资格的惩罚[360]。

在社会医疗保险体系内，对医疗服务提供者的费用补偿制度由政府决定，并且医疗服务价格对于所有医院和诊所是统一的，即执行国家统一医疗服务收费标准。因此，日本各类医疗机构的收费标准由中央政府统一、严格控制，以保证医疗服务费用的可负担性[372]。中央政府通过制定国家医疗服务、药品和医疗设备检查收费标准，确定了适用于所有个体医生和各类医院的相同服务价格，对医疗服务提供者实施紧密控制。所有社会医疗保险机构必须依据国家医疗服务收费标准对医院和诊所提供的医疗服务进行补偿，医疗服务提供者不得超过该收费标准对患者进行收费。相同的收费标准控制了从社会医疗保险机构到几乎所有医疗卫生提供者的资金流动。因此，虽然日本设有多层次医疗保险制度并有约 3500 家社会医疗保险机构，但仅有一个适用于所有社会医疗保险机构和医疗卫生机构的收费与补偿标准[361]。

国家统一医疗服务收费标准包含 3000 余条单项医疗服务和药品收费条目，经过利益相关者谈判后每两年修订一次。在此过程中，所涉及的利益相关者包括医疗保险机构、卫生专业人员组织（如医学、口腔、药学和护理人员协会）、医院组织和消费者组织。在修订时，首先由内阁依据预期收入和财政状况确定年度卫生总费用增长（或下降）幅度，然后再将其分解为医疗服务、医疗设备、口腔服务和药品费用的变化幅度。在此基础上，由属于社会团体的中央社会保险医疗理事会逐项对收费条目进行修订，以保证能够达到内阁设定的卫生总费用目标。为了确保卫生总费用变化幅度的给定目标能够实现，特定单项医疗卫生服务的支付价格可能被调整。对于数量明显增长的医疗服务，其价格将降低。近年来，日本政府大幅降低了医疗服务、药品和医疗设备检查的收费标准[94, 148, 370]。如果医生尝试通过过度提供某项医疗服务以获得更多收入，中央政府可能在下一轮调整中调低该项服务的收费标准。例如，1980—2002 年间，磁共振检查的收费标准降低了 30%，2002 年一年就被下调了 35%。同时，还有相关的附加财务规定限制一定时间内的检查数量。2009 年，美国颈部磁共振检查的价格为 1500 美元，而日本仅为 98 美元[94, 372]。因此，统一收费制度是中央政府用于鼓励或阻止医疗卫生机构特定行为并有效限制卫生总费用增长的重要政策工具[379]。收费标准的修订也是一项重要的卫生政策工具。原因在于它不但调整了医疗服务价格，而且使政府可能通过价格调整创建一定的激励机制以推行特定的卫生政策。例如，在日本统一收费制度中，外科手术、大型医疗设备检查的收费水平低于成本，而基本门诊服务的收费水平则高于成本，此点与中国的做法正好相反[360, 363]。因此，在日本，外科手术主要由公立医院提供，原因在于公立医院可以直接获得政府财政补贴以弥补部分成本。不过，由于药品价格补偿标准高于成本，也造成过度用药的问题[366]。

综上所述，通过与医疗机构签订医疗保险服务合同和设置医疗服务统一收费标准，中央政府在购买医疗服务方面拥有垄断权力，实现了对卫生服务体系和卫生服务费用的强有力控制[360]。不过，Henke 等也指出，日本中央政府缺乏对医疗资源配置的管理。在中央政府层面上，缺乏为医疗服务提供者设立明确目标的机构，没有建立医疗服务提供的协作机制，也缺乏管理贵重医疗设备购置的机构[371]。

（二）地方政府

日本地方政府包括两个层级，较大区域内的政府单位为都、道、府、县。截止到 2006 年 3 月，日本设有 1 都、1 道、2 府、43 县政府，属于同一级别的地方最高行政机构其行政首长称为知事。每个都、道、府、县政府下面又设有称为“自治体”的地方行政单位，包括市、町、村等，是最基层的行政单位，在日本经常被用作社区的地理单位[380]。1996 年，日本共设有 3370 个自治体。由于 1998—2006 年间的大规模合并，自治体数量在 2009 年降至 1926 个[381-382]。其中，489 个自治体的人口少于 10 000 人，占总数的 25.4%。很多自治体由于规模较小，仅有数名执业医生。2008 年，拥有 9 名及以下执业医生的自治体有 557 个，占当年总数的 39.6%[383]。

在卫生和社会服务提供领域，地方政府发挥越来越重要的作用。都道府县政府及某些大城市政府负责制定本区域卫生发展规划、为医院发放营业执照、监督医疗服务提供者是否遵守中央政府相关政策等。依据日本医疗法，都道府县政府拥有对辖区内医院、诊所等医疗卫生机构的管理权限[360, 379, 384]，即实现了医疗服务的属地化管理。不过，地方政府对辖区内医院的管理主要限于人员配备情况（如医患比、护患比）和硬件条件（如每床位病房面积）等。1985 年，日本在都道府县政府水平开始实施区域卫生规划，但长期以来主要限于对医院病床数的控制。如果某个卫生规划区域内人均病床数超过全国平均水平，该区域内将禁止增加病床数。对于医院购置大型医疗设备和开设新的临床科室，则无任何限制[385]。

（三）社会性组织

医疗保险基金会、工会、日本医学会等社会性组织对卫生与医疗保障政策的制定也有影响。其中，最具影响力的是中央社会保险医疗理事会（Central Social Insurance Medical Council），其成员由厚生劳动省任命的各方代表组成，包括 7 名医疗保险机构代表、7 名医疗卫生机构代表、6 名公众代表和 10 名技术专家。中央社会保险医疗理事会的核心职能是具体承担国家统一医疗服务收费标准每两年一次的修订及批准使用工作。在修订过程中，所考虑的一个重要因素是不同类型医院和专科所上报的平均利润率，对于利润率高的服务项目，收费标准将进行下调[148]。

日本医学会属于志愿性组织（voluntary organization），不享有行政管理权限，但却拥有比医院协会和医生职业团体更大的影响力。即使在毕业以后，日本医生与大学临床医学系的关系也要比与社会性职业团体的关系更为密切[385]。这一点与德国的情况截然不同。

三、医疗保障制度

日本医疗保障制度发源于 1922 年颁布的《医疗保险法》。就业人口和自我雇佣人口医疗保险制度分别创建于 1922 年和 1938 年。自 1961 年起，所有国民都必须加入某种形式的医疗保险，即在该年度日本实现了医疗保障制度的全民覆盖[360, 386]。

（一）社会医疗保障制度

目前，日本社会医疗保障制度主要分为 5 种类型，即：社会管理医疗保险（society-managed health insurance, SMHI）、政府管理医疗保险（government-managed health insurance, GMHI）、国民健康保险（national health insurance, NHI）、共济组合保险（mutual aid societies, MAS）和高龄老人医保制度。根据日本《医疗保险法》，拥有 700 名员工以上的大型公司在绝大多数雇员同意的前提下，可以成立相应组织并为雇员及其家属提供医疗保险。此类医疗保险称为社会管理医疗保险，目前拥有 1541 家医疗保险机构。在遵守政府相关法令的前提下，每家社会管理医疗保险机构实行自我管理。参保费用大约是雇员月工资的 3% ~ 10%，并设有封顶线，由雇主和雇员平均分担。第二类医疗保险制度是政府管理医疗保险，由中央政府直接管理，保障人群为中小企业员工及其家属。2008 年 10 月以后，政府管理医疗保险的运营由社会保险局改为由日本医疗保险协会负责。参保费用为工资的 8.2%，也设有封顶线，同样由雇主和雇员平均分担。第三类为国民健康保险，保障对象包括农民、自我雇佣者、退休人员以及失业人员，即不能参加政府管理医疗保险和社会管理医疗保险等职工医疗保险的人群，属于社区医疗保险制度。国民健康保险由自治体政府提供给本辖区内所有具有资格参加的人群。参保费用根据收入和家庭参保人数计算，一般为平均工资的2%，但存在很大差异。例如在北海道某个镇，最高参保费用是最低值的4.7倍。第四类为针对中央及地方政府公务员和部分职业群体（如私人开业医生和教师）所设立的医疗保险制度，称为共济组合保险[94, 148, 387-388]。2005年，以上四大医疗保险制度共设有3662个保险基金会。其中，社会管理医疗保险参保人数约占全国总人口的23.6%，国民健康保险参保人数约占总人口的39.3%，政府管理医疗保险参保人数约占总人口的27.9%，共济组合保险参保人口约占总人口的8.6%。四大社会医疗保险制度覆盖了日本全国99.4%的人口，剩余0.6%的人口由社会福利制度提供医疗保障。2008年，日本针对75岁以上高龄老年人设立了专门的医疗保险制度，由各都道府县政府进行管理。其保险费用由个人参保缴费（占总数的10%）、政府补贴（占总数的50%）和其他医疗保险制度划拨补贴（占总数的40%）三部分组成[360, 379]。

日本社会医疗保险机构属于免税、非营利性机构，接受厚生劳动省的管理。政府不允许社会医疗保险机构营利，也不允许它们之间开展竞争。相反，各社会医疗保险机构的保障内容相同，均由中央政府设定。其中，社会管理医疗保险机构必须从其母公司中独立出来[370, 379]。日本中央政府每两年确定一次医疗保险制度所保障的医疗服务内容和医疗服务提供者费用补偿方案。各医疗保险制度的缴费比率有所不同。不过，在OECD国家中，日本社会医疗保险缴费比率最低[55]。对于参保者而言，参保费用一般在医疗保险生效时依据其正常工资水平确定[386]。虽然参保者缴费是日本社会医疗保险制度的主要经费来源，政府也提供数额不等的补贴。由于政府管理医疗保险和国民健康保险具有成本高、收入低的特点，因此政府管理医疗保险大约13%的支出以及国民健康保险平均43%的支出由政府财政资金解决。除非面临财务困难，社会管理医疗保险和共济组合保险一般不能获得政府补贴[360, 379]。从表5-1可见，2010年地方国民健康保险制度和高龄老人医保制度的总收入中，政府补贴均占50%。该比例在国立国民健康保险中为39%，在政府管理医疗保险中为16.4%，但在社会管理医疗保险和互助组合保险中很小或没有[389]。

表5-1　2010年日本社会医疗保障制度及政府补贴情况

年龄（岁）	医疗保障制度分类	医保制度	医保机构数	参保人口（万人）	政府补贴（亿日元）	政府补贴占总收入比例
0～74	职工医保	政府管理医保	47	3 472	10 446.80	16.4%
		社会管理医保	1 497	3 034	23.78	很小
	互助组合	中央政府公务员	21			
		地方政府公务员	55	902	0.0	0%
		私立教育部门雇员	1			
	国民健康保险	地方	1 788	3 597	37 010.70	50%
		国立	165	352	2 901.98	39%
75～	高龄老人医保		47	1 346	55 427.08	50%

日本社会医疗保障制度是该国卫生体系主要的筹资来源之一，覆盖了绝大部分治疗服务[369]。社会医疗保障制度没有设立定点医疗机构制度。所有日本国民均可在自己选择的时间和地点寻求医疗服务，而不需要考虑公立医疗机构和私立医疗机构、诊所和医院的区别[372, 387]。

（二）私立医疗保险

虽然日本社会医疗保障制度实现了全民覆盖，并且覆盖了广泛的医疗服务内容，但日本仍然存在补充型私立医疗保险，由营利性健康保险公司提供。然而，私立医疗保险的市场份额很小，并且主要以社会医疗保险的补充形式出现，为住院和特定类型（如外科手术）患者的共付和自付医疗费用提供保障[372, 379]。OECD对私立医疗保险的国际比较研究则认为，日本私立医疗保险处于可以忽略或不重要的地位[368, 370]。

与社会医疗保险不同，私立医疗保险的资金全部来自参保人所缴纳的参保费用[386]。在私立医疗保险患者住院期间，一般每天可获得1000 ~ 30 000日元的现金补贴；对于外科手术，则获得一次性现金补贴，数额一般为每日医疗费用的数倍。例如，恶性肿瘤手术的补贴可为每日医疗费用的40倍[360]。

四、医院系统

在日本，医院需要拥有20张以上的病床，可以同时提供门诊和住院服务[89]。从历史角度看，几乎所有的日本医院都是从医生诊所发展而来的。即使在三级医院，门诊服务在医院医疗工作中仍占很大的比重[361]。与我国情况类似，日本医院和诊所之间也缺乏明确的分工和有效的转诊机制。自 20 世纪 80 年代晚期开始，日本政府就禁止建立新医院，但医生可根据自己的偏好建立新诊所并选择诊所的专科 [55]。由于医疗服务价格在全日本是统一的，因此医院之间无法在价格方面展开竞争，而是通过许诺更高质量的服务和更高的技术水平以吸引患者 [141]。

住院患者一般通过门诊科室或急诊科收治入院。绝大部分医院拥有大规模的门诊科室，在大型医院日门诊量可达到 4000 人次。即使是三级医院，也诊治了大量仅需要初级卫生保健的患者 [385, 387]。从医院的不同功能上看，地方医院主要负责小病小伤的初级治疗。大型医院或大学医院则负责提供二级或三级医疗服务 [377]。其中，二级医疗服务由 106 家都道府县医院提供，三级专科性医疗服务则由 80 家拥有 500 张床位以上的大型医院提供，其中主要为大学医院 [379]。

2010 年，日本每百万人口医院数为 68.2 家，在 OECD 国家中处于最高水平，是 OECD 国家平均值（29.2 家）的 2 倍以上。从表 5-2 可见，日本在 2011 年共有 8605 家医院。其中，公立医院 1532 家，占 17.8%；私立医院 7073 家，占 82.2%。从医院数量上看，私立医院占绝大多数，是日本医院系统的主体，公立医院则处于从属地位 [363, 377]。从发展趋势看，在 1990—2011 年间，公立医院和私立医院数量均有所减少，但两类医院在全国医院中所占比例大致保持不变。其中，公立医院数从 1990 年的 1770 家减少到 2011 年的 1532 家，减少了 238 家。同期，私立医院则减少了 1253 家 [208]。

表5-2　1990—2011年日本医院数

	1990	1995	2000	2005	2010	2011
公立医院	1 770 （17.5）	1 760 （18.3）	1 732 （18.7）	1 656 （18.3）	1 552 （17.9）	1 532 （17.8）
私立医院	8 326 （82.5）	7 846 （81.7）	7 534 （81.3）	7 370 （81.7）	7 118 （82.1）	7 073 （82.2）
合计	10 096 （100.0）	9 606 （100.0）	9 266 （100.0）	9 026 （100.0）	8 670 （100.0）	8 605 （100.0）

注：（1）数据来源：Health at a Glance 2013：OECD Indicators, OECD；（2）括号内为构成比。

私立医院一般为单独法人或由非营利性医疗集团举办，一般规模较小，2007 年平均床位数仅为 160 张，床位总数约占全国医院床位数的 55%。公立医院一般规模更大，在不同年份公立医院床位数约占全国医院床位数的 30% ~ 45%[390-391]。然而，如果仅计算医院急性病病床，2010 年私立医院占 73.7%，公立医院仅占 26.3%。因此，日本医院服务主要由私立医院提供。绝大多数私立医院为医生所拥有。根据日本医疗法规定，禁止出于商业利益目的建立医院，即不允许建立投资者所有的营利性医院，所有医院均应是非营利性机构[150, 360, 370, 372]。然而，有研究者指出，近年来日本已允许在特定地点建造投资者所有的医院[363]。

日本医院由各类不同机构举办，其中包括医疗集团、地方和中央政府、个人和其他团体。公立医院包括国立医院、各级政府直接开办的医院以及公有团体、公立大学举办的医院[390-391]。

从表5-3可见，日本公立医院分为国立医院、地方公立医院和其他公立医院三种类型，2010年8月分别占全国医院数的3.2%、11.4%和4.7%。其中，由国立医院集团、国立大学、日本劳动卫生与福利组织等举办的医院称为国立医院。全国有274家国立医院，其中包括综合、肿瘤、神经病学与精神病学、儿童健康与发展、脑与心血管病、老人病学与老年医学6个国立医学中心，1个拥有144家医院的国立医院集团，48家国立大学医院。由都道府县政府、市町政府、地方独立公共集团举办的医院称为地方公立医院。全国有992家地方公立医院，包括938家由都道府县政府和市町政府举办的医院以及54家由地方独立公共集团举办的医院[389]。

表5-3　2010年8月日本不同举办者医院数

		举办者	医院数	合计
公立	国立	国立医院集团	144（1.7）	274（3.2）
		国立大学	48（0.6）	
		日本劳动卫生与福利组织	34（0.4）	
		其他国立医院	48（0.6）	
	地方	都道府县、市町政府	938（10.8）	992（11.4）
		地方独立公共集团	54（0.6）	
	其他	农业集团厚生连	112（1.3）	411（4.7）
		日本红十字会	91（1.0）	
		恩赐财团济生会	80（0.9）	
		社会保险关系法人	51（0.6）	
		其他	77（0.9）	
私立		私立医疗法人	5 721（65.9）	
		私立大学	108（1.2）	7 004（80.7）
		其他	1 175（13.5）	
合计			8 681（100.0）	8 681（100.0）

从功能上看，公立医院分为两种极端类型，即提供高科技诊疗服务的高水平医院和为农村、偏远地区提供医疗服务的基层医院[369, 385]。据调查，2011年国立医院平均病床数为401张，地方公立医院为232张，其他公立医院①为352张，社会保险关系法人医院为285张[392]。根据日本卫生政策，中央和地方政府肩负有保证农村地区卫生服务提供的责任[364]。因此，越是在农村地区，公立医院所占比例越高。例如，2005年大城市中公立医院所占比例仅为4%，在其他地区为16%。在最偏远的农村地区，公立医院所占比例有可能超过50%[381]。就地方公立医院而言，虽然其床位数仅占全国医院床位数的15.4%，但在医疗服务某些领域处于主导地位，如急救医疗服务、农村卫生服务、艾滋病（HIV/AIDS）治疗和创伤治疗等[393]。

五、公立医院管理

在日本，新建医院或增加医院病床数均需要经过政府批准[47]。然而，医院可以自主决定购置医疗设备或开设临床专科，不需要经过政府批准[361]。

根据设置主体不同，日本公立医院分别由中央政府、地方政府、国立大学、地方公立大学或日本红十字会等特殊机构分别管理[369]。2004年起，国立大学和地方公立大学由政府直接管理转变为由独立集团进行管理，大学医院管理权也发生了相应转移。此外，地方政府致力于改变其所属医院的组织结构。一些地方政府把医院管理外包给非营利性组织，另外一些则成立代理机构管理医院。同时，政府也为医院管理层提供了更多的自主权以期获得更好的经营业绩[360, 394]。

根据机构分类，地方公立医院属于公共服务机构，与公共污水处理公司和公共汽车公司等属于相同类别，一般由都道府县和市町政府设立和运营。地方公立医院面临来自政府的双重管理：中央政府对医疗服务费用保险补偿的管理和都道府县政府对其他方面的管理，如人事、机构、医疗失范行为等方面的管理[360, 395]。

在治理结构方面，日本公立医院通常设有首席执行官（或院长）、事务长和相关管理部门。院长的产生一般有两种方式：一是选举制，由医院员工投票选举产生，再由上级主管部门正式委任；二是任命制，由上级主管部门直接委派。事务长由医院上级主管部门任命，负责医院日常经营和经济管理活动，如负责总务、财务、供应、人事等方面的工作。在对外事务上，院长是医院的象征。在内部管理方面，院长负责院内重大事务，事务长则负责医疗工作以外的

① 指红十字会医院、济生会医院和原生省联合会医院。

具体事务和经营管理[158]。

根据日本法律，公立医院首席执行官必须由医生担任。一般而言，首席执行官对国家医疗服务收费制度的动向十分关注，并依据收费标准变化情况快速调整医院运营策略。首席执行官的另一大工作重点是吸引医生、护士到医院工作并保证其工作稳定性。在医生招聘方面，首席执行官需要维护与大学临床医学系的良好关系，并通过薪酬安排、高技术医疗设备等吸引医生。在日本，住院患者日均收费水平取决于护士配置状况。平均每位患者配置的护士数越多，日均收费水平越高，医院收入也越高。因此，吸引护士到医院工作也是首席执行官的重点工作内容之一[385]。

日本公立医院治理结构在不断变革中。近年来，针对政府卫生开支不断上涨、医疗费用迅速增长、公立医院效率低下等问题，日本政府对国立医院进行了改革，推行独立行政法人国立医院制度。其核心宗旨是：在政府出资者身份不变的情况下，将国立医院转变成为自主经营、自负盈亏的独立行政法人，政府减少对具体业务管理的干预，医院则在人、财、物等方面获得独立经营权[158]。

六、公立医院绩效

日本公立医院经营状况不容乐观，绝大部分公立医院处于入不敷出状态[370]。地方公立医院经营亏损则是长期存在的问题，全国一半以上的地方公立医院处于赤字运营状态，导致一般预算资金供给不足。由于地方公立医院亏损数额巨大，一些地方政府甚至可能面临财政破产[393]。此外，20 世纪 90 年代和 21 世纪初的经济衰退导致绝大多数基层政府的财政状况变差，也波及地方公立医院[381]。

Suzuki 的研究揭示，许多地方公立医院经营不善或处于亏损状况，多年以来自治体政府不得不从财政收入中拿出巨额补贴，弥补地方公立医院的赤字。即便如此，许多地方公立医院仍然入不敷出，不得不依靠长期从自治体政府借钱维持生存，2001 年累计债务达到 13 880 亿日元[395]。

Aiura 等的研究则揭示，80% 的公立医院年年亏损，需要由国家和地方财政进行补贴。2006 年，全国 973 家地方公立医院的赤字总额达到 1985 亿日元，加重了政府财政负担，也对其他公共服务的提供产生不利影响[396]。

2007 年，有 3/4 的公立医院陷入赤字困境。由基层自治体政府管理的 667 家公立医院中，75.1%（501 家）在 2007 年处于年度亏损状态，83% 处于累计亏损状态，总赤字达到 2000 亿日元，使地方政府面临很大的财政压力[397-399]。

Yano 研究所 2012 年对 143 家国立和地方公立医院的问卷调查显示，公立医院近年来的经营状况似有所改善。2009 财年，处于赤字运营状况的公立医院占 69.2%；2011 和 2012 财年，此比例则分别下降至 45.5% 和 42.7%[400]。

从表 5-4 可见，2007—2009 年三年间，日本地方公立医院年度亏损额分别为 1947.50 亿日元、1817.12 亿日元和 1068.46 亿日元。虽然年度亏损额逐年下降，但累计亏损额却逐年上升。2007 年，累计亏损额为 20 015.38 亿日元，2008 年为 21 368.38 亿日元，2009 年为 21 570.92 亿日元。在所有地方公立医院中，亏损医院所占比例也较大，说明亏损面较大。2007 年，地方公立医院中亏损的医院占 71.0%，2008 年为 70.0%，2009 年为 60.0%[389]。

表5-4　2007—2009年日本地方公立医院亏损概况

	2007	2008	2009
医院数量	957	936	916
年度亏损额（亿日元）	1 947.50	1 817.12	1 068.46
累计亏损额（亿日元）	20 015.38	21 368.38	21 570.92
亏损医院所占比例（%）	71.0	70.0	60.0
人员支出所占比例（%）	55.3	55.7	—

公立医院的经营危机已经成为日本全国性的问题，引起了各界广泛关注。多项研究认为，公立医院亏损的最主要原因之一是人员费用占比太高（占支出的 55% ~ 60%）[397-399]。关于经营危机的原因，日本总务省认为："（与私立医院不同）地方公立医院作为地区的骨干医院，承担着包括急救医疗在内的所谓不赚钱的服务以及偏僻边远地区的医疗业务，这是造成赤字经营的最大原因。更为重要的是，医院管理团队的公务员在医院经营上是外行，工作几年后就调换，谁也不为赤字负责，使部分工作人员患上了所谓的公务员病，毫无工作积极性。"[39]Suzuki 的研究则表明，地方公立医院支出大于医疗服务收入，特别是在人力和医院建设方面，支出远高于私立医院，导致入不敷出。地方公立医院与私立医院在日常运营账户上的最大区别体现在人事成本方面。地方公立医院工资水平显著高于私立医院。同时，地方公立医院平均每床建筑费用为 21 258 000 日元，私立医院则仅为 7 039 000 日元，前者是后者的 3 倍以上[395]。

据 Ikegami 和 Matsuyama 介绍，公立医院在理论上应当像私立医院一样，通过医疗保险机构的费用补偿达到收支平衡。然而，绝大多数公立医院有经营赤字的原因主要包括：①公立医院可以依赖政府补贴以弥补经营赤字。如果私立医院持续有赤字，则将不得不关闭或破产。②缺乏管理技能。公立医院首席执行官一般从高年资医生中任命，管理人员则由地方政府中轮岗的官员担任。

③论资排辈的薪酬制度降低了员工的工作积极性。例如，公立医院中即将退休的护士收入是新毕业大学生的 3 倍以上。④来自政客的压力。例如，公立医院被要求收治某些特殊患者、扩大或保留某些特定服务等。⑤公平方面的原因。公立医院需要保证低收入人群对卫生服务的可及性，即需要提供私立医院不愿提供的、无法营利的服务[385, 389]。

虽然地方公立医院亏损问题突出，但由于它们提供大量私立医院不愿提供的医疗服务，因此政府往往难以推行改革举措[393]。不过，近年来日本公立医院被迫休院、合并、倒闭或转让给民营资本的现象不断出现。预计今后还将会有大批的公立医院将被迫关门或是缩小规模而改制为私立医疗机构。例如，夕张市公立医院原为拥有 170 张病床的区域内主要医院，但在 2007 年被改制为仅拥有 19 张病床的私人诊所[384]。2008 年，日本内阁还颁布了公立医院改革政策，通过削减床位数使公立医院转制为诊所、关闭低效率公立医院等手段，提高公立医院效率[399]。

七、医务人员及与公立医院的关系

在日本要成为医生，需要高中毕业后在医学院接受 6 年院校教育，通过全国考试后可自主选择一家医院接受为期两年的住院医师培训。以上过程完成后，可以在日本任何医院或诊所行医[382, 401]。依据传统，日本医院中医生雇佣和主要职位的任命均由大学临床医学系和地方医学院决定。在此过程中，医院获得稳定的医生供给，医学院则获得声望和对地方医疗社区的控制权力。然而，近年来上述机制发生了巨大变化。例如，2004 年医学院毕业生通过一项匹配制度分配到各医院作为住院医生，而不是根据医学院的意愿进行分配[46]。自 1868 年明治维新以来，日本医生的职业发展轨迹就取决于大学教授，因此医院年轻医生对科研十分重视。过去，医生们也十分愿意把职业发展与大学临床医学系结合在一起，以成为其保护伞下的成员。不过，现在情况发生了变化。特别对于年轻医生而言，毕业后医学教育和职业发展的地点已从大学临床医学系转到医院[401]。

在 20 世纪 70 年代，日本政府实施了每个都道府县至少建立一所医学院的政策，并致力于增加医学生数量。到 20 世纪 80 年代中期，每一年度医学毕业生或具有执业资格的新医生数量与此前相比翻了一番，从每年 4000 人增至 8000 人。1985 年开始，日本政府转而通过限制医学院招生数量严格控制医生的供给，医学院招生数量不得超过最大允许值。自 20 世纪 80 年代晚期开始，日本政府就开始减少医学生数量以避免医生数量过剩。1986—2006 年间，医学院招生定额减少了 7.8%。然而，日本自 2007 年开始明显出现医生数量不足的现象。2007 年，日本每千人口医生数为 2.1 人，每 10 万人口医学毕业生数为 6.0 人，在 30 个 OECD 国家中分列第 26 位和第 28 位 [373, 383]。在世界卫生组织的 193 名成员中，日本每千人口医生数量排在第 60 位 [382]。相关调查显示，医生数量不足已成为日本公立医院管理与改革所面临的最大挑战 [400]。

为了解决医生缺乏问题，日本文部省在 2008 年开始实行医学院扩大招生政策。2008 年，医学院招生数额为 7793 名；2009 年升至 8486 人，超过 20 世纪 80 年代早期的最高值；2010 年达到 8846 人，在 21 世纪初招生数基础上增加了 16%[373, 383]。虽然 2008 年以来医学院招生数量持续增加，但这些医学生仍需数年之后才能毕业和开始执业。2010 年，日本每千人口执业医生数为 2.2 人，仍然明显低于 OECD 国家在 2011 年的平均水平（3.2 人），并且在过去一个世纪长期低于绝大多数 OECD 国家 [16, 384]。

目前，日本医院所有专科均面临医生短缺的问题，特别是产科、儿科、急诊科和外科，影响到相关医疗服务的可得性 [362, 377]。日本劳动标准法规定，基本工作时间为每周 40 小时。然而，由于医疗服务需要增加和医生数量不足，日本医生中普遍存在工作时间长、压力大的现象，导致“过劳死”和“过劳自杀”等现象，已引起社会关注 [373, 402]。调查显示，医院医生在 20、30 和 40 岁左右时，每周平均工作时间分别是 74.9、68.4 和 64.5 小时 [362]。

与英国、德国类似，日本医生主要分为医院全职雇佣医生和私人开业医生两大类。也就是说，在医院工作的医生均为全职，不拥有自己的私立诊所 [382]。此外，两类医生均为专科医生，日本没有全科医生或家庭医生的培养体系，几乎所有的医学毕业生均从担任医院医生开始其职业生涯。医院医生既需要诊治住院患者，也需要在同一个医院内诊治门诊患者 [403]。许多医院医生工作数年或退休以后成为自我雇佣的私人诊所医生，仅在其所从事专科内为患者提供初级卫生保健服务 [55, 362]。

与美国医院情况类似，日本医院护士也分为注册护士和执照操作护士（licensed practical nurse）两种类型。绝大部分护士都不是大学毕业生 [404-405]。

在日本，医生和护士获得执业资格后终生有效，对执业资格的更新、继续医学教育、医疗服务行为同行评议等均没有要求 [372, 387]。劳动厚生省负责除登记护士（enrolled nurse）以外所有卫生专业人员的管理与资格准入。登记护士的资格准入执照由都道府县政府首脑颁发，大约占日本护理队伍的 30%，拥有与注册护士相同的执业能力，但需接受医生或注册护士的管理 [360]。

在日本公立医院中，首席执行官、医生和护士等均为政府公务员（civil servants）[89, 385]。在农村公立医院，医生身份一般为自治体政府的公务员 [364]。根据日经新闻 2009 年 11 月 5 日的一则报道，国立和地方公立医院行政管理人员也属于政府公务员[406]。日本法律禁止公立医院医生接受回扣、贿赂和礼物。公立医院医生在此方面受到的限制甚至多于全体公务员（public servant）。医生接受回扣属于违法行为，有多名公立医院医生曾因接受回扣被起诉。1992年9月，7名公立医院医生和24名心脏起搏器制造商代表因回扣丑闻被起诉，包括东京城市医院心脏科主任和东京大学一名教授在内的数人被判刑。此外，劳动厚生省还减少制造商2%的采购费用以示惩罚[89]。医生接受患者礼物则属于犯罪行为[385]。

八、小结与评价

1．日本卫生管理体制与我国存在很大相似之处，即政府特别是中央政府处于强势地位。同时，日本卫生体系的一些不足在我国同样存在，如医院与基层医疗卫生机构间未建立分工与转诊机制、大医院人满为患并诊治了大量常见病患者、大型医疗设备过度配置等。然而，日本卫生体系在费用控制、反应性及整体绩效等方面的表现却在世界范围内出类拔萃，明显好于我国。其中一个重要的原因可能在于日本政府对医疗服务收费标准的严格控制与及时调整，即不论公立医院、私立医院还是诊所，均执行统一的收费标准，并且根据国家卫生费用控制目标和医疗服务提供者行为等因素，每两年对收费标准调整一次。由于诊所等基层医疗卫生机构的成本低于医院，因此同等水平的收费标准使诊所的经济状况普遍好于医院，同时也为诊所医生的收入水平高于医院医生奠定了坚实基础。与此相对比，我国医院的收费标准普遍高于基层医疗机构，成为基层医疗机构经济状况不佳、基层医务人员收入低下与人才流失的重要原因之一。此外，我国医疗服务收费标准的调整一般严重滞后，一些地方还在执行10年以前的收费标准，而医疗材料的市场价格则逐年升高，造成很多医疗服务的收入难以完全补偿成本。此外，相关政府主管部门已就放开私立医疗机构服务价格出台政策，这一做法令人担忧。结合日本相关经验，从积极控制卫生总费用增长、合理引导医疗服务提供者行为、加强基层医疗机构建设及提高基层医务人员收入水平等因素综合考虑，我国似应更好地使用医疗服务收费标准这一政策工具，加强调控与管理，而不是局部放任不管。由于我国城乡社会医疗保障制度在全民医保中占据绝对统治地位，为政府主管部门在医疗服务收费标准领域有所作为提供了极为有利的条件。这一点与日本情况十分相似，因此日本严格控制医疗服务收费标准的做法对我国具有十分现实的借鉴意义。

2．日本公立医院包括国立医院、地方公立医院和其他公立医院三种类型。公立医院数及其病床数分别约占全国的1/5和1/4，因此在该国医院系统中处于从属地位。与德国、美国等国家公立医院一样，日本公立医院的经营状况也不容乐观，绝大部分处于赤字运营状态。为了解决上述问题，虽然日本政府也采取了公立医院私有化政策，而并不像德国那样出现公立医院快速私有化现象。与此同时，日本政府对国立医院推行独立行政法人制度，即采取了与英国类似的公立医院自治政策。日本公立医院医生、护士及行政管理人员等属于政府公务员。也就是说，日本公立医院管理体制改革似乎未影响员工的政府公职人员身份。

第二节　日本公立医院薪酬制度

一、公立医院筹资及薪酬来源

（一）筹资渠道与方法

1．政府

在日本，公立医院建设经费来自政府财政资金[361]，公立医院还可以获得一定数额的政府财政补助和税收优惠[47, 407]。其中，财政补助占公立医院总收入比例为 0 ～ 20%，平均约为 11%。公立医院享受免税政策，不需要缴纳公司所得税、财产税等任何税目[370, 385]。

地方公立医院除像其他医院一样从医疗保险费用补偿中获得收入外，还可以从地方政府一般预算中获得补贴，其中部分补贴来自中央政府[393, 399]。不过，中央政府的政策在于减少对公立医院的直接财政补助，并转而把财政补助提供给地方政府，然而地方政府的财政状况也持续恶化。地方政府在其财政报告中，则必须呈现公立医院的赤字数额[385]。

地方公立医院的赤字给各级政府造成了很大的财政压力[408]。2001 年，自治体政府从税收收入中提供了 7400 亿日元补贴以弥补地方公立医院赤字，其中 5700 亿日元进入经常账户（current account），1700 亿日元进入资产账户。如果把上述补贴除以公立医院病床数，则意味着一年内地方公立医院每张床位获得了 300 万日元政府补贴[395]。政府对地方公立医院资产账户的补贴，则使地方公立医院能够建设更好的建筑和购买更先进的设备。据报道，政府财政资金对地方公立医院的强有力支持不但提升了医院设备水平，而且提高了医生对其工资水平的满意度[381]。2007—2008 财年，地方政府一般预算给予地方公立医院的转移支付已超过 6000 亿日元，按 2007 年购买力平价计算约为 50 亿美元[399]。

此外，中央或地方政府还使用财政资金支付全部或部分不在医疗保险机构补偿范围之内的医疗费用，主要涉及妇幼保健、传染病患者救治、原子弹受害者治疗、受伤或因病退伍士兵医疗费用等[386]。

2．社会医疗保险机构

2006年，日本卫生总费用中，医疗保险支出占49.0%[370]。医疗保险机构对门诊患者费用的补偿基本上全部采用按项目支付制[148]，对于住院患者费用则采用了按服务项目付费和按诊断程序组合（diagnosis procedure combination, DPC）付费相结合的补偿方式[379]。传统上，医疗保险机构对住院患者医疗费用的补偿采用按服务项目支付制。1998年，在部分医院首次尝试使用诊断相关群组（DRG）制度，即不论患者住院时间长短，均按每一病例支付固定费用。由于日本医院住院患者的住院时间差别很大，实践证明该制度并不适用于日本。同时，医生协会也批评美国版DRG制度过于粗略，不足以正确反映日本医生的诊疗模式[367]。2003年，日本对大学医院开始采用按DPC费用补偿制度。按DPC支付制度并不是一种按病例支付制度，而是一种基于患者分类的按住院天数补偿制度，即根据病情诊断及所需要的治疗把患者分为不同类型。医院继续按照患者住院天数的一定比例获得固定数额的补偿，但总补偿数额并不是固定的，而且根据患者住院时间分为三个阶段。在患者住院的第一个阶段，医院所获得的补偿数额比平均水平高15%；超过同种病患的平均住院日时，医院所获得的补偿数额比平均水平低15%，以示不鼓励延长住院时间。如果住院天数超过特定时间，按DPC支付制度将不再适用，医院可依据传统的按服务项目收费制进行收费。此外，按DPC支付制度并不覆盖医院所有支出，仅包括医院建筑、护理和实验室成本等，如住院费、病房内使用的药品和辅料费用、实验室检查、放射检查及任何收费低于10 000日元的检查与治疗费用等。住院患者的外科手术、评估、管理和康复等医生费用，手术室所使用的药品和辅料，以及收费超过10 000日元的检查与治疗等，仍沿用传统的按服务项目收费制[370, 379]。按DPC支付制度的另外一个特色是不同医院的补偿水平有所不同，这在日本医疗保险历史上属于首次。2006年，使用按DPC支付制度的医院数量为360家；2007年，增至1426家。虽然按DPC支付制度并不属于预付制度，但对使用该制度医院的住院时间产生了影响。经过对使用按DPC支付制度前后3个月的比较发现，在82家医院中有80家医院的平均住院日缩短，并且按DPC支付制度实施前平均住院日较长的医院在该项制度实施后有大幅下降[360]。

3．患者

在日本医疗保障制度中，患者所需支付的共付医疗费用比例在国际范围内处于较高水平。2009 年，日本卫生总费用中，15.8% 由患者直接支付给医疗卫生机构，其形式为按医疗费用的一定比例付费（co-insurance）。社会医疗保障制度保障范围内的所有医疗服务和材料消耗均存在患者按比例共付费机制，具体比例由法律统一规定。患者就诊总费用则根据政府统一制定的收费标准确定。患者共付比例最初在不同医疗保险制度之间有所不同，2003 年 4 月以后统一确定为 30%，对于 3 岁以下儿童、失业人员则降低至 20%，70 岁以上老年人为 10% ～ 20%(后者针对高收入老年人)。对于 65 ～ 74 岁之间的“年轻”老年人口，共付比例与一般人群相同，即为 30%。此外，所有医疗保险制度均设有患者共付医疗费用的月封顶线，一般为 80 100 日元。患者共付医疗费用超过封顶线时，超过部分的共付比例仅为 1%。不同收入群体共付医疗费用的封顶线有所不同，低收入人群为 35 400 日元，高收入群体为 150 000 日元。年度共付医疗费用为 10 万～ 200 万日元时，个人收入中的相应数额可以免征收入所得税。无力支付国民健康保险参保费用的贫困群体，可以参加被称为生计保障计划（livelihood protection scheme）的社会福利制度，在医疗卫生服务利用中不需要支付共付费用 [141, 148, 155, 360, 369, 379]。

（二）薪酬来源

图 5-1 显示，日本公立医院的薪酬来源主要包括政府财政补贴、医疗保险费用补偿和患者共付费用三个渠道 [366, 371]。

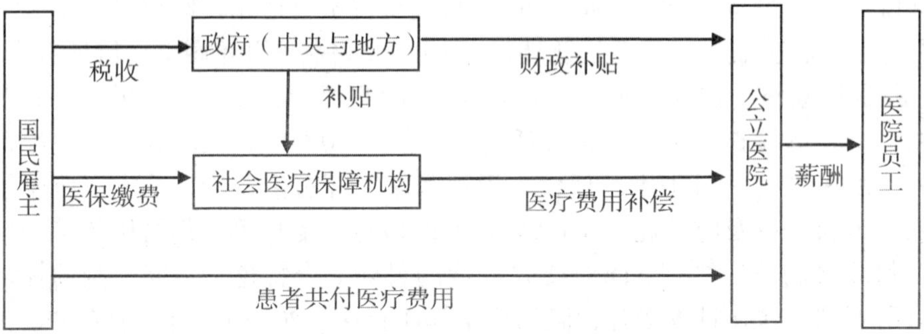

图 5-1　日本公立医院筹资及薪酬来源示意图

二、公立医院收支及薪酬支出情况

从表 5-5 可见，2007—2009 年间，地方公立医院收入中经常性政府补贴占 13.1% ～ 14.2%。在总支出中，薪酬支出所占比例在 2007 年和 2008 年分别为 55.3% 和 55.7%，已超过总支出的一半，显示薪酬支出在地方公立医院支出中所占比例很高 [389]。

表5-5　2007—2009年日本地方公立医院收支及薪酬支出情况（亿日元）

	2007	2008	2009
医院数量（家）	957	936	916
总收入	40 271.84	39 900.38	39 987.30
医疗服务收入	34 982.02（86.9%）	34 232.54（85.8%）	34 323.56（85.8%）
经常性政府补贴（1）	5 289.82（13.1%）	5 667.84（14.2%）	5 663.74（14.2%）
总支出	42 219.34	41 717.50	41 055.76
薪酬支出	23 347.30（55.3%）	23 236.65（55.7%）	—
机构建设政府补贴（2）	1 670.34	1 840.90	—
政府补贴合计（1）+（2）	6 960.16	7 508.74	—

三、薪酬安排及水平的决定因素

（一）院外决定因素

根据 Yamauchi 等的研究，由于日本医院收入主要来自于医疗服务收入，因此医疗保险机构费用补偿情况对医院医生工资变动有直接影响。在过去几年中，由于医疗保险补偿水平持续下降，导致医院收入中很难有调整医生工资的余地。调查显示，近年来医生工资基本保持不变[46]。

虽然日本还没有明确的医生绩效薪酬制度，但政府意识到需要为医生提供相关激励以促进医疗服务质量，并制定了可以影响医生薪酬的相关医疗服务指南。日本旨在改善卫生服务系统效率的一项重要薪酬改革措施就是设立覆盖所有医生服务的每日医疗管理费。该制度正在进一步完善。另外，患者也需对医生服务缴纳更多费用，以控制成本[94]。

（二）院方决定因素

据 Enari 等介绍，日本医院员工工资数额由医院依据自身条件内部决定。医院所处位置、是否为大学附属医院、是否为教学医院和医院规模等均对工资水平有影响。例如，大学医院和非大学医院的工资分布存在差异。在各大学医院之间，工资水平则具有同质性，并且近年来基本保持不变[47]。Yamauchi 等 2005 年对日本山形县 41 家医院的调查发现，医院的人员配备、住院患者数、外科手术数、平均住院日、所处地区和类型等对医生薪酬水平具有显著性影响。在不同地区之间，公立医院医生工资外收入则相差不大，平均为 924.6 万～1141.6 万日元[46]。

Gauld 在研究中认为，日本公立医院实行公务员工资体系，医务人员工资由国家统一规定和支付，年薪与其所在科室及医院收入状况无关[409]。然而，从表 5-5 数据看，日本地方公立医院收入主要来自医疗业务收入，经常性政府补贴所占比例仅为 13% ～ 14%，同时医院薪酬支出明显超过经常性政府补贴，因此 Gauld 上述结论的可靠性值得推敲。

（三）个体决定因素

根据国外医务人员激励机制研究课题组的研究，日本医生薪酬制度建立在以终身雇佣制和年功序列制为主要特征的劳动人事制度基础之上。各类医院普遍重视员工资历，以职工年龄、在本医院的工作年限和学历等作为决定基本工资的主要因素，工资待遇按照资历逐年平稳上升，不产生明显的个人差异。在医生提拔和晋升制度中也规定了必须具备的资质条件，达不到规定的资质就不具备成为晋升候选人的条件 [131]。根据 Wada 等介绍，日本医生收入水平通常取决于工作年限，而不是专业和工作负担 [31]。Yamauchi 等的研究也发现，日本医生的临床经验对薪酬水平无显著性影响 [46]。

四、薪酬支付方式

Yamauchi[46]、Kato 等 [410] 和 Utsugi-Ozaki 等 [411] 分别指出，日本绝大部分医院对医生实行工资制，工资水平与个人工作表现等无关，而是基于医院制定的固定工资方案。另据 Esmail 介绍，很多日本医院以医疗集团形式（medical corporation）存在，医生是集团的雇员，按月发放固定工资。护士等其他卫生专业人员也由医院雇佣，实行固定工资和奖金相结合的混合支付方式 [379]。据 Matsuda 等 [155] 和 Gauld[409] 介绍，日本公立医院医生通常是医院的工资制雇员。Nonnemaker 等则认为，日本医生薪酬支付方式实行基于政府规定数额的按项目付费制 [94]。

综合以上研究，以及日本劳动厚生省和国立医院集团有关公立医院薪酬的数据分析，可以推断出日本公立医院员工薪酬支付方式为固定工资制和奖金 / 补贴制相结合的混合支付方式。此外，关于奖金数额的确定，基本上在往年基础上成比例增长（如院长、副院长、科主任、主任医师绩效年终奖）或依据基本月工资的倍数（如医师业绩补贴）发放。因此，Esmail、Gauld 及 Nonnemaker 等的论述可能不够全面或准确。

五、薪酬构成

（一）经济性薪酬

国外医务人员激励机制研究课题组研究认为，日本医生薪酬的生活保障色彩浓厚，保障职工及其家属生活需要的部分约占 65%，勉励职工发挥积极性的能力工资只占 25%，其余 10% 是地区补贴[131]。医院所雇佣的医务人员薪酬支付方式实行工资制，另外可能还有奖金。护士每年有相当于 3 ～ 4 个月工资的奖金，而医生很可能没有奖金或仅有相当于 1 个月工资的奖金[360]。

表 5-6 呈现了日本公立医院各类人员薪酬构成。其中，工资（給料）包括标准基本工资（本俸）、补助、津贴，补助与津贴包括扶养补助（扶養手当）、加班补助（時間外勤務手当）、职务津贴（役付手当）、交通补贴（通勤手当）等。月奖金（賞与）数额为一年间奖金数额的 1/12。

从表 5-6 可见，日本公立医院员工薪酬的最主要构成部分为工资。2005 年 6 月，就工资占薪酬比例而言，院长为 78.80%，医生为 82.18%，药剂师为 76.79%，护理人员为 77.56%，辅助护理人员为 75.17%，医疗技术人员为 76.64%，行政管理人员为 75.86%。就奖金在薪酬构成中所占比例而言，院长为 21.20%，医生为 17.82%，药剂师为 23.21%，护理人员为 22.44%，辅助护理人员为 24.83%，医疗技术人员为 23.36%，行政管理人员为 24.14%。

表5-6　2005年6月日本公立医院各类人员收入及构成

	工资		奖金	
	数额（日元）	所占比例（%）	数额（日元）	所占比例（%）
院长	1 256 071	78.80	337 858	21.20
医生	918 832	82.18	199 258	17.82
口腔科医生	848 613	80.26	208 679	19.74
药剂师	434 374	76.79	131 296	23.21
护理人员	366 440	77.56	106 035	22.44
辅助护理人员	248 620	75.17	82 131	24.83
医疗技术人员	407 254	76.64	124 164	23.36
行政管理人员（事務職員）	389 252	75.86	123 862	24.14
技能劳务员	336 653	76.22	105 037	23.78
理事/监事（役員）	376 566	95.12	19 307	4.88

注：（1）资料来源于日本劳动厚生省；（2）护理人员包括保健师、助产师、护士和准护士（下同）；（3）医疗技术人员包括放射技师、临床检查技师、营养师、理疗师、口腔科技师等（下同）。

国立医院集团（国立病院機構）是日本最大的医院集团，目前拥有 144 家医院，51 897 张病床，雇佣专职人员约 59 000 人，其中医生 6000 人，护士 36 000 人。该集团发源于厚生省在 1945 年建立的国立医院，2004 年转制为独立行政法人国立医院集团。从表 5-7 可见，国立医院集团院长、副院长、科主任、主任医师等实行年薪制，其收入由每月工资与业绩年终奖组成。其中，每月工资即为年薪数额的 1/12，按月发放。业绩年终奖一般在前一年度数额基础上增加 20% 发放。

表5-7　2012年日本国立医院集团医务人员实际收入

	薪酬支付方式	总收入（万日元）	其中：业绩年终奖（万日元）
院长	年薪制	2 050	590
副院长	年薪制	1 910	570
科主任	年薪制	1 820	470
主任医师	年薪制	1 670	360
医师		1 490	260

资料来源：日本国立医院集团网站http：//www.hosp.go.jp.

在日本国立医院集团，医生除可获得基本工资以外，还有可能享受到各种补贴。从表 5-8 可见，国立医院集团对医生的补贴主要分为工作补贴和生活补贴两种，共计 19 项。工作补贴与医生的工作内容有关，包括医师补贴、业绩补贴、值班补贴、随时候班补贴、急救补贴、职务补贴、特别工作补贴、特殊工作补贴、夜间看护患者补贴、派遣补贴、加班补贴、年终奖金和乘直升机抢救补贴等。生活补贴则包括抚养补贴、住房补贴、交通补贴、两地分居补贴和地区补贴。

表5-8　2013年日本国立医院集团医生补贴列表

名称	类型	内容
医师补贴	工作补贴	按照工作地点支付，150 400～357 900日元。取得执业资格20年后逐渐减少，最多支付45年
业绩补贴	工作补贴	对于一般医师，按照3.95个月基本工资的数额，在每年6月、12月分两次发放。对于主任医师以上人员，按业绩年终奖形式支付
值班补贴	工作补贴	每值班一次，支付20 000日元

续表

名称	类型	内容
随时候班补贴	工作补贴	指在家候班、随时应对紧急情况的补贴。每候班一次，支付5000日元
急救补贴	工作补贴	在实施二级及三级急救制度的医院，夜间或休息日进行抢救时，每次支付3000～18 000日元 在产妇分娩进行抢救时，每次支付10 000日元
职务补贴	工作补贴	对于科主任以上人员，每月支付96 700～148 100日元
特别工作补贴	工作补贴	在值班或家中候班时，如实施了诊疗业务，每次支付12 500～23 250日元 在休息日有必要从事临时或紧急工作且无法代休时，每次支付12 500～23 250日元 在科主任等命令从事某些特别工作时，按月基本工资的10%以内数额支付
附加职务补贴	工作补贴	指对公立医院进行急救援助时支付的补贴
特殊工作补贴	工作补贴	在重症监护病房、重症心身障碍患儿（者）病房、肌无力患者病房工作时，每月支付17 700～35 400日元
夜间看护患者补贴	工作补贴	在交替工作场合中，深夜工作一次支付2900～9900日元
派遣补贴	工作补贴	对集团内困难医院进行医疗援助时，每天支付20 000日元。除上述以外，为了保证集团内医院发挥医疗功能而进行援助时，每日支付10 000日元
加班补贴	工作补贴	指在正常时间以外工作时支付的补贴
年终奖金	工作补贴	年度医疗收入特别好的医院，可发放年终奖金
乘直升机抢救补贴	工作补贴	对于直升机内的抢救场合，每次支付5000日元
抚养补贴	生活补贴	支付给需要抚养亲属的医师。其中，需要抚养配偶者给予13 000日元补贴，需要抚养孩子、赡养父母者给予6500日元补贴。在孩子处于16～22岁时，每人另追加5000日元补贴
住房补贴	生活补贴	对于租房者，给予27 000日元补贴
交通补贴	生活补贴	汽车等2000～24 500日元，其他交通工具等55 000日元
两地分居补贴	生活补贴	基本补贴数额为23 000日元。在医师和配偶居住地之间相距100km以上时，追加6000～45 000日元
地区补贴	生活补贴	按基本工资的15%～18%支付

资料来源：日本国立医院集团网站http：//www.hosp.go.jp.

表 5-8 还显示，从各类补贴的发放依据及标准看，主要与医生的工作地点（如医师补贴、派遣补贴）、工作年限（如医师补贴）、基本工资数额（如业绩补贴）、工作内容（如随时候班补贴、急救补贴、特别工作补贴、乘直升机抢救补贴）、工作时间（如值班补贴、夜间看护患者补贴、加班补贴）、工作资历（如职务补贴）、工作岗位（如特殊工作补贴、附加职务补贴）等有关。生活补贴则主要涉及抚养亲属、住房、交通与夫妻两地分居等方面。与此相对比，我国公立医院针对医生工作地点、工作内容等因素所设置的工作补贴还较少，在该方面需要进一步加强和细化。

（二）非经济性薪酬

1．休假

除法定节假日外，日本国立医院集团员工还可以享受医院所设立的休假，主要与抚育后代有关，体现了人性化管理的特点。

（1）育儿休假制度：如果雇员有 3 岁以下幼儿，可以休育儿假。在此期间不发放工资，但可继续加入共济组合制度，并且不需要缴纳参保费用。在孩子 1 岁以内时，可以从共济组合制度获得补助金，数额为标准月工资的 50% ~ 100%。

（2）育儿短时间工作制度：如果雇员有小学入学前儿童，可以选择短时间工作的制度。例如，可以选择在工作日的晚上 7 点至 12 点范围之内工作，如果周一至周五每天工作 4 小时的话，每周累计工作时间为 20 小时。医院将根据工作时间支付工资和奖金，雇员可以继续参加共济组合制度。

（3）支持育儿的休假和工作制度：包括产前休假、产后休假、保育时间、职员妻子分娩时休假、男性职员参加育儿相关活动休假、儿童看护休假、育儿时间等。其中，保育时间指哺乳和幼儿园接送休假；育儿时间指职员有小学入学前儿童需要养育时，可缩短工作时间。此外，对于需要育儿的职员，免除正常时间以外的工作，即不需要加班。

2．住房

据 Matsumoto 等介绍，农村公立医院医生一般住在自治体政府所拥有的房屋内[364]。

六、薪酬水平及比较

（一）院内比较

从表 5-9 可见，根据日本劳动厚生省关于日本公立医院 2005 年 6 月的薪酬数据，在各类人员中薪酬水平从高到低依次为院长（1 593 929 日元）、医生（1 118 090 日元）、口腔科医生（1 057 292 日元）、药剂师（565 670 日元）、医疗技术人员（531 418 日元）、行政管理人员（513 114 日元）、护理人员

（472 475 日元）、技能劳务员（441 690 日元）、辅助护理人员（330 751 日元）和理事 / 监事（395 873 日元）。因此，在日本公立医院中，处于收入水平前三位的人员分别为院长、医生和口腔科医生。药剂师、护理人员、医疗技术人员和行政管理人员收入仅约为医生收入的 1/2。

从表 5-9 还可以看出，虽然国立医院规模一般大于其他类型公立医院，但院长、医生、口腔科医生等人员的收入却低于其他类型公立医院同行。例如，2005 年 6 月，国立医院院长月收入为 1 390 510 日元，低于地方公立医院（1 553 057 日元）、其他公立医院①（1 802 728 日元）和社会保险关系法人医院（1 811 269 日元）同行收入。国立医院医生月收入为（1 023 855 日元），也低于地方公立医院（1 135 594 日元）、其他公立医院①（1 179 877 日元）和社会保险关系法人医院（1 057 065 日元）同行收入。据 Yamauchi 等介绍，长期以来，日本医疗保险制度对初级卫生保健服务、药品和实验室检查的补偿水平较为宽松，对高技术住院治疗和外科手术的补偿水平则比较苛刻，导致住院患者和外科手术多的医院反而可能没有更多的收入以提高医生薪酬。总体而言，日本知名大医院拥有更为先进的医疗技术并吸引了大量患者，医生工作量更大，但收入水平却低于技术水平和知名度相对低的医院[46]。

表5-9 2005年6月日本不同类型公立医院各类人员薪酬比较（单位：日元）

	公立医院平均	国立医院	地方公立医院	公的医院①	社会保险关系法人医院
院长	1 593 929	1 390 510	1 553 057	1 802 728	1 811 269
医生	1 118 090	1 023 855	1 135 594	1 179 877	1 057 065
口腔科医生	1 057 292	1 091 144	1 115 826	948 851	900 778
药剂师	565 670	584 502	580 354	535 514	514 190
护理人员	472 475	457 943	492 948	445 600	434 539
辅助护理人员	330 751	366 959	332 193	323 410	300 505
医疗技术人员	531 418	522 860	552 566	509 345	482 957
行政管理人员	513 114	547 116	541 442	484 406	436 274
技能劳务员	441 690	457 237	475 346	390 763	376 249
理事/监事	395 873	332 792	795 383	—	—

资料来源：日本劳动厚生省。

① 指红十字会医院、济生会医院和原生省联合会医院。

另据 Enari 等介绍，日本医院医生的工资水平存在很大差异，最高与最低年工资之间相差 5 ~ 6 倍[47]。Wada 等则指出，大约 2/3 的日本医院没有标准化的医生薪酬等级，导致医生们对医院充满不信任和医生在不同专科分布不均衡[31]。据 Tatara 等的研究，2004 年 4 月，日本医院院长月平均工资为 156 万日元，医生为 910 558 日元，护士为 338 859 日元。不过，医生与护士年收入差距可能不像月平均工资显示的那样大[360]。

（二）与私立医院比较

Nonnemaker 等认为，日本公立医院医生收入远低于私立医疗机构的同行[94]。从表 5-10 可见，2005 年 6 月，日本公立医院院长、医生和理事的月收入分别是私立医院同行的 0.7 倍、0.9 倍和 0.4 倍，低于私立医院同行。然而，公立医院医生月收入为 1 118 090 日元，仅略低于私立医院同行（1 184 490 日元），两者之间的差距并不像 Nonnemaker 等所说的那么大。除院长、医生和理事三类人员以外，公立医院口腔科医生、药剂师、护理人员、辅助护理人员、医疗技术人员、行政管理人员、技能劳务员的月收入均高于私立医院同行，其月收入是私立医院同行的 1.2 ~ 1.6 倍。

表5-10　2005年6月日本公立医院与私立医院各类人员收入比较（单位：日元）

	公立医院	私立医院	公立医院：私立医院
院长	1 593 929	2 389 535	0.7
医生	1 118 090	1 184 490	0.9
口腔科医生	1 057 292	883 780	1.2
药剂师	565 670	429 781	1.3
护理人员	472 475	384 403	1.2
辅助护理人员	330 751	230 177	1.4
医疗技术人员	531 418	375 922	1.4
行政管理人员（事務職員）	513 114	356 295	1.4
技能劳务员	441 690	270 771	1.6
理事/监事（役員）	395 873	919 234	0.4

资料来源：日本劳动厚生省。

图 5-2 显示，公立医院院长、医生、理事 / 监事收入低于私立医院同行，公立医院口腔科医生、药剂师、护士、辅助护理人员、医疗技术人员等收入则

高于私立医院同行。

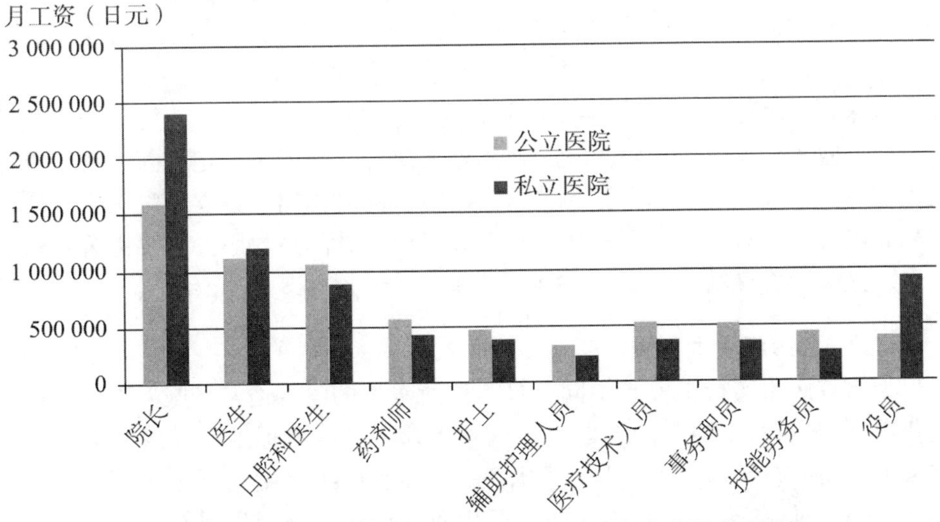

图 5-2 2005 年 6 月日本公立医院与私立医院各类人员薪酬比较

根据日经新闻 2009 年 11 月 5 日的一则报道，国立和地方公立医院行政管理人员在 2008 年的平均年收入为 600 万日元，大约是私立医院同行的 1.8 倍。其中，2008 年国立医院行政管理人员平均年收入为 687 万日元，而私立医院行政管理人员平均年收入为 351 万日元，前者是后者的 1.95 倍；地方公立医院行政管理人员平均年收入为 625 万日元，是私立医院同行的 1.78 倍 [406]。

图 5-3 显示，2003 年地方公立医院医生的月工资略低于私立医院医生，但地方公立医院护士、实习护士和药剂师的月工资均高于私立医院同行 [395]。

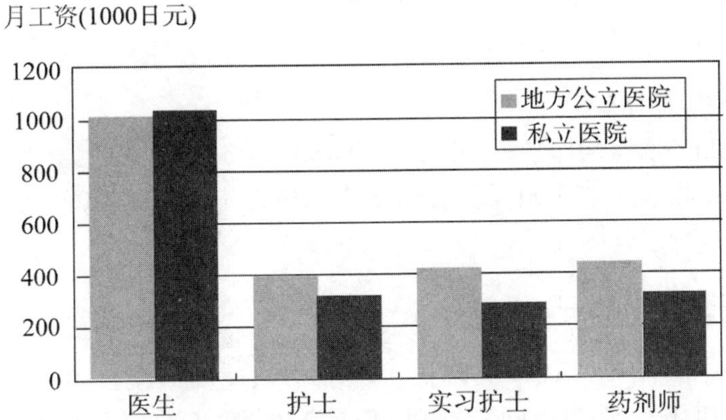

图 5-3 2003 年日本地方公立医院与私立医院月工资水平比较

Yamauchi 等 2005 年对日本山形县 41 家医院的调查发现，医生平均年收入为 2677.6 万日元，公立医院医生平均薪酬水平高于私立医院，但其他研究则发现私立医院医生收入水平更高。进一步分析发现，虽然私立医院医生工资略高于公立医院，但公立医院医生工资外收入大约是私立医院的 8 倍，其中绝大多数来自特殊性工作（占 34%）和奖金（占 20%）。研究者认为，公立医院在工资外收入的发放方面更为宽大；私立医院因支付医生固定年薪，在工资外收入的发放方面反而控制得更为严格。研究者同时指出，公立医院医生工作量与私立医院同行有所不同。例如，长期以来山形县的急救服务主要由公立医院提供。该项调查显示，山形县 93% 的急救患者由公立医院收治[46]。

（三）与诊所医生比较

与医院医生实行工资制不同，日本诊所医生的收入通常按服务项目支付方式获得[141]。对医生服务的补偿基于国家医疗服务收费标准，在诊所医生和医院医生之间没有区别，这一点与英国等拥有全科医生制度的国家显著不同[366]。另据 Yamauchi 等介绍，日本大医院医生收入低于初级卫生保健医生收入。因此，日本医生需要在大医院工作的较高社会声望和初级卫生保健工作的较高收入之间作出取舍[46]。

据 Wada 介绍，日本诊所医生收入经常高于医院医生收入[31]。医院医生收入水平则仅约为基层个体开业医生的一半[411-412]。与此同时，Ikegami 也发现日本小诊所医生收入大约是大医院专科医生收入的 2 倍[413]。据 2005 年 6 月的一项调查，诊所医生月平均收入为 270 万日元。劳动厚生省统计数据则显示，公立医院医生在 2005 年 6 月的平均收入为 112 万日元。因此，诊所医生收入是公立医院医生收入的 2 倍以上。诊所医生与公立医院医生收入之间存在巨大差异的主要原因在于医院和诊所服务的收费标准是一样的，而诊所成本更低，因此诊所医生的收入更高[360]。

（四）国际间比较

据 Suzuki 介绍，美国医生年收入为 150 000 ～ 300 000 美元，日本 35 岁左右的医生年收入为 77 000 美元，40 岁左右的医生为 104 000 美元[377]。因此，日本医生收入低于美国同行。

七、薪酬变化情况

在过去十几年中，日本医院护士工资增长速度放慢。1985—1995 年间，注册护士和执照实习护士工资分别增长了 27% 和 38%，但 1995—2008 年间，两者工资仅分别增长了 7% 和 11%[405]。

八、薪酬满意度

据日本厚生劳动省 2006 年对 3388 名医生的调查，日本医生平均每周工作 66.4 小时，一周最长工作时间则为 152.5 小时，30 岁以下医生则平均每周工作 77.3 小时。传统上，日本公众认为医务人员牺牲个人时间和娱乐理所当然。很多公立医院利用这种文化限制医生的休息权利，医生们则难以组织罢工以争取更高的工资或更短的工作时间[377]。另据 Utsugi-Ozaki 等介绍，日本医院医生的工作环境不能令人满意。据调查，他们每周需工作约 60 小时，并且每月大约有 3 次夜班。医生中“过劳死”发生率处于上升状态[411]。

多项研究表明，日本公立医院医生和护士认为工作压力日益增加，工作时间长而薪酬水平却过低。很多医生离开公立医院，到薪酬较高、工作时间比较有规律的私人诊所就职[54-55, 371, 361]。不过，调查显示农村公立医院医生对自己的收入水平十分满意，但对所在医院的财务状况却不甚满意。由于工作负担重、工作时间长和假期少等原因，农村公立医院医生对工作负担和假期方面的满意度也很低[364]。

九、小结与评价

1．日本公立医院薪酬支出的来源包括医疗保险补偿费用、政府财政补助和患者共付医疗费用三个渠道。概括而言，业务收入是日本公立医院薪酬支出的最主要来源。这一特点与英国、德国和美国的情况类似。有关日本公立医院薪酬制度的现有资料也提示，政府为地方公立医院提供了大量经常性财政补贴，占医院总收入的 13% ～ 14%，可以直接用于薪酬支出，而在英国、德国和美国均不存在类似情况。

2．虽然日本公立医院员工属于政府公务员，但从现有资料看，日本政府对公立医院员工的薪酬安排没有作出统一规定，而是由各医院根据内部条件自主决定。医生薪酬支付方式为固定工资制和奖金 / 补贴制相结合的混合支付方式。其中，工资和奖金数额主要取决于员工的工作年限等因素，而不是工作表现，因此日本公立医院未实行绩效工资制度，也没有采用医生收入与业务收入相挂钩的按服务项目支付方式。日本公立医院薪酬制度中令人称道之处在于根据医生工作及生活特点设立了多种工作补贴与生活补贴，不但体现了人性化管理特点，而且有利于补偿医生提供高风险、高付出医疗服务时所承受的生理与心理压力。

3．日本公立医院医生收入仅约为基层医生收入的 1/2，保证了基层医疗卫生机构的人员配备。与此相对比，我国医疗机构规模越大，一般医生收入越高，基层医生收入则远低于医院医生收入，导致基层医疗机构人才匮乏和医学生择业普遍集中于城市大型医院等问题。虽然我国在医药卫生体制改革中把“强基层”作为三大原则之一，但如果基层医务人员薪酬待遇不能得到提高，基层医疗机构弱化的问题可能无法得到很好的解决。因此，我国在公立医院薪酬制度改革中，应统筹考虑基层医疗机构薪酬制度改革，应缩小而不是进一步拉大公立医院与基层医疗卫生机构在薪酬水平上的差距。

第六章　英、德、美、日公立医院薪酬制度比较与分析

一、公立医院主要特征比较

从表 6-1 可见，在英国、德国、美国和日本四个国家的医院系统中，公立医院所占据的份额及作用不尽相同。就公立医院数量占全国医院数的比例而言，英国为 95.0%，德国为 26.1%，美国为 23.9%，日本为 17.8%。就公立医院病床数占全国医院病床数的比例而言，英国为 96.0%，德国为 48.3%，美国为 25.4%，日本为 45.0%。由此可以看出，英国公立医院在该国医院系统中占据绝对统治地位，私立医院在医院数及病床数方面所占的比例均不超过 5%。虽然德国和日本公立医院数占各自国家医院数的比例较小，但公立医院病床数占全国医院病床数的比例接近 1/2，说明这两个国家公立医院的平均规模较大。美国公立医院在医院数和病床数方面所占比例均在 1/4 左右，因此在该国医院系统中处于从属地位。

表6-1　2012年或最近可得数据年份英、德、美、日公立医院基本特征比较

	英国	德国	美国	日本
公立医院数所占比例	95.0%	26.1%	23.9%	17.8%
公立医院病床数所占比例	96.0%	48.3%	25.4%	45.0%
公立医院在医院系统地位	统治	次要	从属	次要
公立医院医疗费用医保补偿方式	总额预算与按病例支付制（含医生成本）	总额预算与按病例支付制（含医生成本）	财政补助（包括医生成本）按天与按病例支付制（不包括医生成本）	按项目支付制和基于病例按天支付制各占50%（含医生成本）
公立医院中医生身份	医院雇员	医院雇员	雇员/合作制	公务员
医生是否全职	全职/非全职	全职	全职/非全职	全职
医生私人诊疗业务	有	有	有	无

表 6-1 还显示，英国和德国公立医院医疗费用的医保补偿方式均为总额预算和按病例支付制相结合的方式。不过，英国的按病例支付制为按结果支付制度，德国的按病例支付制为诊断相关群组支付制度。两国医保补偿费用中，均包括了医生薪酬支出费用。美国联邦政府主要为特定人群服务，不对普通公众开放，医院经费基本上全部来自政府财政补助，其中包括医生薪酬支出费用。州及地方政府医院则对普通公众开放，可以诊治任何类型的患者，其医疗费用的医保补偿方式主要为按天支付制及按病例支付制，并且在绝大多数情况下未包含医生成本。日本公立医院的医疗费用中，通过按项目支付制和基于病例按天支付制补偿的费用各占 50%，医保补偿费用中包括医生薪酬支出费用。Rodwin 等也指出，美国医生薪酬和医院补偿在传统上是分离的，日本医生薪酬和医院补偿则是整合在一起的 [89]。

就医生与公立医院的关系而言，英国公立医院医生是医院雇员，低年资医生必须为全职，顾问医生则被允许可以选择兼职在公立医院工作。此外，顾问医生在完成公立医院合同工作量后，还可以在私立医疗机构兼职工作。德国公立医院医生是医院的全职雇员，但可以在公立医院中诊治私立医疗保险患者。在美国联邦政府医院，医生一般为全职，属于联邦政府雇员。在传统上，美国州和地方政府医院一般不直接雇佣医生，与医生为合作关系，因此医生不属于医院雇员。在日本公立医院中，医生为政府公务员，且以全职身份在医院工作。

二、薪酬制度要素比较

从表 6-2 可见，英国、德国、美国、日本公立医院医生的主要薪酬支付方式均为工资制。除此之外，英国、德国公立医院高年资医生在诊治私立医疗保险患者时，按服务项目支付制方式获得收入。需要说明的是，四国公立医院医生在基本工资之外，还可以获得加班费、交通补贴、随叫随到候诊补贴等补充收入。这些补贴的发放标准不一，不在工资制或按项目支付制的涵盖范围之内。

表6-2 英、德、美、日公立医院医生薪酬制度要素

	英国	德国	美国	日本
主要薪酬支付方式	工资制 按项目支付制	工资制 按项目支付制	工资制	工资制
薪酬总额预算	无	有（硬）	无	有（软）
医生参与薪酬预算制定情况	不参与	不参与	不参与	参与
薪酬集体协议	全国性	系统性	系统性	机构性
制定薪酬集体协议主导方	利益团体	利益团体	法律	医院
绩效薪酬制度	有	无	有（有限）	无
薪酬资金来源	医保费用补偿 政府补助 患者自付费用	医保费用补偿 患者自付费用	政府补助 医保费用补偿 患者自付费用	政府补助 医保费用补偿 患者共付费用

在薪酬总额预算方面，德国公立医院拥有“最严格”的薪酬总额预算制度。当预算使用完后，医生薪酬将被停发。日本则采取了较为温和的方式，尝试通过更高的成本分摊和收费调整改变患者和医生行为，达到控制卫生费用的目的。为了应对服务数量的快速增长，日本在降低单项服务支付价格方面更为激进。英国和美国公立医院没有设立薪酬总额预算制度。不过，英国政府在近年来实施了公立医院医生薪酬零增长政策。美国则通过法律要求医院基于公平市场价值为医生所提供的服务支付合理薪酬，违反此方面的法律要求将面临犯罪指控和巨额罚款的风险。

在四个国家，医生工会或协会都参与了在预算约束之内如何确定医疗服务支付价格。在此过程中，德国医生工会最为积极，日本医生工会也发挥了一定作用。在美国，公立医院薪酬安排与该国卫生体系一样，未实现统一管理，总体而言医生在此过程中所发挥的作用不像其他国家同行那样明显。然而，他们却对 Medicare 和 Medicaid 的薪酬政策具有很大的政治影响力，同时也积极地与私立保险机构就薪酬安排进行谈判。美国私立保险机构决定自己的薪酬支付方式。医生保险机构即使用相同的薪酬支付方法，如按项目支付制，也会与医生进行谈判，从而得到不同的薪酬支付标准。在某特定专科供给不足的地区，医生有可能通过谈判获得更高的薪酬水平。除 Medicare 外，美国医生收入还来自很多不同的私立保险机构。医生们经常反映，他们必须使用私立保险机构较高的补偿标准以弥补社会医疗保险机构过低的补偿标准。与此相对应，英国、德国和日本医生的收入主要来自社会医疗保险对医院医疗服务的补偿费用[94]。

三、收入水平比较

（一）绝对水平比较

图6-1显示，根据OECD的研究数据，经购买力平价调整，2008年美国公立医院护士年收入为65 130美元，英国为48 512美元，德国为42 014美元，日本为38 866美元。此外，英国公立医院医生年收入为117 777美元，德国为88 277美元。

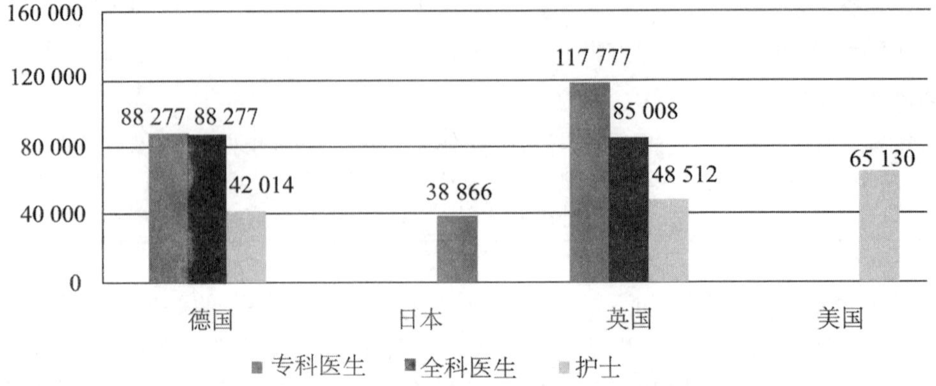

图6-1 2008年英、德、美、日公立部门医护人员薪酬水平比较（2008年美元PPP）

（二）公立医院医生收入水平与私立医院医生和基层医生比较

从表6-3可见，公立医院员工收入水平与私立医院同行相比，呈现比较复杂的态势。在英国，公立医院工资一般比与私立医院低，但有时一些岗位情况则相反。同时，公立医院顾问医生收入中，大约1/3来自于在私立医院诊治商业保险患者的收入。在德国，有研究认为私立医院医生的薪酬水平和福利好于公立医院同行，但也有报道称私立医院医生薪酬水平低于公立医院同行。除院长、医生和理事三类人员以外，日本公立医院口腔科医生、药剂师、护理人员、辅助护理人员、医疗技术人员、行政管理人员、技能劳务员等人员的月收入均高于私立医院同行。在美国，2007年公立医院员工每小时平均工资高于私立非营利性医院，但低于私立营利性医院。公立医院注册护士每小时平均工资低于私立非营利性医院和私立营利性医院。就注册护士以外的执业人员每小时平均工资而言，公立医院低于私立非营利性医院，高于私立营利性医院。在医院净收入低于2亿美元时，美国公立医院首席执行官基本工资和现金性收入中位数均低于非营利性医院和营利性医院同行。在医院净收入达到2亿美元或更多时，美国公立医院首席执行官基本工资中位数分别高于非营利性医院同行和营利性医院同行。公立医院首席执行官现金性总收入中位数则低于非教会非营利性医院同行，高于营利性医院同行。

表 6-3 还显示，就公立医院医生收入水平与基层医生相比较而言，英国全科医生收入与公立医院顾问医生收入基本相当，应明显高于住院医生和专科医生收入。德国公立医院医生收入低于诊所医生。美国医院医生收入高于初级卫生保健医生收入。日本诊所医生收入则是公立医院医生收入的 2 倍以上。

表6-3　英、德、美、日公立医院医生收入水平与私立医院和基层医生比较

国家	与私立医院比较	与基层医生比较
美国	高或低	高
英国	高或低	相当或低
德国	高或低	低
日本	高或低	低

表 6-4 呈现了英国、德国、美国和日本专科医生年均收入以及与初级卫生保健医生的比值。虽然表中所指的专科医生包括公立医院和私立医院医生，但仍提供了较有价值的信息。从表中数据可以看出，美国和英国专科医生年均收入高于初级卫生保健医生，德国和日本专科医生收入则低于初级卫生保健医生。

表6-4　2002年英、德、美、日专科医生年均收入与初级卫生保健医生比较

国家	专科医生年均收入（美元）	初级卫生保健医生年均收入（美元）	专科医生与初级卫生保健医生年均收入比值
美国	267 993	151 682	1.77
英国	127 285	102 964	1.24
德国	56 455	71 443	0.79
日本	—	—	0.60

注：(1) 数据来源：NERA，2004；OECD, 2008（Ratio of PC Earnings to Average Wage)；McKinsey & Company，2008 (Japan)。(2) 表中年均收入数据经购买力平价调整。

（三）公立医院医生收入水平与社会平均工资比较

从表 6-5 可见，2002 年美国专科医生年均收入为社会平均工资的 6.0 倍，英国为 3.8 倍，德国为 2.6 倍。2011 年，英国专科医生收入为社会平均工资的 2.3 倍，德国为 2.8 倍。需要指出的是，各国数据均包括公立医院和私立医院医生数据，因此可能造成对公立医院医生收入与社会平均工资比值的高估或低估。由于英国工资制专科医生均为公立医院医生，因此表中数据应比较真实地反映了公立医院医生收入在社会中的水平。

表6-5 英、德、美、日医院工资制医生年均收入与社会平均工资的比值

国家	2002	2009	2011
美国	6.0	—	—
英国	3.8	5.2	2.3
德国	2.6	3.8	2.8
日本	—	—	—

注：（1）资料来源：NERA, 2004; OECD, 2008（Ratio of PC Earnings to Average Wage）；McKinsey & Company, 2008 （Japan）；OECD, Health at a Glance 2013：OECD Indicators, OECD.

根据美国著名经济学家西奥多·舒尔茨提出的人力资本投资理论，蕴涵于人身上的各种知识、技能、经验等可构成人力资本，是一种特殊的生产性资本。医生职业具有培养周期长、需要较高的受教育水平和终身学习等特点，所以必须进行大量的人力资本投资，应当获得较高的回报[414]。在英国、美国、德国等国家，医生年平均收入是社会平均工资的 2 ～ 6 倍，在很大程度上反映了人力资本投资回报的相关理论。

（四）不同层级医生收入水平比较

从表 6-6 可见，英国高级职称医生年收入约是初级职称医生的 2.56 倍，中级职称医生年收入为初级职称医生的 1.28 倍。在德国，高、中级职称医生年收入分别是初级职称医生的 3.13 倍和 1.38 倍。在日本国立医院集团，高、中级职称医生年收入分别是初级职称医生的 1.22 倍和 1.12 倍。总体而言，德国公立医院不同层级医生间的收入差距大于英国和日本。

表6-6 英、德、美、日公立医院不同层级医生收入水平比较[19]

医生分级	英国（2009）	德国（2010）	美国	日本（2012）
高级	2.56	3.13	—	1.22
中级	1.28	1.38	—	1.12
初级	1.00	1.00	—	1.00

四、非现金性或非经济性薪酬比较

从表6-7可见，四个国家公立医院医护人员均有带薪休假，英国为每年至少4周并随服务年限增加而延长，美国为每年13～26天，日本带薪休假主要与育儿有关。同时，英国、美国和日本公立医院还根据员工需求，设有灵活上班时间或灵活工作制度。英国和美国公立医院医护人员可以享受到相关保险制度。其中，美国公立医院为医护人员提供的保险种类最多，包括养老保险、医疗保险、牙科保险、人寿保险、长期残疾保险、短期残疾保险和执业过失保险等。此外，还有生活方面照顾，如美国公立医院的免费或折扣收费停车及生活服务，日本农村公立医院为医生提供的免费住房等。

表6-7 英、德、美、日公立医院医护人员非现金性/非经济性薪酬

国家	非现金性/非经济性薪酬
英国	每年至少4周的带薪休假、每周工作时间限定、职业发展与健康咨询服务、NHS养老金计划、医疗保险、病退福利、灵活上班时间、产假及育儿假、学习假、灵活性退休制度；一定服务年限后，自主决定是否承担夜间或周末非急诊性工作，并且带薪休假延长
德国	标准工作时间、带薪休假
美国	每年13～26天带薪休假、每年不超过13天带薪病假、养老保险、医疗保险、牙科保险、人寿保险、奔丧假、长期残疾保险、免费或折扣收费停车、短期残疾保险、折扣药品、灵活工作制度、执业过失保险、搬家援助、生活服务（如衣服干洗等）
日本	育儿假、育儿短时间工作、产前休假、产后休假、保育时间、职员妻子分娩时休假、男性职员参加育儿相关活动休假、儿童看护休假、育儿时间、农村公立医院医生免费住房

五、公立医院薪酬制度可能效果比较

Nonnemaker等认为，理想的薪酬制度应在以下领域发挥良好作用：①患者层面的健康结果，如死亡率、病死率、患者体验（包括患者自感健康和功能状况、体格和精神状况、患者偏好和生活质量）；②医生服务总成本和效率，应把患者在就诊整个过程中的自付费用、就诊次数和住院时间考虑在内；③医疗服务的适当性，以保证患者在恰当的时间和环境下获得恰当的服务；④管理效率[94]。也就是说，可以从健康状况、成本、效率和医疗服务适宜性等角度衡量薪酬制度的效果。

需要说明的是，本书的研究主题为公立医院薪酬制度，而居民健康状况、卫生体系绩效等受社会、经济、人口、卫生管理等众多因素的影响，公立医院薪酬制度可能仅是众多影响因素中的一个，因此不能简单地把居民健康状况和卫生体系绩效作为评价公立医院薪酬制度优劣的依据。此外，正如前文所指出的，公立医院数量及规模在不同国家医院体系中所占比重不同，在一国卫生体系中所发挥的作用也存在很大差异，从而进一步削弱了通过比较居民健康状况和卫生体系绩效对公立医院薪酬制度进行评价的科学性。

不过，作为研究内容的一部分，对英国、德国、美国和日本居民健康状况及卫生体系绩效指标进行了比较，作为评价公立医院薪酬制度的参考信息。从表 6-8 可见，在居民健康状况方面，日本居民出生预期寿命最高，美国最低，德国和英国比较接近；就婴儿死亡率而言，日本为 2.3‰，远低于美国（6.1‰），也低于英国（4.3‰）和德国（3.6%）。在卫生服务费用方面，美国卫生总费用占 GDP 比例、人均卫生总费用、卫生总费用年增长率和自付医疗费用占家庭消费支出比例均高于其他三个国家，日本人均卫生总费用在四个国家中处于最低水平，卫生总费用占 GDP 比例仅稍高于英国。就卫生资源配置情况而言，德国每千人口执业医生数最高（3.8 人），日本最低（2.2 人）；日本每千人口医院病床数则最高（13.4 张），美国最低（3.1 张）。在卫生服务利用方面，日本人均诊疗次数最高（13.1 次），美国最低（4.1 次）；德国每千人口出院人次数最高（244.0 人次），日本最低（111.0 人次）。在住院服务效率方面，日本住院患者平均住院日最长（18.2 天），美国最短（4.8 天）。在卫生服务可及性方面，德国和美国好于英国。具体而言，英国患者中专科医生预约候诊时间超过 4 周者所占比例为 28.0%，而美国为 20.0%，德国为 17.0%；英国患者中外科手术候诊时间超过 4 个月者所占比例为 21.0%，而德国为 0%，美国为 7.0%。据介绍，在英国，患者需要接受急诊以外的医院服务时，必须经全科医生转诊到某 NHS 医院的专科医生处。因此，患者首先需要等候与专科医生的预约治疗。如果专科医生认为病情严重，需要住院治疗，患者还需要再次等候入院治疗，此段时间称为住院患者等候时间。患者候诊时间过长对卫生服务可及性产生不利影响，这是英国社会关注的焦点问题，也是十分敏感的政治话题 [140, 142]。另据介绍，大约 41.2% 的英国人为了看专科医生或接受外科治疗，需要等待 12 周以上时间 [236]。根据 OECD 的相关研究，患者候诊时间在日本和美国并不是一个问题 [379]。Peterson 等也指出，在医生薪酬实行工资制（如英国）时，患者候诊时间过长的问题比较突出。美国医生薪酬实行按项目支付制，患者候诊时间并不成为问题 [21]。

表6-8 2011年或数据最近可得年份英、德、美、日居民健康状况及卫生体系绩效比较

维度	指标	德国	英国	美国	日本
健康	出生预期寿命（年）	80.8	81.1	78.7	82.7
	婴儿死亡率（每千活产）	3.6	4.3	6.1	2.3
费用	卫生总费用占GDP比例（%）[a]	11.3	9.4	17.7	9.6
	人均卫生总费用（US$ PPP）	4 495.0	3 405.0	8 508.0	3 213.0
	2000—2011年卫生总费用年增长率（%）	2.0	4.5	4.0	3.1
	自付医疗费用占家庭消费支出比例（%）	1.8	1.5	2.9	2.2
资源	每千人口执业医生数（人）	3.8	2.8	2.5	2.2
	每千人口医院病床数（张）	8.3	3.0	3.1	13.4
利用	每千人口磁共振检查次数（次）	95.2	41.4	102.7	—
	每千人口CT检查次数（次）	117.1	77.5	273.8	—
	人均诊疗次数	9.7	5.0	4.1	13.1
	每千人口出院人次数	244.0	136.0	125.0	111.0
效率	平均住院日（天）	9.5	7.4	4.8	18.2
可及性	专科医生预约候诊时间超过4周者所占比例（%）[b]	17.0	28.0	20.0	—
	外科手术候诊时间超过4个月者所占比例（%）[b]	0.0	21.0	7.0	—

数据来源：（a）OECD Health Data 2012, http：//www.OECD.org/health/health-systems/OECDhealthdata2013-frequentlyrequesteddata.htm.（b） OECD, “waiting times”, in Health at a Glance 2011： OECD, Indicators, OECD Publishing. http：//dx.doi.org/10.1787/health_glance-2011-59-en;（c） WHO, http：//www.euro.who.int.

通过上述比较可以看出，日本居民健康状况突出、卫生费用低、卫生服务利用水平高，并且不存在患者候诊时间过长问题，因此卫生体系绩效在四个国家中表现最为出色。在公立医院医生薪酬水平方面，日本实行农村高于城市、基层高于大医院的政策，对引导医生合理流动、强化基层医疗卫生服务提供起到了积极的促进作用，对该国卫生体系所获得的突出成就功不可没。这一点对于我国有很好的借鉴意义。

六、主要结论

本书采用文献研究的方法，对公立医院薪酬制度相关主题和英、德、美、

日四个国家公立医院薪酬制度的国内外公开发表文献、统计资料、灰色文献等进行了总结、分析与比较。研究的主要结论如下：

（一）工资制是国外公立医院所采取的最主要薪酬支付方式，员工同时可获得补充性收入，个人收入水平一般不与业务收入直接挂钩

薪酬支付方式是公立医院薪酬制度的重要组成部分之一，也是研究的热点问题之一。不同薪酬支付方式对公立医院员工的行为产生不同作用，进而影响医疗卫生服务的提供。与私立营利性医院追求经济利益最大化不同，各国公立医院的运营目标普遍定位为社会公益的最大化。与此相对应，各国公立医院在员工薪酬支付方式上更多地采用了工资制。理论与实践均证明，该种支付方式有利于抑制医疗服务提供者的逐利动机，减少过度医疗行为。不过，在德国和日本等实行公立医院员工工资制的国家，相当一部分公立医院存在经营赤字，面临生存危机。这可能与工资制不利于提高公立医院员工积极性和改善医院服务效率有关。

在工资制的基础上，英国、德国、美国和日本等国家公立医院员工均可获得补充性收入，如工作补贴和生活补贴等。不过，低年资医生、护士等人员的收入主要来自于基本工资，补充性收入所占的比例不高。英国、德国、澳大利亚、希腊、爱尔兰和意大利等国公立医院医生则可以通过私人诊疗业务获得可观的额外收入。英国明确允许 NHS 顾问医生在完成合同工作量的基础上可以到私立医院兼职，即多点执业。在 NHS 顾问医生总收入中，私人诊疗服务收入约占 1/3。德国公立医院高年资医生则可以使用医院设施诊治私立保险患者，并按服务项目支付方式获得收入。不过，为了提高卫生体系的效率，英国和德国在近年的卫生改革中都明显减少了医生的职业自由度，实施更为严格的控制与管理 [140]。

最后，需要强调的是，英国、德国、美国和日本公立医院一般均不把业务收入和工作量因素与员工个人收入直接挂钩。医生、护士、行政后勤人员等普通员工的收入水平主要取决于个人教育程度、所从事工作类型、专业技术职务、工作地点、工作年限等因素。

（二）新型支付方式得到越来越多的关注、探索和使用

由于工资制、按服务项目支付制和按人头支付制等传统薪酬支付方式均存在固有的缺点，薪酬支付方式方面的制度创新日益得到更多的关注和探索性使用，主要包括混合型支付方式、绩效薪酬支付方式和按治疗事件支付方式等。

混合型支付方式主要指工资制、按服务项目支付制、按人头支付制、薪酬总额预算、绩效薪酬等的组合使用，其目的在于通过不同支付方式和机制的共

同使用以弥补单一支付方式的缺点，在患者需求反应性、服务质量、成本效果与预算控制等方面实现更好的平衡。绩效薪酬是依据医疗服务质量、效率与患者满意度等测量结果计算医生报酬，而不是靠简单的工作量统计来确定薪酬。绩效薪酬制度的关键在于如何构建绩效考核体系并根据绩效确定薪酬水平。按治疗事件支付薪酬制度中，治疗事件是指在过去的一段时间内，建立在某一特定条件或程序上，由门诊、住院、康复等不同提供者提供的一系列医疗服务。按治疗事件支付薪酬即以治疗周期为单位，在一定时间内或在完成综合的相关服务后付给医生固定工资。该种方式旨在奖励为个体建立跨医疗服务提供者的服务路径，有利于激励建立长期的、以患者为中心的跨医疗服务提供者的服务模式，促进医疗卫生服务的整合并提高质量和治疗效率。

就使用范围而言，混合型支付方式在各国医疗服务领域得到了较为广泛的使用。按治疗事件支付方式和绩效薪酬支付方式的使用范围还比较有限，但具有光明的使用前景，就这两种支付方式开展的试验也日益增多。

（三）除个别情况外，公立医院员工薪酬主要来源于医院业务收入，而不是政府的直接财政补助

在英国、美国、德国和日本公立医院中，仅少数医院的员工薪酬来自政府直接财政补助，如美国联邦政府医院、日本农村公立医院，以及英国公立医院中的住院医师。除此之外，绝大部分公立医院的员工薪酬来自医疗保险补偿费用和患者自付医疗费用。在英国、德国和日本，社会医疗保险制度在公立医院筹资中占绝对主导地位，是公立医院薪酬费用的最主要来源，私立医疗保险所发挥的作用不大。在美国，国家公立医院协会成员医院的收入中，Medicaid 与 Medicare 等社会医疗保障制度的补偿费用占 56%，商业医疗保险补偿费用占 25%，政府补助费用占 12%，患者自付费用占 4%。因此，美国州和地方政府医院收入及员工薪酬费用也主要来自社会医疗保障补偿费用，同时商业医疗保险在该国公立医院筹资中所发挥的作用大于英国、德国和日本。

在德国、美国和日本，政府通常为社会医疗保障制度提供财政补贴。其中，美国 Medicaid 制度以及日本国民健康保险和高龄老人医保制度的收入中，政府补贴所占比例较大。英国 NHS 经费则全部来自国家税收收入。结合上一段可以看出，四个国家政府普遍采用了补贴社会医疗保障制度的做法，然后由公立医院通过提供医疗服务获得医保费用补偿，而不是直接负担公立医院员工的工资。

（四）薪酬支出是公立医院的最大单项支出项目

在英国，人事成本是 NHS 医院托拉斯最大的支出项目。1998—2003 年间，英国 NHS 医院托拉斯的总支出中，58.6% ～ 62.5% 为薪酬支出。在澳大利亚公立医院 2008—2009 年度的总支出中，薪酬支出占 63%。日本公立医院人员费用约占医院总支出的 55% ～ 60%。在日本地方公立医院总支出中，人员费用在 2007 年和 2008 年分别占 55.3% 和 55.7%。

由于医院是劳动密集型组织，需要雇佣大量医生、护理人员、医疗技术人员、管理人员和后勤人员等，因此人事总成本高；另外一方面，医院又属于知识密集型组织，如医生、医疗技术人员等需要接受长期甚至终生的教育培训，工作岗位的技术含量高，平均薪酬水平也较高。以上两个因素叠加在一起，使薪酬支出在国外公立医院总支出中所占比例最高。

（五）有关公立医院薪酬制度的决策机制不尽相同，可分为利益团体主导型、法律主导型和医院主导型等不同类型

在英国，NHS 医院员工的薪酬安排在传统上由卫生部决定。进入 21 世纪以来，分别代表公立医院和员工的组织与团体及独立性组织在公立医院员工薪酬的构成、薪级、晋升及变动等方面拥有了很大的发言权，与政府分享相关权力。在德国，公立医院员工薪酬的集体性协议则由代表员工的工会组织和代表公立医院的雇主协会等通过谈判协商确定，没有迹象表明政府参与此过程。总体而言，英国和德国公立医院薪酬制度的宏观决策机制可归为利益团体主导型。

在美国，政府则通过制定相关法律对公立医院薪酬制度进行规范。例如，依据《斯塔克法》等规定医生薪酬的发放应依据公平市场价值原则；通过颁布《退伍军人事务部卫生服务人事促进法》，明确划定退伍军人医院医生基本工资等级、水平及晋升条件等。因此，美国公立医院薪酬制度的宏观决策机制可归为法律主导型。

在日本，公立医院员工属于公务员，但员工工资数额是基于医院制定的固定工资方案，由医院依据自身条件内部决定。因此，日本公立医院薪酬制度可归为医院主导型。

（六）公立医院平均薪酬一般在所在国家处于较高水平

据研究，OECD 国家专科医生年平均薪酬为人均国内生产总值的 3.7 倍。在美国社会中，医院执行官和医生是收入最高的群体之一[354, 415]。美国医生年薪是普通人收入的 3 ～ 8 倍。在英国，顾问医师年平均收入是社会平均工资的

4.11 倍，注册医师为 2.0 倍，护士为 1.15 倍，卫生技术类人员为 1.12 倍。由此可见，NHS 雇员收入普遍高于社会平均工资，特别是顾问医师，年均收入是社会平均工资的 4 倍以上。其中，护士、住院医师等低端人才的年均工资已与政府公务员年均工资相当，专科医师与顾问医师等高年资医生的工资水平则是公务员的 2 ～ 3 倍。

（七）公立医院为员工提供较为优厚的非现金性或非经济性薪酬待遇

除了全国统一的节假日安排外，英国、美国、日本等国家的公立医院还单独设立了本系统或本机构的带薪休假、带薪病假、进修学习假、产假及育儿假等休假制度。员工在需要时还可享受到灵活上班时间、灵活工作计划、灵活退休制度等人性化照顾。此外，这些国家的公立医院还可为员工购置医疗保险、牙科保险、人身保险、伤残保险、养老保险、执业过失保险等多种保险，并为员工提供年度个人发展评估和培训提升机会。

这些充满人性化、优厚的非现金性或非经济性薪酬待遇，可以在多方面免除公立医院员工的后顾之忧，不但有利于公立医院吸引优秀人才和保持员工队伍的稳定性，而且也十分有利于减轻员工工作压力、提高医疗服务质量。

第七章　我国公立医院薪酬制度的问题及改革建议

第一节　我国公立医院薪酬制度的问题

一、公立医院薪酬制度的主要内容

我国公立医院是差额拨款事业单位。2006年结合国务院第四次事业单位分配制度改革要求，原卫生部发布了医疗事业单位工作人员薪酬制度改革实施办法，公立医院开始实行岗位绩效工资制度。

当前，公立医院员工薪酬主要包括岗位工资、薪级工资、绩效工资和津贴补贴四个部分。岗位工资是员工最基本的薪酬，体现工作人员所在岗位的职责和要求。公立医院不同等级的岗位对应不同的工资标准。临床医生岗位工资分级依据为技术职称，按聘用的专业技术岗位执行相应的岗位工资标准。薪级工资体现人员资历及任职时间的长短，根据职工个人任职年限和工作年限确定。对专业技术人员和管理人员设置了65个薪级，对工人设置了40个薪级，每个薪级对应一个工资标准，对不同岗位规定不同的起点薪级。薪级工资包含工龄工资的成分。绩效工资主要体现医务人员的实绩和贡献，是整个薪酬中相对比较灵活的部分，国家对事业单位绩效工资实行总额控制，单位可采取灵活多样的分配形式和办法自主决定绩效工资的分配。绩效工资分配以工作人员的实绩和贡献为依据，合理拉开差距。目前，我国一些医院尚无规范的绩效工资发放办法。津贴补贴是为了补偿职工额外的或特殊的劳动（脑力、体力）消耗，以及为保证职工的生活水平不受特殊条件影响而建立的一种工资辅助形式，如艰苦边远地区津贴、特殊岗位津贴、护龄津贴、医疗卫生津贴、生活补贴、防暑降温费、冬季取暖费、独生子女费等[416-418]。同时，一些医院对核心技术人员和管理人员开始实行年薪制等[419-420]。

我国公立医院在员工薪酬支付方式上实际采取了固定工资制与绩效奖金制相结合的方法。岗位工资、薪级工资、津贴补贴等主要由医务人员工作年限、职称、岗位等决定，相对固定。绩效工资数额直接与业务收入挂钩，所占比例越来越大。在绩效工资分配方面，公立医院大多实行院科二级分配制度，首先由医院按照科室收入和绩效分配到各科室，再由科室按照级别、业绩等指标分配人员绩效工资[421]。总的来看，我国公立医院薪酬制度改革取得了很大成绩。首先，打破了不分工作岗位、只按职务等级划定工资标准的片面性。其次，薪级工资的构成更科学，实现了在同一个岗位上因员工资历和表现不同而所获薪酬不同。最后，开始注重绩效工资。

二、公立医院薪酬制度存在的主要问题

（一）医务人员制度内收入偏低，对外缺乏竞争力

与社会其他职业相比，公立医院医务人员一般受教育期限与成本高、受教育程度高、工作强度和工作风险大，但薪酬水平却明显偏低。据中国社会科学院 2011 年对全国 14 家二级以上公立医院的调查显示，医务人员平均月薪为 3667 元，仅高于全国平均水平 10% 左右，付出和收入失衡[8]。赵书峰等对山东省 13 家公立医院护理人员的抽样调查显示，2010 年 65% 的被调查者月收入低于 2000 元，而同年该省城镇在岗职工月平均工资约为 2800 元[70]。另据缪晓辉介绍，2011 年一名硕士研究生毕业后到上海市某二级医院做住院医生，月固定收入不超过 3000 元，运行好的科室每月可获得奖金 1000 元左右，差的科室只有数百元，甚至为零[422]。此外，2010 年《中国统计年鉴》数据显示，我国城镇职工平均工资为 32 244 元。高于此平均水平的多是垄断性行业或技术型行业，如采矿业为 1.18 倍，水、电、暖供应行业为 1.30 倍，信息技术行业为 1.80 倍，金融业为 1.99 倍，文教产业为 1.27 倍。卫生行业为 1.11 倍，在众多高于平均水平的行业中处于中下游。

喻姣花等研究发现护士对薪酬状况最为不满[423]。刘芳等对上海市某区所有卫生机构的工作满意度调查显示，医疗卫生人员对薪酬的满意程度最低，按百分制衡量薪酬满意度平均得分仅为 58 分，被调查者普遍认为薪酬水平与期望存在较大的差距[424]。

（二）大医院总支出中薪酬支出所占比例过低，小医院存在薪酬资金不足的问题

作为劳动密集型与技术密集型行业，公立医院支出中应该有相当比例为人员费用。在发达国家，公立医院薪酬支出一般占其总支出的 60% 左右，超过药品、医用材料等采购费用，是公立医院最大的支出项目[18, 24, 26, 28]。与此相对

比，我国大型医院虽然业务收入可观，并且有能力通过自身力量提高本单位医务人员的薪酬水平，但往往受制于各种政策的约束，必须对医院工资总额进行控制，导致人员费用占总支出的比例过低。据调查，我国发达城市医院人员费用仅占总支出的 23% ~ 28%[8]。另外一方面，基层医院则由于业务收入低、经济困难等原因，往往在保证正常工资发放方面都存在困难，更不用说依靠自身力量提高工资水平。简而言之，我国在公立医院薪酬安排方面存在“大医院有钱不让发，小医院缺钱少人管”的现象。因此，虽然公立医院医务人员整体薪酬水平偏低，但其原因却因医院类型不同而有所差别。

（三）财政支持不足，医务人员薪酬水平与业务收入挂钩，成为公立医院公益性弱化、逐利动机强的重要诱因

长期以来，我国政府对公立医院的财政支持不足，财政补助在公立医院总收入中所占比例不到 20%[1, 425]。除了机构生存发展费用外，公立医院员工薪酬甚至部分离退休人员费用基本来源于医疗收入与药品收入等业务收入，而公立医院运营成本则不断增加，导致公立医院不得不把经济利益放在突出位置，“创收”成为我国公立医院的主要经营目标，整个公立医院系统走上了商业化、市场化的道路，公益性日益弱化。

就公立医院医务人员个人而言，其薪酬水平与医疗药品收入存在密切联系。医疗药品等业务收入状况直接决定了医务人员薪酬中岗位工资、薪级工资等相对固定部分是否能够足额发放，也决定了绩效工资等相对变动部分的数额多少。在绩效工资分配过程中，公立医院一般把经济指标作为唯一参考因素。即使综合考虑了医疗服务质量和数量、患者满意度、医德医风等诸多因素，在实际操作中仍然偏重经济指标。更为严重的是，部分医院为了增加业务收入，给各个临床科室和医务人员个人下达创收指标，促使其片面追求经济效益，导致过度医疗问题盛行，人为造成“看病贵”的现象，使患者成为最终的受害者[3, 419, 426]。

（四）薪酬制度对内缺乏公平性

公立医院薪酬分配中存在严重的歧视现象与平均主义，没有真正体现按劳分配的原则，导致薪酬分配对内缺乏公平性。主要表现为：①编制内外人员薪酬水平差距不合理。各公立医院职工中有不少为编外人员，尤其是护理人员难以入编的现象普遍存在。编外人员即使与在编人员从事相同工作，也无法获得同等报酬，存在“同工不同酬”现象。山东省某市公立医院薪酬调查显示，月薪千元以下者约占总人数的 21%，编外人员占到 100%；月薪 3000 元以上者占总人数的 23%，编外人员仅占 0.1%。除了经济性薪酬方面的歧视现象外，

编外员工还普遍面临缺少带薪休假与进修机会、无法正常升迁等问题，严重影响其工作积极性和稳定性[427]。②科室间收入差距不合理。由于公立医院薪酬分配通常与科室业务收入密切相关，不同科室薪酬水平差异较大。部分医技科室人员薪酬水平远远高于知识层次相对较高而且风险大、责任强的临床科室，出现了医院内部的“脑体倒挂”现象[421, 428]。即使在临床科室，也存在类似现象。例如，神经外科医生和普通外科医生相比，前者的技能要求更高、风险更大，但收入却不一定多[416]。③层级间差距不合理。同类人员不同级别间的工资级差小，档次没有拉开。在医院现行的薪酬制度中，过于注重平均，“工资平台”现象日益严重。绝大多数医院对津贴部分也按固定方式发放，使津贴成为固定工资的补充或附加，从而造成工资分配平均主义严重[429]。④院间差距不合理。就薪酬水平而言，一般高等级医院高于低等级医院、发达地区高于欠发达地区，引发了医务人才的不合理流动，不但不利于卫生人力资源的优化配置，而且有损低等级医院和欠发达地区卫生服务的可及性。

（五）薪酬水平的确定依据不尽合理，缺乏完备的绩效考核制度

据闵锐、倪翠玲的调查发现，在现行公立医院岗位绩效工资制度中，行政职务、技术职称、工龄等成为确定薪酬水平的重要依据，存在比较严重的论资排辈现象，在分配过程中忽视了风险、责任、管理、技术知识、服务质量等分配要素。此外，现行薪酬基本上是能上不能下、能增不能减，实际上形成了终身待遇，造成了持续不变的“大锅饭”现象，很难发挥薪酬应有的激励作用[427, 430]。另据刘飞介绍，如果医务人员职务、职称得不到晋升，薪酬就难以有大幅提高。其中，职称晋升主要侧重于论文和科研成果。然而，医学是一种实践性很强的工作，一些经验丰富、技术水平高的医生，因临床工作繁忙而无暇写论文，以致职称得不到晋升。部分年轻医生平时不重视临床工作，敷衍患者，忙于查资料、写论文，职称却晋升得很快[431]。

多项研究提示，我国公立医院普遍缺乏完备、规范的绩效考核制度，年度考核仍旧延续事业单位的“德、勤、能、绩”指标体系，考核指标过于笼统，缺乏量化依据与针对性，使考核工作流于形式，不能真实、有效地评价职工的业绩贡献，导致薪酬与绩效考核相互脱节，使薪酬分配缺乏科学依据，产生薪酬分配不公平问题[431-433]。总体而言，公立医院绩效考核起步较晚，考核指标体系不够完备，也缺乏必要的反馈机制。

（六）薪酬结构失调，对非经济性和非现金性薪酬的关注严重不足

现代人力资源管理学中的薪酬不仅包括传统的货币薪酬，而且包括非经济性薪酬，如福利、生活环境、工作氛围、能力培训、发展机会、休假和保险等[434]。

非经济性薪酬往往能够更好地体现“人本管理”，其激励作用是经济性薪酬所不可替代的。医院工作强度高，风险大，医务人员承担的责任也较大。非经济性薪酬若使用得当，可以发挥积极作用，有效缓解长期高强度医务工作带来的紧张压力，激发员工努力工作的热情。然而，长期以来公立医院往往只注重经济性薪酬的调整和设置，对福利、带薪休假等非经济性薪酬的关注严重不足[418]。我国公立医院大多仅有法定节假日和“五险一金”部分，迫切需要完善和补充养老保险、医疗事故险、带薪休假等各项非经济性薪酬制度。

（七）非正当收入问题较为突出

薪酬待遇不高也导致了医生道德滑坡，过度开药、药品和医疗器械回扣、红包等失范现象较为普遍，损坏了医务人员的社会形象，降低了公众对医疗卫生行业的信任度，成为医患关系紧张的重要原因之一[82, 435]。

第二节　我国公立医院薪酬制度改革建议

（一）统筹考虑，稳步提高公立医院员工的薪酬水平

从国际上看，医院医生薪酬水平反映了所在国家的经济状况[18]。随着我国经济的持续发展，目前公立医院员工的制度内薪酬水平并不具有外部竞争性。长此以往，不但公立医院员工的工作稳定性和积极性势必受到影响，而且也十分不利于吸引优秀生源攻读医学类专业、加入公立医院员工队伍中，将对医疗服务质量、水平、可及性等产生负面影响。因此，我国需要通过体制和机制创新，稳步提高公立医院员工的薪酬水平。对于大型医院，应充分考虑到医院工作具有高投入、高风险、高压力、高负担等特点，参照国际惯例，提高薪酬支出在公立医院总支出中的比例。对于基层医院，如果现有医保补偿政策下的业务收入仍然不能使其经济状况取得根本性好转，则应考虑通过财政补助方式解决医务人员薪酬水平低下的困境。

在公立医院薪酬水平调整中，应统筹考虑城市公立医院与农村医疗卫生机构薪酬水平、大医院薪酬水平与基层医疗卫生人才薪酬水平之间的关系。研究显示，医生们普遍倾向在城市大型医院工作，因此有观点认为没有必要通过提供高收入吸引医生到城市大医院工作。在日本，农村公立医院医生收入是城市同行的 2 倍，小诊所医生收入又大约是大医院专科医生收入的 2 倍。日本卫生体系整体绩效在全球范围内名列前茅，应当说与上述薪酬制度的安排存在一定关系。当前，我国农村医疗卫生机构和基层医疗卫生人才薪酬水平与城市大医院存在明显差距，造成医学毕业生在就业选择中普遍存在趋高现象，广大农村

和基层则长期存在高质量医疗卫生人才不足的问题，难以保证医疗卫生服务的可得性。因此，我国在提高公立医院员工薪酬水平的过程中，应该缩小而不是拉大城市大医院与基层医疗卫生机构的薪酬差距。

（二）在现金性薪酬中，实现基本工资、奖金和补贴的优化组合与平衡

现金性薪酬主要包括基本工资、奖金、津贴和补贴等。基本工资和激励性奖金之间实现平衡，将有利于提高医生工作效率。研究表明，在薪酬构成中，奖金对医生工作效率和医疗服务质量具有重要影响，有利于激励医生在两方面都做出改进。在医生薪酬构成中，基本工资所占比例越低，医生工作效率和最终薪酬水平越高[108]。不过，从英国、德国、美国和日本等国家公立医院薪酬安排看，基本工资在员工薪酬构成中所占的比例最大，这应与公立医院运营目标不以经济利益最大化有关。在我国，基本工资在公立医院医生收入中所占比例较低。如果把医生灰色收入计算在内的话，基本工资几乎可以忽略不计。为了抑制公立医院医生在医疗服务过程中的逐利倾向，我国应明显提高基本工资在公立医院医生薪酬构成中所占比例，降低与业务收入和工作量相联系的奖金所占比例。

与此同时，英国、日本、美国等国家的公立医院还根据员工生活需求和工作内容、性质、时间及地点等建立了完备的生活补贴和工作补贴制度。与此相对比，我国公立医院补贴项目还存在很大欠缺，不能充分补偿医疗服务对员工生理和心理方面的影响，也不利于调动他们承担相关工作的积极性，因此应积极借鉴国外相关经验，逐步完善生活补贴和工作补贴制度。

（三）加强对绩效薪酬支付方式的探索与使用

根据学术界比较统一的观点，薪酬支付方式对医疗机构的绩效、费用控制、医疗服务质量与可及性等具有显著影响，薪酬支付方式改革应当成为卫生系统改革的重要内容。Park 等认为，一个国家采取哪一种薪酬支付方式最适合取决于该国卫生体系的外部环境和框架，特别是医疗服务竞争环境。另外一个需要考虑的重要影响因素是利益相关团体对薪酬制度的影响[106]。

在医药卫生体制改革中，我国提出“要充分调动医务人员积极性，完善人员绩效考核制度，实行岗位绩效工资制度，将医务人员的工资收入与医疗服务的数量、质量、技术难度、成本控制、群众满意度等挂钩，做到多劳多得、优绩优酬”。由此，员工绩效评估成为公立医院薪酬制度改革的重要内容，具体包括绩效评估体系设计原则、业绩指标的选取、薪酬结构设计等[436]。应当说，这一决策是完全符合国际上公立医院薪酬支付方式改革趋势的。然而，目前我国关于绩效评估的研究主要侧重于公立医院组织绩效方面，有关员工绩效评估

的理论与实验研究均严重不足[437-439]。医生绩效工资数额还主要根据医生工作量和业务收入等指标。与此相对比，美国、英国、法国、澳大利亚等发达国家早已开始医院员工绩效薪酬的理论研究与实践，在评估体系与实施办法等方面积累了较丰富的经验。因此，我国十分有必要学习借鉴此方面的国际经验，特别是应把患者安全与满意度、医疗服务质量等因素，纳入到医生绩效工资影响因素中。

（四）从医疗服务整体化角度，考虑医生薪酬制度设计

医生薪酬政策应与卫生体系的目标保持一致。同时，医生薪酬制度应有利于提高所有医疗卫生服务提供者的责任意识，有利于在医疗卫生服务提供者之间促进协调和团结[94]。

随着我国疾病谱改变、人口老龄化等外部因素的影响，越来越多的人长期患有多种疾患、同时具有多种卫生服务需要，不但对改善医疗卫生服务质量和效率提出了挑战，而且对加强医疗卫生服务整体化以改善患者就医体验与结果、降低成本提出了更高的要求。在此背景下，我国仅考虑改革公立医院薪酬制度可能是远远不够的，应考虑借助于薪酬制度改善整个卫生体系而不是单个医院的效率。在国外许多国家，已试验使用按治疗事件支付方式和绩效薪酬支付方式，以激励不同类型医疗卫生服务提供者跨学科团结协作，为具有多种卫生服务需要的患者提供整合服务。这些经验与做法具有宝贵的借鉴意义，需要我国加强此方面的研究与探索。

（五）重视非现金性和非经济性薪酬的供给

医院工作具有强度大、风险高、知识更新要求高等特点，员工普遍面临很高的工作压力，迫切需要除经济性薪酬以外其他方面的关怀。多项研究也发现，工作负担、医学教育与培训、工作氛围与环境、工作安全程度等非经济性因素同样是影响医生工作满意度、医疗服务质量和卫生体系可持续性的重要决定性因素，在某些环境下甚至比增加医生工资等经济性激励更为重要[43, 106]。

非经济性薪酬包括带薪休假、工作氛围、生活环境、能力培训、发展机会和荣誉等，非现金性薪酬则包括各种保险、福利待遇等。其中，带薪休假能有效缓解长期高强度医务工作所带来的紧张压力，有利于改善公立医院员工的服务质量与态度。进修培训可以帮助医护人员更新知识、提高诊疗护理水平，不但有利于其个人的职业发展，而且最终使患者受益。各种保险则可以减少公立医院员工面临的风险，提高工作稳定性。总的来说，非经济性薪酬和非现金性薪酬很好地体现了人性化管理的理念，能够提高公立医院员工的工作积极性与职业认同感，起到经济性薪酬不能替代的作用。

与国际同行相比，我国公立医院员工享受的非经济性和非现金性薪酬整体水平较低。特别在带薪休假方面，一直没有得到很好的贯彻落实。公立医院节假日安排则执行全国统一标准，不但没有体现出医院工作的特殊性，而且相当一部分员工因医院工作的需要不得不放弃节假日休息。在国外公立医院十分重视的育儿假、灵活工作时间、灵活工作计划等方面，我国公立医院也存在制度缺失。因此，我国公立医院薪酬制度改革中应重视非现金性和非经济性薪酬的作用，并不断完善相关制度。

（六）随着全民医保的实现，我国迫切需要取消医生绩效工资收入与业务收入直接挂钩的做法，完善医生薪酬支付方式和公立医院医保费用补偿方式

医疗服务领域中存在的一个经典卫生经济学命题就是委托-代理问题（principle-agent problem），指当代理人比委托人拥有信息优势并且具有不同于委托人的利益诉求时，代理人的行为往往难以满足委托人利益最大化的要求。在医疗服务领域，医生拥有患者所需治疗的更多信息，并且对成本控制往往不感兴趣，而是尽最大可能为患者提供治疗服务或使自己的收入增加。医疗保险公司对利润最大化和成本最小化最感兴趣，政府同样希望以最小成本使患者获得最佳治疗。然而，只要医生在最佳治疗手段方面拥有垄断性意见，政府和保险公司就很难从供方角度实施具有成本-效率的措施。

解决委托-代理问题的可能方法包括为医生创造适当激励以鼓励其最小化成本。在此方面，理想的薪酬制度应当激励医生采用最经济有效、对患者最有利的治疗方案，使医生成为患者的完美代理人，以保持医疗卫生费用的可持续性和控制医疗卫生服务的成本[94]。因此，在最大限度上完善医生与患者之间的委托代理关系，是公立医院薪酬制度改革中需要解决的关键问题。

目前，我国医疗保障制度已基本实现全民覆盖，保障水平也日益提高。随着第三方保险人的出现，医生与患者之间的委托代理关系发生了巨大变化。由于医生与医疗保险机构不存在直接利益关系，而且患者自付医药费用比未参加医疗保险前减少，因此医生在医疗服务提供过程中为患者节省费用的动机进一步弱化。在医生绩效工资收入与业务收入直接挂钩的背景下，医生有更为强烈的动机提供过度医药服务，以增加个人收入。更为严重的是，我国对公立医院也主要采用按项目付费的补偿方式，而且薪酬支出基本全部来自医疗药品收入，因此公立医院缺乏约束医生行为、控制费用的动机。也就是说，医生与公立医院在追求经济利益方面具有一致的目标，使过度提供医药服务的行为愈演愈烈，导致卫生资源的浪费和医疗保险基金的低效使用。如果对这种现象置之不理，最终只能通过提高缴费、政府补贴水平或降低医疗保障水平等解决，从而有可能影响医疗保障制度的可及性和作用，并导致社会整体福利水平与公平性降低。

我国在公立医院薪酬制度改革中，一方面应切断医生个人收入与业务收入的直接利益联系，把患者满意度、医疗服务质量等指标的考核结果整合进医生薪酬支付制度中；另一方面，可以通盘考虑公立医院医保费用补偿方式改革，通过总额预算、按病例支付制等方式，使医院和医生追求的经济利益目标不一致，调动公立医院在医药费用控制方面的积极性。

参考文献

[1] Liu GG, Li L, Hou X, et al. The role of for-profit hospitals in medical expenditures：evidence from aggregate data in China. China Economic Review，2009，20（4）：625-633.

[2] Yip W，Hsiao W. China's health care reform：a tentative assessment. China Economic Review，2009，20（4）：613-619.

[3] 王星明．公立医院过度医疗的体制性原因及其对策．辽宁医学院学报（社会科学版），2012（03）：10-12.

[4] 詹国彬．公立医院回归公益性的障碍与路径选择．天府新论，2012（06）：99-102.

[5] 孙文兵．浅议医生的人文素养．医院院长论坛，2007（03）：42-43.

[6] 周国朝，金萍，陆庆艳，等．医患纠纷的多重性研究与思考．中国卫生事业管理，2012（09）：662-664.

[7] 吴华．公立医院薪酬制度现状与思考．中国卫生人才，2012（09）：86-87.

[8] 王延中，高文书．公立医院医务人员薪酬制度改革的思考与建议．中国卫生人才，2014（04）：18-21.

[9] 羊城，史爱珍，赵峰．医患关系紧张的原因探究．现代医院，2012（05）：108-109.

[10] 高翠霞，朵皓英．医患纠纷原因分析与对策．中国误诊学杂志，2010（24）：5923.

[11] 宋国明．公立医院应重视医疗费用控制．中国卫生人才，2012（05）：49.

[12] Blake JT，Carter MW. Physician and hospital funding options in a public system with decreasing resources. Socio-Economic Planning Sciences，2003，37（1）：45-68.

[13] 刘丹，乐虹．医院人力资源绩效评价理论与工具应用比较研究．中国医院，2012（05）：50-53.

[14] 黄培．激励边际效用理论在医院薪酬管理中的应用．卫生经济研究，2005（9）：10-12.

[15] Charlesworth A，Davies A，Dixon J. Reforming payment for health care in Europe to achieve better value. Nuffieldtrust，2012［2013-9-14］. http：//www.nuffieldtrust.org.uk/sites/files/nuffield/publication/120823_reforming-payment-for-health-care-in-europev2.pdf.

[16] OECD. Health at a Glance 2013：OECD Indicators，OECD .OECD Publishing，2013［2013-9-14］.http：//www.oecd.org/els/health-systems/Health-at-a-Glance-2013.pdf.

[17] Bennetts R. Remuneration of doctors and nurses：progress and next steps.Organization for Economic Co-operation and Development，2011［2013-9-10］.http：//www.oecd.org/health/health-systems/48832370.pdf.

[18] Reginato E，Grosso R. European hospital doctors' salaries. European Federation of Salaried Doctors，2012［2013-8-1］.http：//amyts.es/wp-content/uploads/2012/05/Retribuciones%20F12-002ENREV1EuropeanHospitalDoctorsSalaries.pdf.

[19] Kok L，Lammers M，Tempelman C. Remuneration of medical specialists：an international comparison. Amsterdam，SEO，2012［2013-7-15］.https：//www.rijksoverheid.nl/binaries/rijksoverheid/documenten/rapporten/2012/10/04/remuneration-of-medical-specialists/remuneration-of-medical-specialists.pdf.

[20] Fujisawa R，Lafortune G. The remuneration of general practitioners and specialists in 14 OECD countries：what are the factors influencing variations across countries? Paris：Organisation for Economic Cooperation and Development，2008［2013-7-24］.http：//www.oecd.org/els/health-systems/41925333.pdf.

[21] Peterson CL，Burton R. U.S. health care spending：comparison with other OECD countries. Congress Research Services，2007［2013-6-20］. http：//assets.opencrs.com/rpts/RL34175_20070917.pdf.

[22] OECD. "Doctors and nurses' salaries"，in government at a Glance 2011. OECD Publishing，2011［2013-7-15］. http：//www.oecd-ilibrary.org/governance/government-at-a-glance-2011/doctors-and-nurses-salaries_gov_glance-2011-32-en.

[23] Denneny Iii JC，Koopmann Jr CF，Moran Jr WBB，et al. Miniseminar：Physician payment policy：Unraveling the mystery. Otolaryngology - Head and Neck Surgery，2004，131（2）：79.

[24] Lane SG，Longstreth E，Nixon V. A community leader's guide to hospital finance-evaluating how a hospital gets and spends it money. The Access Project，2001［2013-5-10］.http：//archive.ahrq. gov/data/safetynet/needleman2.htm.

[25] Gainsbury S. Foundations seek to halt automatic pay rises. Health Serv J，2010，120（6225）：4-5.

[26] Boyle S. United Kingdom（England）：health system review. Health Systems in Transition，2011，13（1）：1-486.

[27] Thompson G. Pay in the NHS. House of Commons，United Kingdom of Great Britain，2010.

[28] 侯建林，王延中 . 公立医院薪酬制度的国际经验及其启示 . 国外社会科学，2012（1）：69-77.

[29] Mobley K，Totten MK. Physician compensation requires enhanced board oversight. Trustee，2011，64（4）：15-18.

[30] Fuss I，Nübling M，Hasselhorn H，et al. Working conditions and work-family conflict in German hospital physicians：psychosocial and organisational predictors and consequences. BMC Public Health，2008，8：353.

[31] Wada K，Arimatsu M，Higashi T，et al. Physician job satisfaction and working conditions

in Japan. J Occup Health，2009，51（3）：261-266.

[32] Ozaki M，Bito S，Matsumura S. Developing a Japanese hospital physician satisfaction scale. Int J Health Care Qual Assur，2008，21（5）：517-528.

[33] Anonymous. Physician survey reports physician compensation Trends. Health & Beauty Close - Up，2011.

[34] Cyr-Taro AE，Kotwall CA，Menon RP，et al. Employment and satisfaction trends among general surgery residents from a community hospital. Journal of Surgical Education，2008，65（1）：43-49.

[35] 王守桂，芮景，柯先明，等．某市 580 名公立医院员工满意度现况调查．黑龙江医学，2013（06）：510-514.

[36] 缪秀多．医患纠纷的调查分析及对策．内蒙古民族大学学报，2012（02）：59-60.

[37] 程志娟．108 例医患纠纷成因分析与防范对策．中国卫生产业，2009（12）：62-63.

[38] 胡爱忠，李建刚．英国医疗卫生体系特点及对中国的借鉴．卫生软科学，2012（02）：84-85.

[39] 钟婷，赖灏敏．危机中的日本公立医院．中国医院院长，2009（13）：16-17.

[40] Rosta J，Nylenna M，Aasland O. Job satisfaction among hospital doctors in Norway and Germany：a comparative study on national samples. Scand J Public Health，2009，37（5）：503-508.

[41] Klimo P，Decuypere M，Ragel B，et al. Career satisfaction and burnout among U.S. neurosurgeons：a feasibility and pilot study. World Neurosurg，2013,80(5):E59-E68.

[42] Robyn P，Bärnighausen T，Souares A，et al. Health worker preferences for community-based health insurance payment mechanisms：a discrete choice experiment. BMC Health Serv Res，2012，12：159.

[43] Janus K，Amelung V，Gaitanides M，et al. German physicians "on strike"：shedding light on the roots of physician dissatisfaction. Health Policy，2007，82（3）：357-365.

[44] Laubach W，Fischbeck S. Job satisfaction and the work situation of physicians：a survey at a German university hospital. Int J Public Health，2007，52（1）：54-59.

[45] Lu H，Barriball KL，Zhang X，et al. Job satisfaction among hospital nurses revisited：a systematic review. In J Nur Stud，2012，49（8）：1017-1038.

[46] Yamauchi K，Funada T，Shimizu H，et al. What factors are affecting physician payment by acute care hospitals in rural Japan? J Med Dent Sci，2007，54（1）：57-63.

[47] Enari T，Hashimoto H. Does salary affect the choice of residency in non-university teaching hospitals? A panel analysis of Japan Residency Matching Programme data. Hum Resour Health，2013，11（1）：12.

[48] Cowin L，Jacobsson D. Addressing Australia's nursing shortage：is the gap widening between workforce recommendations and the workplace? Collegian：Journal of the Royal College of Nursing Australia，2003，10（4）：20-24.

[49] Rice T，Rosenau P，Unruh LY，et al. United States of America：health system review. Health System in Transition，2013，15（3）：1-431.

[50] Ludwig U. German brain drain：sick of bad pay，doctors flee germany. SpiegelOnline，2006-2-7［2013-8-10］.http：//www.spiegel.de/international/german-brain-drain-sick-of-bad-pay-doctors-flee-germany-a-399537.html.

[51] Kopetsch T. The migration of doctors to and from Germany. Journal of Public Health，2009，17（1）：33-39.

[52] Editorial. Australia's public hospitals need urgent attention. The Lancet，2008，372（9652）：1784.

[53] Larkins RG. A personal reflection on the public hospital system in Australia. Journal of Clinical Neuroscience，2004，11（4）：362-363.

[54] 布莱恩・哈登 . 日本医疗：服务周到费用不高 . 农村财政与财务，2009（11）：46.

[55] Ide H，Koike S，Kodama T，et al. The distribution and transitions of physicians in Japan：a 1974-2004 retrospective cohort study. Human Resources for Health，2009，7：73.

[56] Li J，Galatsch M，Siegrist J，et al. Reward frustration at work and intention to leave the nursing profession:prospective results from the European longitudinal NEXT study. Int J Nurs Stud，2011，48（5）：628-635.

[57] Curran C. Money matter$!Nurs Econ，2007，25（2）：57.

[58] Fox RLP，Abrahamson K. A critical examination of the U.S. nursing shortage：contributing factors，public policy implications. Nursing Forum，2009，44（4）：235-244.

[59] Buerhaus PI. Shortages of hospital registered nurses：causes and perspectives on public and private sector actions. Nursing Outlook，2002，50（1）：4-6.

[60] Rambur B，Palumbo MV，Mcintosh B，et al. A statewide analysis of RNs' intention to leave their position. Nursing Outlook，2003，51（4）：182-188.

[61] Kalisch BJ，Liu Y. Comparison of nursing：China and the United States. Nursing Economics，2009，27（5）：322-331.

[62] Gardulf A，Söderström I，Orton M，et al. Why do nurses at a university hospital want to quit their jobs? J Nurs Manag，2005，13（4）：329-337.

[63] 孙宇，高红霞 . 公立医院人力资本流失风险影响因素分析 . 医学与社会，2010（10）：43-44，47.

[64] 张丽佳 . 某公立医院卫技人员离职情况的调查 . 江苏卫生事业管理，2012（05）：32-33.

[65] 张茜，张桂青，翟永莉，等.护理人员职业认同与生存质量的相关分析.护理学杂志，2009（4）：63-64.
[66] 蒲凤岚.临床护士流失相关因素及对策.实用心脑肺血管病杂志，2010（12）：1884-1885.
[67] 龚水明，杨莉萍，吴国芳，等.广州市男护士离职原因的调查研究.中华全科医学，2012（4）：595-596.
[68] 莫永朝，肖平，刘静梅，等.某三级医院护士流失现状分析.哈尔滨医药，2008（2）：31-33.
[69] 杨秀梅.上海市某公立医院卫生人才流失现状.现代医院，2012（09）：104-107.
[70] 赵书峰，刘本智，滕志香.关于山东省公立医院护士工作满意度的调查研究.中国卫生统计，2012（05）：708-710.
[71] 张琦.以某公立医院为例谈医院人才流失的影响因素及控制机制.现代医院管理，2011（02）：46-48.
[72] Merritt J. The cost of recruiting physicians. Trustee，2002，55（9）：27-29.
[73] Ernst C，Szczesny A. Capped hospital budgets，risk-influencing activities and financial consequences. Journal of Accounting and Public Policy，2008，27（1）：38-61.
[74] Szende A，Culyer AJ. The inequity of informal payments for health care：the case of Hungary. Health Policy，2006，75（3）：262-271.
[75] Liaropoulos L，Siskou O，Kaitelidou D，et al. Informal payments in public hospitals in Greece. Health Policy，2008，87（1）：72-81.
[76] Balabanova D，Mckee M. Understanding informal payments for health care：the example of Bulgaria. Health Policy，2002，62（3）：243-273.
[77] Tatar M. Informal payments in the health sector：a case study from Turkey. Health Affairs（Millwood，Va.），2007，26（4）：1029-1039.
[78] Ensor T. Informal payments for health care in transition economies. Social Science & Medicine，2004，58（2）：237-246.
[79] 刘丽杭.非正式支付，“红包”与治理——基于国际医疗服务领域的实证分析.医学与哲学（人文社会医学版），2008（10）：60-62，64.
[80] 李璐瑒.过度医疗——医生道德沦丧是表象　医疗体制偏差是根本.首都医药，2010（01）：20-21.
[81] 蒋玉波.新形势下医患纠纷成因分析及应对措施.科教文汇（下旬刊），2012（03）：131-132.
[82] 赵怀娟.我国医患关系研究评价.医学与社会，2012（10）：13-16.
[83] Resneck Jr J，Pletcher MJ，Lozano N. Medicare，medicaid，and access to dermatologists：

the effect of patient insurance on appointment access and wait times. Journal of the American Academy of Dermatology, 2004, 50 (1): 85-92.

[84] Asplin BR, Rhodes KV, Levy H, et al. Insurance status and access to urgent ambulatory care follow-up appointments. JAMA, 2005, 294 (10): 1248-1254.

[85] Schwierz C, Wübker A, Wübker A, et al. Discrimination in waiting times by insurance type and financial soundness of German acute care hospitals. Eur J Health Econ, 2011, 12 (5): 405-416.

[86] Morris S, Elliott B, Ma A, et al. Analysis of consultants' NHS and private incomes in England in 2003/4. J R Soc Med, 2008, 101 (7): 372-380.

[87] Burns LR, Muller RW. Hospital-physician collaboration: landscape of economic integration and impact on clinical integration. The Milbank Quarterly, 2008, 86 (3): 375-434.

[88] Jegers M. A typology for provider payment systems in health care. Health policy (Amsterdam), 2002, 60 (3): 255-273.

[89] Rodwin MA, Okamoto A. Physicians' conflicts of interest in Japan and the United States: lessons for the United States. Journal of Health Politics, Policy and Law, 2000, 25 (2): 343-375.

[90] Reschovsky JD, Hadley J, Landon BE. Effects of compensation methods and physician group structure on physicians' perceived incentives to alter services to patients. Health Services Research, 2006, 41 (4p1): 1200-1220.

[91] Yan C, Kingston-Riechers J, Chuck A. Financial incentives to physician practices: a literature review of evaluations of physician remuneration models. Institute of Health Economics, Alberta Canada, 2009 [2013-5-28] .http: //www.ihe.ca/download/provider_financing_forum_literature_review.pdf.

[92] Finkelstein J, Lifton J, Capone C. Redesigning physician compensation and improving ED performance. Healthc Financ Manage, 2011, 65 (6): 114-117.

[93] Wright D. Time is money: opportunity cost and physicians' provision of charity care 1996-2005. Health Serv Res, 2010, 45 (6 Pt 1): 1670-1692.

[94] Nonnemaker KL, Thomas S, Dubow J. Physician payment: current system and opportunities for reform. AARP Public Policy Institute, 2009 [2013-9-14] .http: //assets.aarp.org/rgcenter/health/2009_09_payment.pdf.

[95] Wang H, Zhang L, Yip W. An experiment in payment reform for doctors in rural china reduced some unnecessary care but did not lower total costs. Health Affairs (Millwood, Va.), 2011, 30 (12): 2427-2436.

[96] Wang M，Liu C，Chien C. Effects of increased payment on physician's decision-making. Otolaryngology - Head and Neck Surgery，2010，143（Supplement 2）：39.

[97] Bryant J，Prohmmo A. Payment mechanisms and prescriptions in four Thai hospitals. Health Policy，2005，73（2）：160-171.

[98] Akashi H，Yamada T，Huot E，et al. User fees at a public hospital in Cambodia：effects on hospital performance and provider attitudes. Social Science & Medicine，2004，58（3）：553-564.

[99] Boukus E，Cassil A，O'Malley AS. A snapshot of U.S. physician：key findings from the 2008 health tracting physician survey. Washington，D.C.，Center for Studying Health System Change，2009［2013-4-25］.http：//www.hschange.com/CONTENT/1078/.

[100] Peabody J，Shimkhada R，Quimbo S，et al. Financial incentives and measurement improved physicians' quality of care in the Philippines. Health Aff（Millwood），2011，30（4）：773-781.

[101] 谢枫．浅谈医患纠纷的成因及对策．医院管理论坛，2005（10）：53-54.

[102] van Essen A. New hospital payment systems：comparing medical strategies in the Netherlands，Germany and England. J Health Organ Manag，2009，23（3）：304-318.

[103] Moreno-Serra R，Wagstaff A. System-wide impacts of hospital payment reforms：evidence from central and eastern Europe and central Asia. Journal of Health Economics，2010，29（4）：585-602.

[104] Buerhaus PI. Health care payment reform：implications for nurses. Nursing economics，2010，28（1）：49.

[105] Hennig-Schmidt H，Selten R，Wiesen D. How payment systems affect physicians' provision behaviour：an experimental investigation. Journal of Health Economics，2011，30（4）：637-646.

[106] Park M，Braun T，Carrin G，et al. Provider payments and cost-containment lessons from OECD countries. World Health Organization，2007［2013-9-19］.http：//www.who.int/health_financing/documents/pb_e_07_2-provider_payments.pdf.

[107] Allard M，Jelovac I，Léger PT. Treatment and referral decisions under different physician payment mechanisms. Journal of Health Economics，2011，30（5）：880-893.

[108] Szabo J. With physician employment on the rise，new compensation models emerge. Hospitals & Health Networks，2010，84（12）：10.

[109] Chernew ME，Hong JS. Commentary on the spread of new payment models. Healthcare，2013，1：12-14.

[110] Carrin G. Provider payments and patient charges as policy tools for cost-containment：how

successful are they in high-income countries. Human Resources for Health,2003,1(6): 1.
[111] Gosden T, Pedersen L, Torgerson D. How should we pay doctors? A systematic review of salary payments and their effect on doctor behaviour. Q J Med, 1999, 92 (1): 47-55.
[112] Kralewski JE, Rich EC, Feldman R, et al. The effects of medical group practice and physician payment methods on costs of care. Health Services Research, 2000, 35 (3): 591-613.
[113] 左延莉.英国、美国和德国医院筹资机制的比较.卫生经济研究，2011（08）：23-25.
[114] Saltman RB. Regulating incentives: the past and present role of the state in health care systems. Social Science & Medicine, 2002, 54 (11): 1677-1684.
[115] Zuvekas SH, Cohen JW. Paying physicians by capitation: is the past now prologue? Health Aff (Millwood), 2010, 29 (9): 1661-1666.
[116] Rice T. Physician payment policies: impacts and implications. Annual Review of Public Health, 1997, 18: 549-565.
[117] Pearson SD, Sabin JE, Emanuel EJ. Ethical guidelines for physician compensation based on capitation. The New England Journal of Medicine, 1998, 339 (10): 689-693.
[118] Bhat VN. Institutional arrangements and efficiency of health care delivery systems. The European Journal of Health Economics, 2005, 6 (3): 215-222.
[119] Simoens S, Giuffridia A. The impact of physician payment methods on raising the efficiency of the healthcare system. Applied Health Economics and Health Policy, 2004 (3): 39-46.
[120] 代涛，王小万，何平.医务人员激励机制影响因素研究.中国卫生经济，2007（12）：41-44.
[121] Wright DJ. Specialist payment schemes and patient selection in private and public hospitals. Journal of Health Economics, 2007, 26 (5): 1014-1026.
[122] 鲁菁，方红娟，王小万.欧洲卫生筹资模式的改革.北京医学，2011（08）：674-677.
[123] Levaggi R. Optimal payment schemes for physicians. Portuguese Economic Journal, 2003, 2 (2): 87-107.
[124] Gosfield AGJ. Quality increasingly a factor in physician compensation. Medical Economics, 2012, 89 (15): 36-39, 41-42.
[125] Anonymous. 2004 survey: more physician employers reduced cash compensation. Healthcare Financial Management, 2005, 59 (2): 26.
[126] Anonymous. Why base physician compensation on RVUs?. Medical Economics, 1998, 75 (13): 76.
[127] Iglehart JK. Linking compensation to quality:medicare payments to physicians. The New

England Journal of Medicine，2005，353（9）：870-872.

[128] De Pietro C. Private medical services in the Italian public hospitals：the case for improving HRM. Health Policy，2006，78（1）：56-69.

[129] Ahmad K. Pakistan's province limits private practice in public hospitals. The Lancet，2002，359（9307）：685.

[130] 冉利梅，刘智勇，姚岚，等. 发达国家不同管理体制下医师薪酬模式分析及趋势探讨. 中国卫生经济，2012（05）：94-96.

[131] 国外医务人员激励机制研究课题组. 六国医生收入方式分析. 中国卫生人才，2011（12）：44-45.

[132] Gosfield AG，Reinertsen JL. Paying physicians for high-quality care. N Engl J Med，2004，350（18）：1910-1912.

[133] Glickman SW，Schulman KA，Peterson ED，et al. Evidence-based perspectives on pay for performance and quality of patient care and outcomes in emergency medicine. Annals of Emergency Medicine，2008，51（5）：622-631.

[134] Young GJ，Meterko M，Beckman H，et al. Effects of paying physicians based on their relative performance for quality. J Gen Intern Med，2007，22（6）：872-876.

[135] Young G，Meterko M，White B，et al. Pay-for-performance in safety net settings：issues，opportunities，and challenges for the future. Journal of Healthcare Management，2010，55（2）：132-141，141-142.

[136] Pearson SD，Schneider EC，Kleinman KP，et al. The impact of pay-for-performance on health care quality in Massachusetts，2001-2003. Health Affairs，2008，27（4）：1167-1176.

[137] Anonymous. American college of physician executives：physician executives group wary of pay-for-performance programs. Healthcare Mergers，Acquisition & Ventures Week，2005：26.

[138] 冉利梅，冯友梅，刘智勇，等. 美国医师薪酬支付方式改革的几种模式探析. 中国医院管理，2012（04）：43-45.

[139] Jacobs K，Marcon G，Witt D. Cost and performance information for doctors：an international comparison. Management Accounting Research，2004，15（3）：337-354.

[140] Hauter J. Healthcare governance in Britain，Germany and Sweden. [2014-10-26]. http：//www.e-ir.info/2012/04/28/healthcare-governance-in-britain-germany-and-sweden/.

[141] Hohman JA，Chua K. International Healthcare Systems Primer. Reston，VA，USA：The American Medical Student Association，2006 [2013-8-28]. http：//www.amsa.org/wp-content/uploads/2015/03/IHSprimer.pdf.

[142] Propper C, Sutton M, Whitnall C, et al. Incentives and targets in hospital care: evidence from a natural experiment. Journal of Public Economics, 2010, 94 (3-4): 318-335.

[143] Office Of Technology Assessment, U. S. Congress. Hospital financing in seven countries. Washington D.C.: U.S. Government Printing Office, 1995 [2013-3-24] .https: //www.princeton.edu/~ota/disk1/1995/9525/9525.PDF.

[144] OECD. Country statistical profile: United Kingdom//Country statistical profiles: key tables from OECD. [2013-12-10] .http: //dx.doi.org/10.1787/csp-gbr-table-2013-2-en.

[145] Weil T. Privatization of hospitals: meeting divergent interests. J Health Care Finance, 2011, 38 (2): 1-11.

[146] Saltman RB, Duran A, Dubois HFW. Governing public hospitals: reform strategies and the movement towards institutional automony. European Observatory on Health Systems and Policies, 2011 [2013-4-15] .http: //rahvatervis.ut.ee/bitstream/1/4662/1/Saltman2011.pdf.

[147] Kerr DJ, Scott M. British lessons on health care reform. The New England Journal of Medicine, 2009, 361 (13): e21.

[148] Thomson S, Osborn R, Squires D. International profiles of health care systems. The Commonwealth Fund, 2011 [2013-3-2] . http: //www.commonwealthfund.org/~/media/Files/Publications/Fund%20Report/2011/Nov/1562_Squires_Intl_Profiles_2011_11_10.pdf.

[149] 丁纯 . 德英两国医疗保障模式比较分析：俾斯麦模式和贝弗里奇模式 . 财经论丛，2009 (01): 22-27.

[150] OECD Competition Committee. Competition in hospital services. OECD,2012[2013-4-26]. http: //www.oecd.org/daf/competition/50527122.pdf.

[151] Dixon A, Mossialos E. Health care systems in eight countries: trends and challenges. London School of Economics and Political Science, 2002 [2013-4-15] .http: //eprints.lse.ac.uk/19949/.

[152] 董云萍，夏冕，张文斌 . 国外公立医院管理体制及公益性制度安排对我国的借鉴意义 . 医学与社会，2010 (02): 1-3.

[153] Anderson S. Public, private, neither, both? Publicness theory and the analysis of healthcare organisations. Social Science & Medicine, 2012, 74 (3): 313-322.

[154] Controller and Auditor General. Managing NHS hospital consultants. National Audit Office, UK, 2013 [2013-9-29] .http: //www.nao.org.uk/wp-content/uploads/2013/03/Hospital-consultants-full-report.pdf.

[155] Thomson S, Osborn R, Squires D, et al. International profiles of health care systems, 2012. The Common Wealth Fund, 2012 [2013-5-24] . http: //www.commonwealthfund.org/publications/fund-reports/2012/nov/international-profiles-of-

health-care-systems-2012.

[156] Thompson CR, Mckee M. Financing and planning of public and private not-for-profit hospitals in the European Union. Health Policy, 2004, 67（3）: 281-291.

[157] Mckee M, Healy J. Hospitals in a Chaning Europe. Biddles Limited, Guildford and Kings Lynn, 2002［2013-6-12］.https：//www.mheducation.co.uk/openup/chapters/0335209289.pdf.

[158] 陆荣强，徐爱军．国外公立医院治理结构特点及对我国的启示．卫生经济研究，2009（11）:24-26.

[159] 詹国彬，王雁红．英国 NHS 改革对我国的启示．南京社会科学，2010（09）：36-42.

[160] Anonymous. How hospital doctors are paid.［2013-10-26］.http：//news.bbc.co.uk/2/hi/health/1072667.stm.

[161] Hays RB. Reforming medical education in the United Kingdom：lessons for Australia and New Zealand. Med J Aust，2007，187（7）：400-403.

[162] 黄睿彦．欧洲体系医学人才培养模式比较研究——以英法德为例．医学与哲学（人文社会医学版），2011（12）：15-17.

[163] Berende E，Dehn M，Katona K，et al. Regulation of post graduate medical education. TILEC，2009［2013-4-24］.http：//www.nza.nl/1048076/1048181/Research_paper_Regulation_of_the_Postgraduate_Medical_Education.pdf.

[164] Hope C. Most doctors are not paid six figure sums，figures show.［2013-11-20］.http：//www.telegraph.co.uk/health/9300823/Most-doctors-are-not-paid-six-figure-sums-figures-show.html.

[165] Gainey B. Financing Medical Education in the United Kingdom.Melbourne，Australia，2005.

[166] AGCAS Editors. Hospital doctor：salary and conditions.［2013-10-07］.http：//www.prospects.ac.uk/hospital_doctor_salary.htm.

[167] Mannion R，Marini G，Street A. Implementing payment by results in the English NHS：changing incentives and the role of information. J Health Organ Manag，2008，22（1）：79-88.

[168] Health Policy & Economic Research Unit. Medical Service Increment for Teaching（SIFT）funding report. BMA，2007［2013-5-24］.http：//image.guardian.co.uk/sys-files/Education/documents/2007/05/11/BMA.pdf.

[169] General Medical Council. Multi-professional education and training funding in England. General Medical Council，2009［2013-5-23］.http：//www.gmc-uk.org/11___Multi_Professional_Education_and_Training_Funding.pdf_29625067.pdf.

[170] Toms S，Beck M，Asenova D. Accounting，regulation and profitability：the case of PFI

hospital refinancing. Critical Perspectives on Accounting，2011，22（7）：668-681.

[171] Beecham L. UK juniors advised to accept new pay offer. BMJ，2000，320（7242）：1096.

[172] Ikenwilo D，Scott A. The effects of pay and job satisfaction on the labour supply of hospital consultants. Health Econ，2007，16（12）：1303-1318.

[173] Mcmillan B.Pay award for hospital medical and dental staff，doctors and dentists in public health，the community health service and salaried primary dental care. NHS Employers，2013 [2013-6-10] .http：//www.nhsemployers.org/ ~ /media/Employers/Documents/Pay%20and%20reward/Pay%20and%20Conditions%20Circular%20MD%2012015.pdf.

[174] Lintern S. Employers' plan targets pay of senior staff. Health Serv J,2012,122(6312)：6-7.

[175] Paton N. Heat is on for NHS pay. Personnel Today，2006：8.

[176] Scott G. Downbanding nurses is a false economy. Nurs Stand，2012，26（25）：1.

[177] Anonymous. The NHS:a rewarding place to work. [2013-10-07] .http：//www.jobs.nhs.uk/about_nhs.html.

[178] Day M. So how much do doctors really earn? BMJ，2007，334（7587）：236-237.

[179] Broad M. Hospital doctors' pay scales for 2013/2014. [2013-10-07] .http：//www.hospitaldr.co.uk/features/hospital-doctors-pay-scales-for-20092010.

[180] Santry C. Pay：pay freeze fails to prevent trust wage overspend. Health Serv J，2012,122（6299）：4-5.

[181] Braun B，Kuhn K，von Schwarzkopf H，et al. Trajectory sector report for German hospitals. [2013-11-19].http://workingLives.org/Londonmet/fms/MRSite/Research/wlri/working%20Papers/Germany%20Health%20Sector.pdf.

[182] Solbach S. Reforms in German health care system. Maastricht University,2008[2013-6-13].http：//digitalarchive.maastrichtuniversity.nl/fedora/get/guid：4f9ac66c-09ec-4dae-a396-084059de2c52/ASSET1.

[183] Breckenkamp J，Wiskow C，Laaser U. Progress on quality management in the German health system:a long and winding road. Health Res Policy Syst，2007，5：7.

[184] Altenstetter C. Insights from health care in Germany. Am J Public Health，2003，93（1）：38-44.

[185] Wernicke M. How Germany is reining in health care costs：an interview with Franz Knieps. McKinsey Company，2013 [2013- 11-18] .http：//www.mckinsey.com/insights/health_systems_and_services/how_germany_is_reining_in_health_care_costs_an_interview_with_franz_knieps.

[186] Stock S，Redaelli M，Karl WL. The influence of the labor market on German health care reforms. Health Affairs，2006，25（4）：1143-1152.

[187] OECD. Country statistical profile：Germany//Country statistical profiles：key tables from OECD. [2013-12-28] .http：//www.oecd-ilibrary.org/economics/country-statistical-profile-germany-2013_csp-deu-table-2013-1-en.

[188] Ettelt S，Fazekas M，Mays N，et al. Assessing health care planning：a framework-led comparison of Germany and New Zealand. Health Policy，2012，106（1）：50-59.

[189] Riesberg A，Busse R. Health care systems in transition：Germany. Copenhagen：WHO Regional Office for Europe on behalf of the European Observatory on Health Systems and Policies，2004.

[190] Busse R. Priority-setting and rationing in German health care. Health Policy，1999，50（1–2）：71-90.

[191] Green DG，Irvine B. Health care in France and Germany：lessons for the UK. Civitas：Institute for the Study of Civil Society，2001 [2013-2-23] .http：//www.civitas.org.uk/pdf/cs17.pdf.

[192] Anonymous. Hospital sector：Germany. International Hospital Federation，2013 [2013-12-24] .http：//www.isqua.org/education/partner-activities/international-hospital-federation.

[193] Lungen M. The reform of hospital financing in Germany：an international solution? Journal of Health Organization and Management，2003，17（5）：360-372.

[194] Busse R，Riesberg A. Healthcare systems in transition：Germany. Copenhagen：WHO Regional Office for Europe on behalf of the European Observatory on Health Systems and Policies，2004 [2013-6-20] .https：//www.mig.tu-berlin.de/sysordner_sammlung/publikationen/2004_publikationen/veroeffentlichungen/busse_r_riesberg_a_2004_health_care_systems_in_transition_germany_copenhagen_who_regional_office_for_europe_on_behalf_of_the_european_observatory_on_health_systems_and_policies/.

[195] Kuchinke B，Wübker A. Deficits of public hospitals in Germany：empirical findings from 1998-2004.SSRN，2007 [2013-8-28] .http：//www.researchgate.net/publication/228233133_Deficits_of_Public_Hospitals_in_Germany_Empirical_Findings_From_1998_-_2004.

[196] 周胜桥 . 德国医疗体制及医疗服务市场准入情况 . 药品评价，2010（04）：8-11.

[197] Green D，Irvine B，Clarke E，et al. Healthcare systems：Germany. Civitas，Institute for the Study of Civil Society，2013 [2013-11-9] .http：//www.civitas.org.uk/nhs/download/germany.pdf.

[198] 侯建林，孟庆跃 . 美国卫生费用上涨和控制及对我国的启示 . 中国卫生政策研究，2010（12）：42-50.

[199] Debakey ME. The role of government in health care：a societal issue. The American Journal of Surgery，2006，191（2）：145-157.

[200] Kamke K. The German health care system and health care reform. Health Policy，1998，43(2)：171-194.

[201] Schmid A，Ulrich V. Consolidation and concentration in the German hospital market：the two sides of the coin. Health Policy，2013，109：301-310.

[202] Tiemann O，Schreyögg J. Changes in hospital efficiency after privatization. Health Care Manag Sci，2012，15（4）：310-326.

[203] Tiemann O，Schreyögg J，Busse R. Hospital ownership and efficiency：a review of studies with particular focus on Germany. Health Policy，2012，104（2）：163-171.

[204] Mache S，Scutaru C，Vitzthum K，et al. Does type of hospital ownership influence physicians' daily work schedules? An observational real-time study in German hospital departments. Hum Resour Health，2009，7：41.

[205] Herr A. Cost and technical efficiency of German hospitals：does ownership matter? Health Econ，2008，17（9）：1057-1071.

[206] Weil TP. The German health care system：a model for hospital reform in the United States? Hospital & Health Services Administration，1992，37（4）：533.

[207] de Cruppé W，Ohmann C，Blum K，et al. Evaluating compulsory minimum volume standards in Germany：how many hospitals were compliant in 2004? BMC Health Serv Res，2007，7：165.

[208] Kumar A，Schoenstein M. Managing hospital volumes：Germany and experiences from OECD countries.OECD，2013［2013-11-23］. http：//www.oecd.org/els/health-systems/ManagingHospitalVolumes_GermanyandExperiencesfromOECDCountries.pdf.

[209] Bräuninger D. Health policy in Germany. Deutsche Bank Research，2006［2013-3-12］.http：//www.dbresearch.com/PROD/DBR_INTERNET_DE-PROD/PROD0000000000198021. pdf.

[210] Augurzky B，Engel D，Schmidt C，et al. Ownership and financial sustainability of German acute care hospitals. Health Econ，2012，21（7）：811-824.

[211] Holt E. Germany's hospital doctors prepare to strike en masse. The Lancet，2012，379 (9812)：206.

[212] Augurzky B，Schmidt E CM，Schwierz C. Ownership and financial performance in the German Hospital Sector.［2013-10-11］. http：//www.econstor.eu/handle/10419/29946.

[213] Herr A，Schmitz H，Augurzky B. Profit efficiency and ownership of German hospitals. Health Econ，2011，20（6）：660-674.

[214] Hammerl R. Working in Germany. Hospital Post Europe，2007（4）：23.

[215] Simmgen M. Why German doctors enjoy British medicine. Clin Med，2004，4（1）：57-59.

[216] Pieper C，Kolankowska I. Health care transition in Germany：a standardization of procedure and improvement actions. Journal of Multidisciplinary Healthcare，2011（4）：215-221.

[217] Gleichheit PFS. Germany：political lessons of the hospital doctors' strike.［2013-2-12］. https：//www.wsws.org/en/articles/2006/09/germ-s12.html.

[218] Becker J. Salaries between collective wage agreements and negotiating skills.［2013-12-14］. https：//www.academics.com.

[219] Dribbusch H. Doctors' strike ends in new collective agreement. Institute of Economic and Social Research，2006［2013-4-26］.http：//www.eurofound.europa.eu/observatories/eurwork/articles/doctors-strike-ends-in-new-collective-agreement.

[220] DAPD/The Local/hc. Hospital doctors ready to strike for better pay. The Local，2012［2013-5-23］.http：//www.thelocal.de/20120110/40021.

[221] Anonymous. Germany-Doctors' union negotiates pay increase. 2012［2013-11-26］.http：//www.wageindicator.org/main/labour-laws/collective-bargaining/2012/news-items-2012/. germany-doctors2019-union-negotiates-pay-increase-january-25-2012.

[222] van Klaveren M. Germany：two-year deal at hospital group.Collective Bargaining Newsletter，2011［2013-6-15］.http：//www.wageindicator.org/main/labour-laws/collective-bargaining/2011/news-items/germany-two-year-deal-at-hospital-group-may-6-2011.

[223] Pieper G，Czadzeck R. Living & working in Germany for medical doctors. International Placement Services，2013［2013-10-23］.http：//slideplayer.com/slide/5740648/

[224] Leidl R. Hospital financing in Germany，1995.［2013-7-25］.https：//www.princeton.edu/ ~ ota/disk1/1995/9525/952507.PDF.

[225] Hope & Dexia. Hospitals in the 27 countries of the European Union. Collection Europe，2008.

[226] Wanli Y，Yue T. More Chinese Nurses Working Abroad. 2013［2013-12-29］.http：//www.womenofchina.cn/womenofchina/html1/features/employment/16/5873-1.htm.

[227] 张恒 . 德国：乡里乡外闹"医生荒". 中国社区医师，2012（28）:25.

[228] 韩洪迅 . 德国、英国、新加坡公立医院改革解读 . 中国医药指南，2007（08）：10-14.

[229] Mache S，Vitzthum K，Nienhaus A，et al. Physicians' working conditions and job satisfaction：does hospital ownership in Germany make a difference? BMC Health Serv Res，2009，9：148.

[230] Stafford N. Doctors at church operated hospitals in Germany demand better pay and conditions. BMJ（Clinical research ed.），2007，335（7632）：1228-1229.

[231] Stanicic S. Berlin hospital workers on strike. Committee for a Workers' International，2011［

2013-4-18] .http：//www.socialistworld.net/mob/doc/5040.

[232] Mache S，Kelm R，Bauer H，et al. General and visceral surgery practice in German hospitals：a real-time work analysis on surgeons' work flow. Langenbecks Arch Surg，2010，395（1）：81-87.

[233] Anonymous. A distinctive system of health care delivery. Jones and Bartlett Publisher，2007［2013-4-26］.http：//www.jblearning.com/samples/076374512x/shi4e_ch01.pdf.

[234] Anonymous. Overview of the US healthcare delivery system. Jones and Bartlette Publishers，2009［2013-9-20］.http：//samples.jbpub.com/9781449615192/69840_CH01_Niles.pdf.

[235] Chua K. Overview of the U.S. health care system. AMSA，2006［2013-10-10］.http：//www.stritch.luc.edu/lumen/MedEd/IPM/ipm3/BPandJ/HealthCareSystemOverview-AMSA%2020062_25_09.pdf.

[236] Anonymous. Major characteristics of U.S. health care delivery subsystems of U.S. health care delivery. Jones and Bartlett Publisher，LLC，2008［2013-2-24］.http：//rds.epi-ucsf.org/ticr/syllabus/courses/68/2010/04/01/Lecture/readings/Epi247_chapter1.pdf.

[237] Simms C. Inequalities in the American health-care system. The Lancet，2009，373（9671）：1252.

[238] Mccarthy M. US health-care system faces cost and insurance crises. The Lancet，2003，362（9381）：375.

[239] The Lancet. Remaking America's health-care system. The Lancet，2009，374（9687）：357.

[240] Mccarthy M. US doctors group calls for national health-care system. The Lancet，2003，362（9384）：621.

[241] Roydhouse JK. Becoming Australian? Two different approaches to health care reform in the United States. Australian Health Review，2009，33（2）：303-310.

[242] Oberlander J. Unfinished Journey：a century of health care reform in the United States. The New England Journal of Medicine，2012，367（7）：585-590.

[243] The Lancet. Remaking America's health-care system. The Lancet，2009，374（9687）：357.

[244] OECD. Country statistical profile：United States 2013. 2013［2013-12-23］.http：//www.oecd-ilibrary.org/economics/country-statistical-profile-united-states_20752288-table-usa.

[245] Squires DA. The U.S. health system in perspective：a comparison of twelve industrilized nations. The Common Wealth Fund，2011［2013-2-19］.http：//www.commonwealthfund.org/~/media/Files/Publications/Issue%20Brief/2011/Jul/1532_Squires_US_hlt_sys_comparison_12_nations_intl_brief_v2.pdf.

[246] Anonymous. Understanding the U.S. healthcare system.2010［2013-12-10］.http：//samples.jbpub.com/9780763795405/Chapter1.pdf.

[247] OECD. Country statistical profile：United States//Country statistical profiles：key tables from OECD.2013 [2013-12-29] . http：//www.oecd-ilibrary.org/economics/country-statistical-profile-united-states-2013-2_csp-usa-table-2013-2-en.

[248] Berry LL. Confronting America's healthcare crisis. Business Horizons，2008，51（4）：273-280.

[249] Stern JL. How the United States is governed. Bureau of International Information Programs，U.S. Department of State，2004 [2013-10-19] .http：//iipdigital.usembassy.gov/media/pdf/books/governed.pdf.

[250] Mobley K，Turcotte C. Structuring competitive physician compensation models. Healthc Financ Manage，2010，64（12）：76-82.

[251] Collins H. How fair is fair-market value when it comes to physician compensation? MGMA Connexion，2012，12（8）：44-45.

[252] Imperato GL，Segal F. A referring nightmare：the recent government scrutiny of hospital-physician compensation agreements. Journal of Health Care Compliance，2012，14（3）：5-12.

[253] Harvey HB，Prabhakar AM，Oklu R. Bringing transparency to physician-industry relationships：what the Physician Payment Sunshine Act will mean for interventional radiologists. Journal of Vascular and Interventional Radiology，2013，24（11）：1589-1592.

[254] Field RI. Teacher's guide for health care regulation in America：complexity，confrontation，and compromise. Oxford University Press，2007 [2013-3-27] .http：//www.healthcareregulation.net/Health%20Care%20Regulation%20Teacher's%20Guide.pdf.

[255] Krause LK，Townsend L，Orser ML，et al. Benchmarking US Department of Veterans affairs dermatologic services：results from a national survey. Journal of the American Academy of Dermatology，2012，66（3）：e103-e107.

[256] Soroka M，Crump T，Bennett A. Optometry within hospitals at the Veterans Administration. Optometry - Journal of the American Optometric Association，2005，76（11）：657-660.

[257] Fink AS. Veterans Administration physician compensation：past，present，future. Am J Surg，2006，192（5）：559-564.

[258] Oliver A. Public-sector health-care reforms that work? A case study of the US Veterans Health Administration. The Lancet，2008，371（9619）：1211-1213.

[259] Falk J，Acs G，Carrington W，et al. Comparing the compensation of federal private-sector employees. Congressional Budget Office，Congress of the United States，2012[2013-3-24]. http：//www.cbo.gov/sites/default/files/cbofiles/attachments/01-30-FedPay.pdf.

[260] Mark B，Harless D，Spetz J. California's minimum-nurse-staffing legislation and nurses'

wages. Health Aff (Millwood), 2009, 28 (2): w326-w334.

[261] 吴美蓉. 借鉴国外医保模式，建立并完善我国医疗保障制度. 生产力研究，2010 (01) :169-171.

[262] Anonymous. Hospitals: origin, organization, and performance. Jones and Bartlett Publishers, 2007 [2013-10-20] .http: //www.jblearning.com/samples/0763749745/49745_Ch03.pdf.

[263] Guerin-Calvert ME, Israilevich G. Assessment of cost trends and price differences for U.S. hospitals. Compass Lexecon, 2011 [2013-12-19] .http: //www.aha.org/content/11/11costtrendspricediffreport.pdf.

[264] Earls K, Swanson J, Cochran J, et al. 2012 Oregon community hospital report. Apprise Health Insights, 2013 [2013-12-27] .http: //apprisehealthinsights.com/wp-content/uploads/2012/07/2012-Oregon-Community-Hospital-Report.pdf.

[265] Yarbrough JD. Our healthcare system is failing.N C Med J, 2005, 66 (2): 139-140.

[266] Madison K. Hospital-physician affiliations and patient treatments, expenditures, and outcomes. Health Serv Res, 2004, 39 (2): 257-278.

[267] Fast facts on US hospitals. Chicago: AHA resource center. American Hospital Association, 2013 [2013-12-27] .http: //www.aha.org/research/rc/stat-studies/fast-facts.shtml.

[268] Huang J, Silbert J, Regenstein M. America's public hospitals and health systems, 2003: results of the annual NAPH hospital characteristics survey. Washington, DC: National Association of Public Hospitals and Health Systems, 2005 [2013-2-20] .http: //hsrc.himmelfarb.gwu.edu/cgi/viewcontent.cgi?article=1205&context=sphhs_policy_facpubs.

[269] 崔宝善. 赴美国考察医院的几点收获和启示. 东南国防医药，2008 (04): 301-302.

[270] 兰迎春，戈文鲁，王德国，等. 国外公立医院改革的现状与启示. 中国农村卫生事业管理，2011 (05): 473-476.

[271] Fraze T, Elixhauser A, Holmquist L, et al. Public hospitals in the United States, 2008. Agency for Healthcare Research and Quality, Rockville, MD, 2010 [2013-5-23] .http: //www.hcup-us.ahrq.gov/reports/statbriefs/sb95. pdf.

[272] Tradewell RL. Privatizing public hospitals-strategic options in an era of industry-wide consolidation, 1998. [2013-7-12] . https: //www. heartland.org/policy-documents/privatizing-public-hospitals-strategic-options-era-industry-wide-consolidation-2.

[273] Horwitz JR, Nichols A. Rural hospital ownership: medical service provision, market mix, and spillover effects. Health Serv Res, 2011, 46 (5): 1452-1472.

[274] Ricketts Iii TC. Hospitals in rural America. The Western Journal of Medicine, 2000, 173 (6): 418.

[275] Raymo DA. Salaries of hospital CEOs detailed. Press-Republican. [2013-12-29] . http：//www. pressrepublican. com/news/local_news/salaries-of-hospital-ceos-detailed/article_45c2743b-60fd-5cbb-8dd6-c75225a029d6.html.

[276] Gourevitch MN，Malaspina D，Weitzman M，et al. The public hospital in American medical education. J Urban Health，2008，85（5）：779-786.

[277] Anonymous. The road to becoming a doctor. Washington，D.C.：Association of American Medical Colleges，2008 [2013-2-23] . https：//www.aamc.org/download/68806/data/road-doctor.pdf.

[278] Scheuer J，Mladenovic J，Gardner LB，et al. Developing strategies for the future of academic public hospitals. The American Journal of Medicine，1996，101（5）：449-454.

[279] Burns RP. The Historic Role and Questionable Future of Public Hospitals. Journal of the American College of Surgeons，2008，206（5）：767-781.

[280] Eyer R. Too much for small hospitals. Hosp Health Netw，2011，85（4）：8.

[281] Gourevitch MN. The public hospital in American medical education. Journal of Urban Health，2008，85（5）：779-786.

[282] Roszak DJ. Report raises questions about the future of the hospital safety net. Hospitals & Health Networks，2005，79（9）：91-92.

[283] Helton JRP，Langabeer JRIP，Ludeke M. Longitudinal changes in the operating efficiency of public safety-net hospital. Journal of Healthcare Management，2012，57（3）：214-225，226.

[284] Zuckerman S，Bazzoli G，Davidoff A，et al. How did safety-net hospitals cope in the 1990s? Health Affairs，2001，20（4）：159-168.

[285] Fishman LE. What types of hospitals form the safety net? Health Affairs，1997，16（4）：215-222.

[286] Taylor TB. Threats to the health care safety net. Academic Emergency Medicine，2001，8（11）：1080-1087.

[287] Walker DM. Nonprofit，for-profit，and government hospitals-uncompensated care and other community benefits. United States Government Accountability Office，2005 [2013-2-12] . http：//www.gao.gov/products/GAO-05-743T.

[288] Zaman OS，Cummings LC，Spieler SS. America's public hospitals and health systems，2009：results of the Annual NAPH Hospital Characteristics Survey. Washington，D.C.：National Association of Public Hospitals and Health Systems，2010 [2013-10-10] .http：//essentialhospitals.org/wp-content/uploads/2013/12/2009-Public-Hospital-Financial-Characteristics-.pdf.

[289] Hospital Council of West Pennsylvania. Physician. American Medical Association，2013

[2013-12-28] .http：//hcwp.org/.

[290] Dor A，Watson H. The hospital-physician interaction in U.S. hospitals：evolving payment schemes and their incentives. European Economic Review，1995，39（3–4）：795-802.

[291] Berenson RA，Ginsburg PB，May JH. Hospital-physicians relations：cooperation，competition，or separation? Health Aff（Millwood），2007，26（1）：w31-w43.

[292] Anonymous. Hospitals increase physician staffing levels，tie more compensation to performance. Trustee，2012，65（2）：4.

[293] Kocher R，Sahni N. Hospitals' race to employ physicians：the logic behind a money-losing proposition. N Engl J Med，2011，364（19）：1790-1793.

[294] Itani KMF. Presidential address：international medical graduates in the surgical workforce and the Veterans Affairs Hospitals：where are we coming from? Where are we going? The American Journal of Surgery，2008，196（3）：315-322.

[295] Gabow PA. Making a public hospital work. Health Aff（Millwood），2001，20（4）：182-187.

[296] Katz MH，Brigham TM. Transforming a traditional safety net into a coordinated care system：lessons from healthy San Francisco. Health Aff（Millwood），2011，30（2）：237-245.

[297] McGinnis S，Moore J. An analysis of racial/ethnic pay disparities among hospital nurses in New York City. Policy Polit Nurs Pract，2009，10（4）：252-258.

[298] 许桂英 . 美国医护人才资源开发与管理的经验及启示 . 全球科技经济瞭望,2009（04）：69-72.

[299] McNichol E. Some basic facts on state and local government workers. Washington，D.C.：Center on Budget and Policy Priorities，2012 [2013-1-18] .http：//www.cbpp.org/research/some-basic-facts-on-state-and-local-government-workers.

[300] Longo WE，Cheadle W，Fink A，et al. The role of the Veterans Affairs Medical Centers in patient care，surgical education，research and faculty development. The American Journal of Surgery，2005，190（5）：662-675.

[301] Blesch G. They know it when they see it. Feds say Iowa doc pay violated Stark rules，but don't explain rationale. Mod Healthc，2009，39（35）：17.

[302] Whiteman AS. Physician's compensation：measurement，benchmarking and implementation. Hospital Topics，2002，80（2）：38.

[303] Anonymous. CMS delays physician referral rule compensation requirements. Healthcare Financial Management，2003，57（1）：11.

[304] Johnson J. The risks and rewards of setting physician compensation internally. Healthcare

Financial Management，2013，67（1）：48-51.

[305] Johnson J. Paying for call coverage：what you should know. Healthc Financ Manage，2009，63（7）：84-88.

[306] Weeks W，Wallace T，Wallace A. The impact of the Department of Veterans Affairs Health Care Personnel Enhancement Act of 2004 on VA physicians' salaries and retention. J Health Care Finance，2009，35（4）：13-23.

[307] Mayer J. The American health care system and the role of the medical profession in solving its problems. The Annals of Thoracic Surgery，2007，84（5）：1432-1434.

[308] Weeks WB，Wallace AE. The influence of provider sex on neurologists' annual incomes. Clinical Neurology and Neurosurgery，2007，109（1）：38-44.

[309] Roth J，Zimmerman E. The coming storm Medicare wage index overhaul signals changes for hospitals. Healthc Financ Manage，2009，63（2）：34-37.

[310] Lubell J. Section 508 hits expiration date. Hospitals begin layoffs as wage reclassification ends. Mod Healthc，2007，37（48）：12.

[311] Lubell J. A fiscal nor' easter? MedPAC index proposal could mean big losses for some hospitals，gains for others. Mod Healthc，2007，37（29）：12-13.

[312] Roland T. When every penny counts. Healthc Financ Manage，2007，61（5）：48-50.

[313] Tieman J. Virtual moves：121 hospitals approved for wage reclassification. Mod Healthc，2004，34（17）：10.

[314] Ferman J. Changes possible to area wage index. Hospitals should pay close attention for possible revision of methodology. Healthc Exec，2008，23（4）：48，50-52.

[315] Anno T，Hornberger C. Comparison of growth in compensation for hospital administrators and nurses in Kansas，2003 to 2005. Kans Nurse，2007，82（4）：9-11.

[316] Bacon D. Results of the 2007 AORN Salary Survey. AORN Journal，2007，86（6）：944-957.

[317] Bacon D. Results of the 2008 AORN Salary Survey. AORN Journal，2008，88（6）：901-915.

[318] Thompson SL，Salmon JW. Physician collective bargaining in a U.S. public hospital. Int J Health Serv，2003，33（1）：55-76.

[319] Bolster C，Quirk B. How CFOs can help compensation committees make better decisions. Healthc Financ Manage，2010，64（9）：128，130，132.

[320] Bolster C，Hawthorne G. 2002 Executive Compensation Survey: can money buy happiness? Trustee，2002，55（10）：8-12，1.

[321] Ballou JP，Weisbrod BA. Managerial rewards and the behavior of for-profit，

governmental, and nonprofit organizations: evidence from the hospital industry. Journal of Public Economics, 2003, 87 (9–10): 1895-1920.

[322] Carlson J. Falling flat. Survey shows base salaries remain stagnant for a second year, but incentives help boost overall pay for some execs; others see cuts. Mod Healthc, 2010, 40 (33): 24-29.

[323] Carlson J. A cut in pay. Many healthcare execs seeing smaller raises, flat salaries or even decreases in compensation, according to our annual survey. Mod Healthc, 2009, 39 (31): 26-30.

[324] Bolster CJ, Snow J. Compare and contrast: 2001 executive salary survey. Trustee, 2001, 54 (10): 12-15, 2.

[325] Evans M. Competition still driving compensation. Execs' pay packages stay healthy even in climate of growing scrutiny. Mod Healthc, 2007, 37 (30): S1-S5.

[326] Mahan TL. How much does a nurse make in the US? [2013-06-13] . www.helium.com.

[327] Bacon D. Results of the 2005 AORN Salary Survey: trends for perioperative nursing. AORN Journal, 2005, 82 (6): 965-972.

[328] Anonymous. What is the average salary for a nursing graduate with a BSN? 2013 [2013-12-28]: http://learn.org/articles/What_is_the_Average_Salary_for_a_Nursing_Graduate_with_a_BSN.html.

[329] Mcmenamin P. 2009 registered nurses employment and earnings. American Nurses Association, 2010 [2013-2-12] .http://www.nursingworld.org/MainMenuCategories/Policy-Advocacy/Positions-and-Resolutions/Issue-Briefs/RN-Employment-Earnings.pdf

[330] Bacon D. Results of the 2006 AORN salary survey: trends for perioperative nursing. AORN J, 2006, 84 (6): 952-963.

[331] Hader R. Salary survey 2005. Nurs Manage, 2005, 36 (7): 18-27.

[332] Roberts RR, Rodrigo Y, Kampe LM, et al. Are public hospitals more efficient in providing health care? Annals of Emergency Medicine, 2009, 54 (3, Supplement): S85-S86.

[333] Anonymous. WebMD's First Annual Physician Compensation Survey reveals significant income disparities. Pediatrics Week, 2011-05-14: 303.

[334] Anonymous. Compensation for OEM physicians continues to rise. Medical Letter on the CDC & FDA, 2005-09-18: 62.

[335] Anonymous. Physician compensation arrangements by type, 2008. Healthcare Financial Management, 2010, 64 (1): 16.

[336] Kahn CN. Payment reform alone will not transform health care delivery. Health affairs

(Millwood, Va.), 2009, 28 (2): w216-w218.

[337] Sidawy AN. Pay for performance: the process and its evolution. Journal of Vascular Surgery, 2006, 44 (4): 892-902.

[338] Kutscher B, Barr P, Zigmond J. Payday for payers: compensation of the top execs at investor-owned insurers outpaced that of the leaders at hospitals and specialty care. Mod Healthc, 2012, 42 (33): 6-7, 16, 1.

[339] Evans M. Association paydays purveyed: delayed 990s reveal three execs in top half in pay. Mod Healthc, 2008, 38 (25): 24.

[340] Cohn D. Executive compensation tally sheets.Healthc Financ Manage, 2008, 62 (1): 107-108.

[341] Smith J, Pennell N. After hours in the ED: is it time for physician call compensation?Trustee, 2006, 59 (5): 24-25.

[342] Bacon DR, Stewart KA. Results of the 2013 AORN Salary and Compensation Survey. AORN Journal, 98 (6): 569-584.

[343] Bacon D. Results of the 2009 AORN Salary Survey. AORN Journal, 2009, 90 (6): 829-844.

[344] Bacon D. Results of the 2010 AORN Salary and Compensation Survey .AORN Journal, 2010, 92 (6): 614-630.

[345] Bacon D. Results of the 2011 AORN Salary and Compensation Survey. AORN Journal, 2011, 94 (6): 536-553.

[346] Bacon DR. Results of the 2012 AORN Salary and Compensation Survey. AORN Journal, 2012, 96 (6): 588-604.

[347] Bureau of Labor Statistics. Employee benefits in the United States-March 2013. U.S. Department of Labor, 2013 [2013-12-27] .http: //www.bls.gov/ncs/ebs/benefits/2013/ebbl0052.pdf.

[348] Cleverley W. Not-for-profit hospitals: still a community value. Healthc Financ Manage, 2008, 62 (6): 24-25, 27.

[349] Schumacher EJ. Does public or not-for-profit status affect the earnings of hospital workers? Journal of Labor Research, 2009, 30 (1): 9-34.

[350] Anonymous. Hospital income on the rise. Healthcare Traveler, 2012, 20 (1): 22.

[351] Anonymous. Physicians see slight increases in compensation and production. Health Care Financing Review, 2001, 23 (2): 107.

[352] Commins J. MGMA: 'Mixed movement' on physician compensation. The Doctor's Office, 2011, 30 (9): 12.

[353] Anonymous. Family, internal medicine physician compensation up. Medical Economics, 2012, 89 (15): 1-42.

[354] Tu H, Ginsburg P. Losing ground: physician income, 1995-2003. Track Rep, 2006(15): 1-8.

[355] Laugesen MJ, Glied SA. Higher fees paid to US physicians drive higher spending for physician services compared to other countries. Health Aff (Millwood), 2011, 30 (9): 1647-1656.

[356] Pozen A, Cutler D. Medical spending differences in the United States and Canada: the role of prices, procedures, and administrative expenses. Inquiry, 2010, 47 (2): 124-134.

[357] Duffin J. The impact of single-payer health care on physician income in Canada, 1850-2005. American Journal of Public Health, 2011, 101 (7): 1198-1208.

[358] Carlson J. A little off the top: executives urged to take pay cuts, freeze salaries. Mod Healthc, 2008, 38 (50): 16.

[359] Anonymous. Salaries of ED managers stop climbing, as hospitals respond to financial pressures. ED Manag, 2009, 21 (1): 1-4.

[360] Tatara K, Okamoto E. Japan: health system review. Health Systems in Transition, 2009, 11 (5): 1-164.

[361] Hashimoto H, Ikegami N, Shibuya K, et al. Cost containment and quality of care in Japan: is there a trade-off? The Lancet, 2011, 378 (9797): 1174-1182.

[362] Yasunaga H. The catastrophic collapse of morale among hospital physicians in Japan. Risk Manag Healthc Policy, 2008, 1: 1-6.

[363] Wagstaff A. Health systems in East Asia: what can developing countries learn from Japan and the Asian Tigers? Health Econ, 2007, 16 (5): 441-456.

[364] Matsumoto M, Okayama M, Kajii E. Rural doctors' satisfaction in Japan: a nationwide survey. Aust J Rural Health, 2004, 12 (2): 40-48.

[365] Ito M. Health insurance systems in Japan: a neurosurgeon's view. Neurol Med Chir (Tokyo), 2004, 44 (12): 617-628.

[366] Arai Y, Ikegami N. Health care systems in transition. II. Japan, Part I. An overview of the Japanese health care systems. J Public Health Med, 1998, 20 (1): 29-33.

[367] Matsuda S, Ishikawa KB, Kawabura K, et al. Development and use of the Japanese case-mix system. Eurohealth, 2008, 14 (3): 25-30.

[368] Kawaguchi H. Unique mixtures of public and private financing in Japan: the ban on billing for mixed medical care service. Public Policy Review, 2012, 8 (2): 145-169.

[369] Anonymous. Health service delivery profile. WHO and Ministry of Health, Labour and Welfare, Japan, 2012 [2013-3-20] .http: //www.wpro.who.int/health_services/service_

delivery_profile_japan.pdf.

[370] Jones RS. Health-care reform in Japan：controlling costs，improving quality and ensuring equity// OECD Economics Department Working Paper，No. 739. OECD Publishing，2009 [2013-12-10] .http：//www.oecd.org/officialdocuments/publicdisplaydocumentpdf/?doclanguage=en&cote=eco/wkp（2009）80.

[371] Henke N，Kadonaga S，Kanzler L. Improving Japan's health care system. McKinsey Quarterly，2009-03.

[372] Anonymous. Health care in Japan. MedLibrary，2013. http：//www.medlibrary.org.

[373] Yuji K，Imoto S，Yamaguchi R，et al. Forecasting Japan's physician shortage in 2035 as the first full-fledged aged society. PLoS One，2012，7（11）.

[374] Anonymous. Health care. Web Japan，2011 [2013-3-17] .http：//web-japan.org/factsheet/en/pdf/e44_healthcare.pdf.

[375] OECD. Country statistical profile：Japan 2013/2. 2013 [2013-10-9] .http：//www.oecd-ilibrary.org/economics/country-statistical-profile-japan-2013_csp-jpn-table-2013-1-en.

[376] Anonymous. Social security，health care，public hygiene//Statistical Handbook of Japan 2012. Statistical Bureau，Japan，2012 [2013-9-9] .http：//www.stat.go.jp/english/data/handbook/c0117.htm#c15.

[377] Suzuki T，Nishida M，Suzuki Y，et al. The imminent healthcare and emergency care crisis in Japan. West J Emerg Med，2008，9（2）：91-96.

[378] Koshio A，Akiyama M. Physicians' burningout and human resource crisis in Japanese hospital：management for sustaining medical services in Japan. Massachusetts Institute of Technology. [2013-12-10] .http：//www.systemdynamics.org/conferences/2008/proceed/papers/ATSUS297.pdf.

[379] Esmail N. Health care lessons from Japan. FRASER Institute，2013 [2013-12-28] . https：//www.fraserinstitute.org/content/health-care-lessons-japan.

[380] Matsumoto M，Inoue K，Noguchi S，et al. Community characteristics that attract physicians in Japan：a cross-sectional analysis of community demographic and economic factors. Human Resources for Health，2009，7：12.

[381] Matsumoto M，Inoue K，Kajii E，et al. Retention of physicians in rural Japan：concerted efforts of the government，prefectures，municipalities and medical schools. Rural Remote Health，2010，10（2）：1432.

[382] Toyabe S. Trend in geographic distribution of physicians in Japan. International Journal for Equity in Health，2009，8：5.

[383] Tanihara S，Kobayashi Y，Une H，et al. Urbanization and physician maldistribution：a

longitudinal study in Japan. BMC Health Services Research，2011，11（1）：260.

[384] Shinjo D，Aramaki T. Geographic distribution of healthcare resources，healthcare service provision，and patient flow in Japan：a cross sectional study. Social Science & Medicine，2012，75（11）：1954-1963.

[385] Ikegami N. Reforming healthcare-experience and lessons from Japan. 2013 [2013-12-29] . http：//siteresources.worldbank.org/CHINAEXTN/Resources/0904_China_afternoon.pdf.

[386] Yoshida M，Takada T，Hirata K，et al. Health insurance and payment systems for severe acute pancreatitis. J Hepatobiliary Pancreat Sci，2010，17（1）：13-16.

[387] Hirose M，Imanaka Y，Ishizaki T，et al. How can we improve the quality of health care in Japan? Learning from JCQHC Hospital Accreditation. Health Policy，2003，66（1）：29-49.

[388] Fukawa T. Public Health Insurance in Japan. World Bank Institute，2002 [2013-2-10] . http：//unpan1.un.org/intradoc/groups/public/documents/APCITY/UNPAN020063.pdf.

[389] Matsuyama Y. The chaos of health reform in Japan.The Canon Institute for Global Studies，2010 [2013-3-21] .http：//www.canon-igs.org/column/pdf/101227_matsuyama.pdf.

[390] 梁铭会，夏京辉 . 日本公立医院改革经验分析 . 中国医院，2005（09）：76-78.

[391] 王励 . 日本医院的职业化管理 . 当代医学，2002（12）：31-32.

[392] 日本医師会 . 平成２４年度予算成に向けての日本医師会の見解，2011.

[393] Matsuda R. Reform of local public hospitals. Health Policy Monitor，2008（April）：1-6.

[394] Kawabuchi K. The issues and future of the healthcare delivery system in Japan. Jpn Hosp，2012（31）：39-43.

[395] Suzuki R. Public hospitals waste tax money. JCER，2004 [2013-5-6] .https：//www.jcer.or.jp/eng/pdf/kenrep031210e.pdf.

[396] Aiura H，Sanjo Y. Privatization of local public hospitals：effect on budget，medical service quality，and social welfare. Int J Health Care Finance Econ，2010，10（3）：275-299.

[397] 郝志梅，田炜，曹伊，等 . 日本公立医院的现状与改革 . 中国医院管理，2009（08）：66-67.

[398] 刘芬远，周盈 . 日本的医疗卫生体系 . 医院院长论坛，2007（02）：60-63.

[399] Terashita T，Muto H，Nakamura T，et al. Willingness to pay for municipality hospital services in rural Japan：a contingent valuation study. BMC research notes，2011，4（1）：177.

[400] Anonymous. National and public hospital reform in Japan：key research findings 2012. Yano Research Institute，2012 [2013-7-1] .https：//www.yanoresearch.com/press/pdf/977.pdf.

[401] Kato K，Yamauchi K，Miyaji M，et al. Factors relating to doctors' desire to change

hospitals in Japan. Int J Health Care Qual Assur，2012，25（1）：19-40.

[402] Ehara A. Japanese residents have been judged to be workers. Pediatrics，2005，116（3）：801.

[403] Kawaguchi H，Tone K. Estimation of the efficiency of Japanese hospitals using a dynamic and network data envelopment analysis model. 2013［2013-12-20］.http：//www.grips.ac.jp/cms/wp-content/uploads/2013/03/DEA_Chapter8.pdf.

[404] Kudo Y，Kido S，Shahzad M，et al. Work motivation for Japanese nursing assistants in small- to medium-sized hospitals. Tohoku J Exp Med，2011，225（4）：293-300.

[405] Nakata Y，Miyazaki S. Nurses' pay in Japan：market forces vs. institutional constraints. J Clin Nurs，2011，20（1-2）：4-11.

[406] 匿名 . 国公立病院の事務員平均年収は、民間病院の約 1.8 倍 . 日経新聞，2009-11-05.

[407] 金春林，桂一川，龚齐南，等 . 日本的医疗制度与价格管理 . 中国卫生资源，2004（05）：234-236.

[408] Besstremyannaya G. Managerial performance and cost efficiency of Japanese local public hospitals：a latent class stochastic frontier model. Health Econ，2011，20（Suppl 1）：19-34.

[409] Gauld R，Ikegami N，Barr MD，et al. Advanced Asia's health systems in comparison. Health Policy，2006，79：325-336.

[410] Kato RR，Kakinaka M. Behavioral difference between self-employed and hospital-employed physicians in Japan.Graduate School of International Relations，International University of Japan，2008［2013-2-10］.http：//www.iuj.ac.jp/research/outputs/wp_details.cfm?No=EMS-2008-07.

[411] Utsugi-Ozaki M，Bito S，Matsumura S，et al. Physician job satisfaction and quality of care among hospital employed physicians in Japan. J Gen Intern Med，2009，24（3）：387-392.

[412] Wada K，Yoshikawa T，Narai R，et al. Issue to be addressed in Japan when considering working hour restrictions for physicians and the anticipated responses of hospitals. Sangyo Eiseigaku Zasshi，2011，53（4）：147-151.

[413] Ikegami N. Japanese health care：low cost through regulated fees. Health affairs（Millwood，Va.），1991，10（3）：87-109.

[414] 王忱，尹爱田 . 我国医务人员薪酬制度的现状、问题与策略建议 . 中国卫生经济，2013（11）：15-17.

[415] Mantone J. Hospital CEOs lead the way. They top not-for-profit pay list and expect even more. Mod Healthc，2005，35（42）：8-9.

[416] 李敏 . 浅析 Y 医院薪酬体系的不足及对策 . 学习月刊，2010（11）：96-97.

[417] 郭美丽 . RM 医院临床医生薪酬体系现状分析 . 经济师，2010（04）：224-225.
[418] 杨彦，黄芳，黄凤翔 . 公立医院薪酬体系的不足及对策 . 现代医院管理，2008（03）：19-21.
[419] 代涛，尤川梅，何平 . 我国公立医院的功能运行状况与改革进展 . 中国卫生政策研究，2009（8）：14-21.
[420] 林峰，张宪法 . 医院试行优秀专家最低年薪制的实践与思考 . 医院管理论坛，2004（1）：55-56.
[421] 邱艳，欧崇阳，卢杨 . 医务人员薪酬制度主要问题与对策 . 解放军医院管理杂志，2009（06）：557-558.
[422] 缪晓辉 ."大中小" 医生薪酬之忧待解 . 医药经济报，2012-05-21.
[423] 喻姣花，丛丽，刘义兰，等 . 武汉市三级甲等综合医院护士工作满意度调查与分析 . 全科护理，2011（36）：3378-3380.
[424] 刘芳，罗力，舒蝶，等 . 医疗卫生人员的工作满意度现况调查和比较研究 . 中国医院管理，2011（7）：20-22.
[425] 李杰，梅文华 . 我国公立医院政策性亏损现况分析 . 中华疾病控制杂志，2012（10）：889-891.
[426] 郑大喜 . 制度经济学语境下的医师行为与和谐医患关系 . 现代医院管理，2010（2）：31-34.
[427] 闵锐 . 我国公立医院医务人员薪酬体系的反思 . 改革与开放，2011（12）：91-92，94.
[428] 刘继终，陈长蓉 . 公立医院护士绩效薪酬满意度的现状调查与分析 . 护理研究，2012（09）：790-791.
[429] 李春梅，师东菊 . 医院薪酬制度存在的问题及改进 . 医院管理论坛，2009（09）：53-55.
[430] 倪翠玲 . 当前公立医院薪酬与培训制度存在的问题及解决对策 . 人才资源开发，2007（6）：75-76.
[431] 刘飞 . 公立医院人力资源管理水平提升途径研究——基于心理契约与激励性薪酬视角 . 内蒙古科技与经济，2012（07）：30-33.
[432] 杨筱倩，谭宇晴，龙娟 . 我国公立医院薪酬分配制度研究 . 经营管理者，2012（08）：65.
[433] 吴如容 . 护理人力资源管理问题与对策 . 中国医疗前沿，2008（14）：51-52.
[434] 郑大喜 . 新医改背景下公立医院全面薪酬激励方案的设计 . 医学与社会，2011（12）：42-44.
[435] Fan R. Corrupt practices in chinese medical care：the root in public policies and a call for confucian-market approach. Kennedy Inst Ethics J，2007，17（2）：111-131.
[436] 马立，李一诺 . 从国际视角看中国公立医院激励机制改革 . 中国卫生人才，2011（10）：33-36.

[437] 陈坤 . 医院绩效评价工作与薪酬管理现状分析 . 人力资源管理，2012（05）：114.

[438] 易利华，胡敏敏，袁汇亢，等 . 无锡市第二人民医院绩效与薪酬分配制度改革探索 . 中国医院，2012（01）：57-60.

[439] 刘运国，黄芳 . BSC 在医院绩效评价中的应用研究——基于广东 ZY 医院的案例 . 财会通讯，2011（31）：9-14.

后 记

本书是基于我在中国社会科学院研究生院攻读博士学位时所撰写的学位论文整理而成。在论文撰写过程中，我十分荣幸得到了博士研究生导师王延中研究员的悉心指导。王老师治学博采众长、融会贯通，知识渊博，勤于钻研，令我十分敬仰。虽然王老师的管理、研究工作极其繁重，但在百忙之中经常抽出时间听我汇报学习和论文写作情况并提出宝贵的指导意见，对我一直尽心尽责、严格要求。在整个论文的写作过程中，从选题、框架的最初构思，直至论文初步成形、定稿，每个环节的顺利完成都离不开王老师的指导和帮助。回想起这些，都让我备感温暖、心生感动。除了在学术研究方面具有很深的造诣外，王老师为人谦和，对学生关爱有加，桃李满天下。王老师在学术研究和待人处事方面的榜样作用将使我受益终生。

同时，深深感谢中国社会科学院社会学研究所李培林、陈光金、景天魁、夏传玲、吴小英、王颖、王晓毅、陈婴婴、杨宜音、高文书、房莉杰等老师在论文选题和写作过程中的无私指导和帮助，以及提出的中肯意见。他们深厚的知识底蕴、缜密的思维、严谨的逻辑让我受益匪浅。此外，还要深深感谢殷维和陆会萍老师在我学习和论文写作过程中提供的各种支持和帮助。

衷心感谢北京大学医学部的领导和同事们，特别感谢柯杨、王维民、吴明、蔡景一、孙秋丹等老师对我的热忱支持和帮助，使我能够完成论文写作并出版此书。此外，万分感谢对外经济贸易大学田秀娟老师，中央财经领导小组办公室赵阳老师，美国北卡罗来纳大学 Sally Clark Stearns、Kathleen Dalton、Bruce Fried 等老师给予我的关心与帮助，特别是在我人生特殊阶段所提供的无比宝贵的支持与鼓励，这些支持与鼓励闪耀着正直、无畏的人性光辉，将让我铭记终生。

感谢同学、朋友们的帮助，王明昊、梁怡、张曙光、董良、王玉栋、罗凤云、梁晨、魏玉虾等朋友或同学都曾给予过我无私的帮助与启迪，让我感受友谊的力量。

十分感谢北京大学医学出版社的领导和老师们对出版此书的支持与帮助，特别是董采萱老师认真负责、精益求精，对书稿修订提出了很多宝贵意见，并做了大量富有成效的协调与编辑工作，使本书得以与读者见面。

最后，感谢家人对我的支持。由于学习和工作任务较重，使我用于照顾家庭的时间十分有限，没有很好地尽到对家人的责任。感谢他们对我的包容、理解和支持。

由于本书从国际比较的视角对公立医院薪酬制度进行研究，因此相关国家的原始文献与资料无疑能够提供最为权威和丰富的研究素材。然而，由于作者语言能力方面的限制，所参考的文献绝大部分为英文和中文文献，少量为日文文献，加上个人能力与精力有限，导致相关研究内容不够全面和充分。此外，在全球范围内卫生体系和公立医院改革日新月异，相关政策和实践不断发生变化，而学术研究文献一般落后于改革实践。为了真实反映最新情况，作者尽量广泛阅读了不同来源的资料，在写作过程中注意优先引用最新文献和数据，并且对于文献中不一致的观点做出自己的判断和评价。然而，仍有部分内容仅依据单个文献，也有部分内容可能已不符合最新的现实情况，难免存在错误之处，恳请广大专家学者与读者原谅和批评指正。

侯建林

2016 年 3 月于北京